健康・栄養科学シリーズ

給食経営管理論

改訂 第3版

監修　国立研究開発法人　医薬基盤・健康・栄養研究所
編集　石田裕美 / 登坂三紀夫 / 髙橋孝子

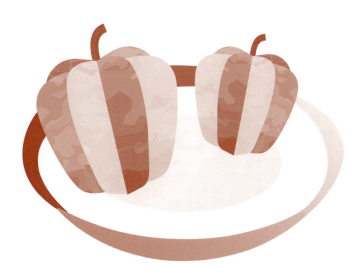

南江堂

🍎 編　集

石田　裕美	いしだ　ひろみ	女子栄養大学栄養学部実践栄養学科教授
登坂三紀夫	とさか　みきお	和洋女子大学家政学部健康栄養学科教授
髙橋　孝子	たかはし　たかこ	大阪公立大学生活科学部食栄養学科准教授

🍎 執筆者一覧（執筆順）

石田　裕美	いしだ　ひろみ	女子栄養大学栄養学部実践栄養学科教授
登坂三紀夫	とさか　みきお	和洋女子大学家政学部健康栄養学科教授
堀端　薫	ほりばた　かおり	女子栄養大学栄養学部実践栄養学科准教授
三好　恵子	みよし　けいこ	女子栄養大学短期大学部教授
縄田　敬子	なわた　けいこ	相模女子大学栄養科学部管理栄養学科准教授
髙橋　孝子	たかはし　たかこ	大阪公立大学生活科学部食栄養学科准教授
髙戸　良之	たかと　よしゆき	シダックス株式会社シダックス総合研究所
平澤　マキ	ひらさわ　まき	前 淑徳大学看護栄養学部栄養学科教授
松月　弘恵	まつづき　ひろえ	日本女子大学家政学部食物学科教授
寺本　あい	てらもと　あい	関東学院大学栄養学部管理栄養学科准教授
金谷　由希	かなや　ゆき	山形県立米沢栄養大学健康栄養学部健康栄養学科講師
山崎あかね	やまざき　あかね	山口県立大学看護栄養学部栄養学科准教授

"健康・栄養科学シリーズ" 監修のことば

　世界ではじめて国立の栄養研究所が創設された4年後の1924(大正13)年に栄養学校が創設され，その第一期生が卒業した1926(大正15)年が日本における栄養士の始まりとなる．どちらも日本の「栄養学の父」と称される佐伯矩博士の功績である．その後，栄養士は1947(昭和22)年の栄養士法の制定をもって正式に法的根拠のあるものになった．さらに，傷病者，健康の保持増進のための栄養指導，病院・学校等における給食管理などの高度な栄養指導を担う管理栄養士の制度が1962(昭和37)年に設けられた．そして，2000(平成12)年4月の栄養士法改正で管理栄養士は医療専門職の国家免許資格として定められた．

　栄養士が最初に取り組んだのは，当時の国民病であった脚気を代表とする栄養失調の克服を目指した栄養指導であった．一方，近年，中高年を中心としたメタボリックシンドロームだけでなく，高齢者のフレイルティやサルコペニア，そして若年女性のやせと低体重新生児の問題など，多様な栄養課題が混在し，栄養リテラシーの重要性が叫ばれている．また，インスタント食品やファストフードの蔓延などは，過食や運動不足に起因する疾病の増加と同様に喫緊の課題となっている．これに立ち向かうべくなされている，管理栄養士による，エビデンスに基づいた健康弁当，健康レシピの開発などの取り組みは，今後さらに重要な役割を果たすものと期待される．栄養学，医学，保健科学の専門的知識と技術を備えた管理栄養士の活躍なくして，栄養リテラシーに関する社会的課題を解決することは不可能であろう．

　国家免許資格となった管理栄養士の資質を確保するために，2002(平成14)年8月に管理栄養士国家試験出題基準が大幅に改定され，2005(平成17)年度の第20回管理栄養士国家試験から適用された．本"健康・栄養科学シリーズ"は，このような背景に沿い，国立健康・栄養研究所の監修として，元理事長 田中平三先生のもとに立ち上げられた．そして国家試験出題基準準拠の教科書として，管理栄養士養成教育に大きな役割を果たし，好評と信頼に応え改訂を重ねてきた．

　管理栄養士国家試験出題基準は2015(平成27)年2月，学術の進歩やこの間の法制度の改正と導入に対応し，「管理栄養士としての第一歩を踏み出し，その職務を果たすのに必要な基本的知識及び技能」を問うものとして内容を精査した改定がなされた．そこで本シリーズもこれまでの改訂に重ねて改定国家試験出題基準準拠を継続するかたちで順次改訂しているところである．各科目の重要事項をおさえた教科書，国家試験受験対策書，さらに免許取得後の座右の書として最良の図書であると確信し，推奨する．なお，本シリーズの特徴である，①出題基準の大項目，中項目，小項目のすべてを網羅する，②最適の編集者と執筆者を厳選する，③出題基準項目のうち重要事項は充実させる，④最新情報に即応する，という従来の編集方針は，引き続き踏襲した．

　管理栄養士を目指す学生諸君が，本シリーズを精読して管理栄養士国家資格を取得し，多岐にわたる実践現場において患者ならびに健常者の求めに応え，保健・医療専門職として活躍し，国民のQOL(生活の質，人生の質)の保持増進に貢献することを祈念する．

2017年9月

国立研究開発法人 医薬基盤・健康・栄養研究所
理事　阿部　圭一

改訂第3版の序

　日本人の健康課題を解決するために食環境の整備が推進され，2013（平成25）年度からの健康日本21（第二次）では，給食においても目標が設定されました．本書の改訂第2版が刊行された直後のことです．栄養管理の考え方も国際的に標準化され，栄養管理のプロセスの中で，栄養介入の方法の1つである給食の質が重要となっています．そしてその運営管理をする管理栄養士・栄養士の役割は，ますます高度化しています．

　給食経営の資源である人材・費用は，社会経済の影響を受けており，限られた中でより品質の高い給食提供を持続するには，相当の工夫と新しい発想での対応が必要です．食材料も生産・加工・流通の発展・変化の中で多様であり，大量調理用の機器も著しく進化しています．給食のオペレーションシステムについても，社会の要請に応じてシステム開発がなされています．このように給食に係る業務は社会の変化と密接にかかわっています．それゆえ，社会の変化に対応し学習できるようにしていかなければなりません．

　管理栄養士・栄養士を目指す学生が学ぶ「給食経営管理論」は，専門職として栄養学を実践し，社会で活かすために必要な基本的知識や技術を体系化したものです．特定多数の人々に安全な食事を調理・提供するうえで必要な基本的知識や技術を土台として，栄養学のみならず，生産工学や経営学等，幅広い領域にまたがっています．学習内容が幅広く，学生のうちには理解しにくいこともたくさんあるかもしれません．

　本書は，初版・第2版の構成を見直し，学習しやすくすることをこころがけて改訂を行い，新たに章ごとにディスカッションテーマを設定しました．講義を聴くだけでなく，本書をしっかり読み，ディスカッションテーマに沿って考えたり，友人とぜひ話し合ってみてください．本書が，条件に沿って最適な方法を判断する力を養うことの一助になることを願っています．また，学内・学外の実習の際にも，繰り返し本書を活用していただき，管理栄養士・栄養士が給食施設で果たす役割について理解を深めていただけることを期待しています．そして，卒業後，給食施設に勤務してからも読み直し，業務のPDCAサイクルを回すために，本書を活用していただければ望外の喜びです．

　　2019年1月

石田　裕美
登坂三紀夫
髙橋　孝子

初版の序

　管理栄養士養成課程のカリキュラムは，平成12年の栄養士法改正によって改変され，専門科目の一つである"給食管理"は"給食経営管理論"となった．

　カリキュラムにおける教育目標は，「給食運営や関連の資源（食品流通や食品開発の状況，給食に関わる組織や経費等）を総合的に判断し，栄養面，安全面，経済面全般のマネジメントを行う能力を養う．マーケティングの原理や応用を理解するとともに，組織管理などのマネジメントの基本的な考え方や方法を習得する」とされた．一方，栄養士養成課程の"給食管理"は，"給食の運営"として「給食業務を行うために必要な，食事の計画や調理を含めた給食サービス提供に関する技術を習得する．調理学，給食計画論，給食実務論を含み，校外実習1単位以上を含む」とされている．

　給食をとりまく諸制度として，健康増進法（平成14年制定，15年公布）において，集団給食施設の名称が特定給食施設となり，"栄養管理基準"が提示された．さらに，平成16年の食事摂取基準，17年の食育基本法の制定及び18年の医療制度，介護保険制度の改正等をみるように，給食の位置づけ，役割に対する課題が提示されるとともに効率的な経営が要請されている．

　本書を編纂するにあたって，管理栄養士国家試験のガイドラインの大項目，中項目，小項目のキーワードに沿って分担執筆をおこなったが，教科書として使うにはいくつかの問題点が生じ，その修正に時間を要した．その問題点とは，記述の重複や不足，あるいは栄養管理と経営管理を統合して給食経営管理論として展開できる素地の不足が浮き彫りとなったことである．

　経営学では，組織された企業の運営の方法，マネジメントのための理論を特定の組織，システムにおいて，実践的観察をし，理論化するものとされている．一方，給食経営管理は，給食利用者に対して給食の目的，そこでのシステムに沿った食事を提供する給食運営の実践活動の中で，給食の有効性としてどのような製品をつくり，サービスするか，どのように効率的につくるかの仕組みを計画しマネジメントを行うことである．さらに，「給食経営管理論」の教科書に給食を運営するための業務内容をどの程度の記述とするかがもうひとつの問題点であり，各章によってその扱いが異なっているが，給食運営に関する教科書との連携を検討することが課題であるといえよう．

　給食施設に就業している管理栄養士・栄養士数は約13万人，うち管理栄養士70％（平成17年衛生行政報告）である．給食の計画，実施，評価を行うには，管理栄養士課程の専門基礎科目と専門科目の各科目を習得し，それを総合して駆使することによって給食経営を管理することが可能になる．

　本書が，これからの給食経営管理の教育の方法の検討と，給食経営管理論の体系化に必要な研究の端緒となるように，多くの方々のご意見を頂きたいと願うものである．

平成19年3月

編集者を代表して
鈴木久乃

目次

第1章 給食経営管理総論
石田裕美　1

A 給食と栄養管理　1
1. 給食の定義　1
2. 給食の目的と意義　1
3. 給食施設の種類と給食の目的　4
4. 給食施設における栄養管理　5

B 給食の運営と給食経営管理　6
1. 給食の運営　6
2. 給食経営管理　7

C 給食運営の業務概要　7
1. 給食運営の概要　7
2. 給食運営の主要な業務　8

D 給食経営管理の概略　10
1. 給食経営管理の意義　10
2. 給食経営の資源とその活用　11
3. 給食経営管理とシステム　13
4. 管理栄養士と資源の活用　16

● 練習問題　17
● ディスカッションテーマ　17

第2章 栄養・食事管理
石田裕美　19

A 栄養・食事管理のシステム　19

B 栄養・食事のアセスメント　21
1. 施設としてのアセスメント　21
2. 対象者個々に対するアセスメント　21
3. アセスメント実施のためのシステム構築　22
4. 給食・栄養管理部門が担うアセスメント　22

C 栄養計画　24
1. 給与エネルギー量および給与栄養量の設定　24
2. 栄養教育計画　26

D 食事計画と品質計画　26
1. 食事の提供方式の決定　26
2. 献立作成基準の作成　27
3. 食品構成の作成　28
4. 献立管理　31

E 栄養・食事管理の実施と評価　34
1. 実施　34
2. モニタリングとチェック　34
3. 評価と改善　35
4. 栄養・食事計画の事例　38

● 練習問題　41
● ディスカッションテーマ　42

第3章 給食の運営
43

A 給食運営の全体像　登坂三紀夫　43

B 給食の運営計画　登坂三紀夫　44
1. 給食運営計画の基本的な考え方　44
2. 給食運営における生産管理　46
3. 給食の労務計画　46

C 食品の流通と購買管理（食材料の調達，保管）
登坂三紀夫　47
1. 食材料管理の目標と意義　47
2. 食品の開発・流通　48
3. 購買方針と検収手法　50
4. 食材料管理の評価　56

D 給食施設の施設・設備・機器管理
　　　　　　　　　　　　　　　　　　　　堀端　薫　58
1. 施設・設備・機器管理の目的 …………… 58
2. 施設・設備の基本計画 …………………… 62
3. 設備・機器・器具類 ……………………… 62
4. 厨房の保守管理 …………………………… 65

E 給食の運営システムと調理工程管理　65
1. 生産管理としての調理工程管理 … 三好恵子　65
2. 給食の運営システム ……………… 石田裕美　66
3. 調理工程管理の要件 ……………… 三好恵子　69
4. 調理工程管理の実際 ……………… 三好恵子　70
5. 大量調理の品質管理 ……………… 三好恵子　71
6. 調理工程管理のための大量調理の実際
　　　　　　　　　　　　　　　　… 三好恵子　73
7. 調理工程管理の評価 ……………… 三好恵子　79

F 衛生管理　　　　　　　　　　縄田敬子　80
1. 衛生管理の意義と目的 …………………… 80
2. 衛生管理に関する法令・通知 …………… 80
3. 給食と食中毒 ……………………………… 81
4. 衛生管理の考え方 ………………………… 85
5. 衛生管理の実際 …………………………… 94
6. 衛生管理体制 ……………………………… 97
7. 衛生教育 …………………………………… 99
8. 衛生検査 …………………………………… 99

G 提供管理　　　　　　　　　　髙橋孝子　100
1. 供食サービスの管理 ……………………… 100
2. サービス方式 ……………………………… 100
3. 盛りつけ方式 ……………………………… 100
4. 利用者サービス …………………………… 105

H 給食運営の評価　　　　　　　髙橋孝子　108
1. 給食業務に関連する情報 ………………… 108
2. 給食の諸帳票の種類 ……………………… 109
3. 情報管理 …………………………………… 109

●練習問題 ……………………………………… 111
●ディスカッションテーマ …………………… 112

第4章 給食の経営管理
　　　　　　　　　　　　　　　　　　　　髙戸良之　113

A 経営管理概論　113
1. 経営管理の概要 …………………………… 113
2. 経営管理論 ………………………………… 113
3. 経営管理の戦略 …………………………… 115
4. 経営管理の機能 …………………………… 121
5. 経営管理の評価 …………………………… 124
6. 給食施設の経営管理 ……………………… 125

B マーケティング　126
1. マーケティングとは ……………………… 126
2. マーケティング戦略 ……………………… 127
3. マーケティングと給食事業 ……………… 130

C 給食の経営管理と経営形態　133
1. 給食運営の経営形態 ……………………… 133
2. 給食委託の関連法規と現状 ……………… 137
3. 給食施設の運営における受託側の管理栄養士の役割 …………………………………… 139

●練習問題 ……………………………………… 140
●ディスカッションテーマ …………………… 140

第5章 給食の品質管理
　　　　　　　　　　　　　　　　　　　　石田裕美　141

A 給食における品質管理　141
1. 給食の品質と品質管理 …………………… 141
2. 栄養・食事管理と総合品質 ……………… 142
3. 献立の標準化 ……………………………… 143
4. 調理工程と作業工程の標準化 …………… 143
5. 品質評価の指標と方法 …………………… 143

B 品質改善とPDCAサイクル　146
1. 品質の変動要因 …………………………… 146
2. 品質保証 …………………………………… 147

C 顧客満足と評価　147
1. 顧客満足度を評価する目的 ……………… 147
2. 顧客満足度評価の計画 …………………… 148

| D 栄養管理の品質 149

● 練習問題 149
● ディスカッションテーマ 150

第6章 給食の財務・会計管理
平澤マキ 151

A 給食経営 151
1 給食の原価構成 152
2 原価管理 154

B 財務管理 157
1 貸借対照表（B/S） 158
2 貸借対照表から事業体の能力を評価する 159
3 損益計算書（P/L） 159
4 キャッシュフロー計算書 160

● 練習問題 161
● ディスカッションテーマ 161

第7章 給食経営の組織と人事管理
登坂三紀夫 163

A 人事管理の意義と範囲 163
1 給食施設の人事制度 163
2 採用，労務，報酬 163
3 従業員の種類 164

B 給食における組織と人事管理 165
1 給食の組織と人事構成 165
2 組織の原則 167
3 リーダーシップとマネジメント 167
4 給食の勤務体制と労務管理 168
5 人事考課 168

C 人事管理における管理栄養士の役割 169

D 給食の人事管理の実際 169
1 適材適所 169
2 労働生産性 170

3 教育・訓練と能力開発 170
4 給食運営委員会 172

● 練習問題 173
● ディスカッションテーマ 173

第8章 給食経営の危機管理
登坂三紀夫 175

A 給食施設における事故・災害対策 175

B 事故対策 175
1 主な事故例 175
2 事故対策・防止策 176

C 災害時対策 180
1 火災発生時の対応 180
2 自然災害発生時の対応 181

● 練習問題 189
● ディスカッションテーマ 189

第9章 各種給食施設の特徴と経営の実際
..... 191

A 病院 松月弘恵 191
1 病院給食の意義と管理栄養士の使命 191
2 病院給食の特徴 191
3 栄養管理 192
4 生産管理 192
5 財務管理 194

B 高齢者・介護施設 堀端薫 201
1 高齢者施設の種類と法的根拠 201
2 高齢者施設における栄養・食事管理加算 201
3 高齢者施設における栄養ケア・マネジメント 205
4 費用 207

C 児童福祉施設 寺本あい 208
1 児童福祉施設の種類と給食の意義 208

② 児童福祉施設給食の特徴	208	
③ 児童福祉施設における栄養管理	210	
④ 生産管理	212	
⑤ 栄養指導	212	
⑥ 財務管理	213	

D 障害者福祉施設 ………… 金谷由希 214
- ① 障害者福祉施設給食の意義 …… 214
- ② 障害者福祉施設給食の特徴 …… 215
- ③ 栄養管理 …… 216
- ④ 生産管理 …… 217
- ⑤ 栄養指導 …… 217
- ⑥ 財務管理 …… 217

E 学　校 ………… 山崎あかね 218
- ① 学校給食の意義 …… 218
- ② 学校給食の特徴 …… 219
- ③ 栄養管理 …… 220
- ④ 生産管理 …… 221
- ⑤ 栄養指導 …… 223
- ⑥ 財務管理 …… 224

F 事業所 ………… 松月弘恵 224
- ① 事業所給食の意義 …… 224
- ② 事業所給食の特徴 …… 225
- ③ 栄養管理 …… 225
- ④ 生産管理 …… 226
- ⑤ 栄養指導 …… 226
- ⑥ 財務管理 …… 227

● 練習問題 …… 228
● ディスカッションテーマ …… 228

付録　集団給食の歴史年表
………… 石田裕美・登坂三紀夫・髙橋孝子 229

参考図書 …… 233

練習問題解答 …… 237

索　引 …… 239

コラム

健康日本21(第二次)における給食の目標 ………… 石田裕美 3	給食経営の使命(mission) ………… 髙戸良之 116
トレーサビリティ ………… 登坂三紀夫 50	企業の社会的責任(CSR)と持続可能な社会 ………… 髙戸良之 125
先入先出し励行のために ………… 登坂三紀夫 56	減価償却とは ………… 平澤マキ 154
期首・期間・期末 ………… 登坂三紀夫 57	院外給食施設 ………… 松月弘恵 200
ウォールマウント工法 ………… 堀端薫 64	高齢者への配食サービス ………… 堀端薫 207
ノロウイルスによる胃腸炎の特徴 ………… 縄田敬子 83	刑務所給食 ………… 松月弘恵 227
酸性電解水(次亜塩素酸水)による食品の殺菌 ………… 縄田敬子 91	

1 給食経営管理総論

学習目標
1. 給食の目的と給食施設における栄養管理の実施の意義を理解しよう．
2. 経営管理の視点を学びながら給食の運営の全体像を理解しよう．

A 給食と栄養管理

❶ 給食の定義

> 給食とは，特定多数の人に対し，継続的に食事を提供することである

給食とは，特定の施設（組織）に属する多数の人々を対象として，継続的に食事を提供することや提供する食事のことである．給食を提供する施設を給食施設といい，学校（学校給食），事業所（事業所給食），病院（病院給食）などがある．

給食は特定される多数の人々の栄養状態の維持や改善につながるものであり，日本では，**健康増進法**［2003（平成15）年施行］に基づいて実施するように法的に整備されている．健康増進法では，給食施設のうち「**特定給食施設**」を次のように定義している．

●健康増進法
●特定給食施設

> 健康増進法第20条
> 特定かつ多数の者に対して継続的に食事を提供する施設のうち栄養管理が必要なものとして厚生労働省令で定めるもの．

厚生労働省令*で定める施設とは次のとおりである．

> 継続的に1回100食以上又は1日250食以上の食事を供給する施設．

***厚生労働省令（健康増進法施行規則）** 厚生労働大臣が制定する厚生労働省の命令．健康増進法施行規則は，健康増進法を施行するための厚生労働省令であり，施行のために細かい規則を定めた命令．

❷ 給食の目的と意義

> 給食は利用者の栄養管理を目的としており，利用者にとっての食環境の1つである

a 給食の目的

給食施設では，給食利用者のQOLの向上，健康の保持・増進あるいは疾病の治療・回復に寄与するような食事提供が求められる．それは，給食が繰り返して特定の人に継続的に摂取されるため，1日のうちの1食であっても，利用した人の習慣的な摂取量の一部となり，直接その人の健康状態，栄養状態につながるからである．したがって，給食の目的は，その利用者の栄養管理に寄与することである．

健康増進法では，特定給食施設の栄養管理を次のように定めている．

> **健康増進法第 21 条** 特定給食施設であって特別の栄養管理が必要なものとして厚生労働省令で定めるところにより都道府県知事が指定するものの設置者は，当該特定給食施設に管理栄養士を置かなければならない．
> 2 前項に規定する特定給食施設以外の特定給食施設の設置者は，厚生労働省令で定めるところにより，当該特定給食施設に栄養士又は管理栄養士を置くように努めなければならない．
> 3 特定給食施設の設置者は，前二項に定めるもののほか，厚生労働省令で定める基準に従って，適切な栄養管理を行わなければならない．

第3項の厚生労働省令(健康増進法施行規則)で定める基準は以下のとおりである．

> **栄養管理の基準(第9条)**
> 一 当該特定給食施設を利用して食事の供給を受ける者(以下「利用者」という．)の身体の状況，栄養状態，生活習慣等(以下「身体の状況等」という．)を定期的に把握し，これらに基づき，適当な熱量及び栄養素の量を満たす食事の提供及びその品質管理を行うとともに，これらの評価を行うよう努めること．
> 二 食事の献立は，身体の状況等のほか，利用者の日常の食事の摂取量，嗜好等に配慮して作成するよう努めること．
> 三 献立表の掲示並びに熱量及びたんぱく質，脂質，食塩等の主な栄養成分の表示等により，利用者に対して，栄養に関する情報の提供を行うこと．
> 四 献立表その他必要な帳簿等を適正に作成し，当該施設に備え付けること．
> 五 衛生の管理については，食品衛生法(昭和22年法律第223号)その他関係法令の定めるところによること．

b 給食の意義

給食施設は，利用者が食物に直接アクセスできるとともに，栄養・健康情報にもアクセスできる場である．利用者の栄養補給に介入(食事介入)するため，直接的に栄養状態に影響する．同時に，適切な栄養・健康情報を提供することで，正しい知識の普及や理解を得る機会になる．給食は，利用者にとって食環境の1つとして位置づく．日本においては，健康寿命の延伸が大きな課題となっており，国民が健康的な生活が送れるよう，社会的にも食環境整備に取り組んでいる．給食も利用者の食環境として整備するよう，**健康日本21(第二次)**(☞次頁コラム)において目標が設定されている．

食べる体験に併せて給食の目的を達成するためには，利用者がその食事を受け入れ，摂取することが不可欠である．それには，提供する食事の品質が大きく影響する．エネルギーや栄養素量の適否のみならず，食事量，食事の形状，味，温度など食事の品質が利用者に適していなければ食事は受け入れられない．したがって，給食は利用者の満足度を満たすように計画(設計)されることが望ましい．また，単なる栄養補給の場にとどまらず，自分にとって適切な食事の質や量を体験する学習の機会でもある．そのため，給食には教材としての質も求められる．

コラム　健康日本21(第二次)における給食の目標

栄養・食生活(社会環境)に関する目標の中に,「利用者に応じた食事の計画,調理及び栄養の評価,改善を実施している特定給食施設の割合の増加」という目標が設定されている.この目標を具体的にしたものが以下である.
- 管理栄養士・栄養士を配置している施設の割合
  現状［2010(平成22)年］70.5%　→　2022年に80.0%
- 肥満およびやせに該当する者の割合の変化の状況：前年度の割合に対して増加していないこと(なお,これについては医学的な栄養管理を個々人に実施している施設は対象にしない).

C 給食施設における管理栄養士・栄養士の配置

健康増進法第21条では,給食施設において栄養管理の実施の義務を担うのは施設の**設置者**と定めるとともに,**管理栄養士**や**栄養士**の配置を規定している.すなわち,設置者の適正な栄養管理の実施を保証する1つに,管理栄養士や栄養士の配置がある.設置者は,適切な栄養管理を行うための栄養管理業務を行う専門職として管理栄養士や栄養士を配置(雇用)する.

特定給食施設のうち管理栄養士を置かなければならない施設が厚生労働省令(健康増進法施行規則)で以下のとおり定められている.

> **特別な栄養管理が必要な給食施設の指定(第7条)**
> 一　医学的な管理を必要とする者に食事を供給する特定給食施設であって,継続的に1回300食以上又は1日750食以上の食事を供給するもの.
> 二　前号に掲げる特定給食施設以外の管理栄養士による特別な栄養管理を必要とする特定給食施設であって,継続的に1回500食以上又は1日1500食以上の食事を供給するもの.

また,管理栄養士を置くように努めなければならない施設が以下のとおり定められている.

> **特定給食施設における栄養士等(第8条)**
> 栄養士又は管理栄養士を置くように努めなければならない特定給食施設のうち,1回300食又は1日750食以上の食事を供給するものの設置者は,当該施設に置かれる栄養士のうち少なくとも一人は管理栄養士であるように努めなければならない.

管理栄養士が必置の施設とそうでない施設の違いは,**医学的管理**が必要な場合の食事提供であるか否かと**食数の規模**による.**表1-1**は給食施設の管理栄養士・栄養士の配置状況である.これを見てわかるように,特定給食施設(集団給食施設)には管理栄養士のいる施設が栄養士のみの施設より多い.法的根拠や社会での実態から,給食施設において管理栄養士と栄養士が果たすべき役割は基本的には同じであるが,管理栄養士でなければならない施設

表1-1 給食施設数と管理栄養士・栄養士の配置状況

	総　数		管理栄養士のいる施設		栄養士のみいる施設		管理栄養士・栄養士どちらもいない施設	
	特定給食施設	その他の施設	特定給食施設	その他の施設	特定給食施設	その他の施設	特定給食施設	その他の施設
総数	50,542	40,460	25,093	12,327	12,042	10,956	13,407	17,177
学校	15,772	1,993	6,852	319	3,964	309	4,956	1,365
病院	5,670	2,775	5,656	2,605	11	77	3	93
介護老人保健施設	2,865	923	2,784	804	75	87	6	32
老人福祉施設	4,832	8,686	4,316	4,057	444	2,327	72	2,302
児童福祉施設	13,206	13,426	2,781	2,173	5,542	5,105	4,883	6,148
社会福祉施設	764	3,425	448	1,178	274	1,264	42	983
事業所	5,492	3,394	1,489	162	1,113	308	2,890	2,924
寄宿舎	556	1,329	138	117	188	177	230	1,035
矯正施設	115	40	55	5	8	1	52	34
自衛隊	190	52	159	16	26	18	5	18
一般給食センター	376	18	177	6	118	4	81	8
その他	704	4,399	238	885	279	1,279	187	2,235

[平成29年度衛生行政報告例を参考に筆者作成]

は，医学的管理が必要な場合および食数の規模が非常に大きい場合である．

　集団の規模が大きくなればなるほど，その管理は複雑で困難なものになる．また，対象者の健康状態・栄養状態により，求められる個人対応の精度は異なる．とくに医学的管理が必要な施設においては，身体の状況や栄養状態の個人差が大きくなり，病態や介護度等により食事内容の制限要素が多様となる．食事の質は複雑になるとともに，より精度の高い個人対応が求められる．

　また，給食が対象者の1日の食事のどの程度を占めるのかによっても栄養管理の考え方は異なる．1日3食の食事を提供する施設では，より精度の高い個人対応が求められる．1日のうちの一部を提供する給食施設では，給食以外の食事で，何をどの程度摂取しているかを考慮することが必要となる．

　給食の運営の規模が大きく，また複雑になることにより，仕事量，情報の伝達量は多く，複雑になる．また，給食提供にかかわる人の数も多い．したがって，給食部門内においても，他部門との間においても，多くの情報の伝達が必要になる．情報伝達が迅速かつ正確に行われるための仕組み(システム)の構築が不可欠となる．管理栄養士には，システム構築とそのシステムを機能させるためのマネジメント力が求められる．この点が管理栄養士と栄養士に求められる技能の差である．

　管理栄養士や栄養士の配置については，健康増進法以外にも，施設の種類ごとに関連する法律(医療法，介護保険法，老人福祉法，児童福祉法等)によって定められている．

❸ 給食施設の種類と給食の目的 (表1-2)

> 給食施設は，その組織としての目的・目標があり，多用な種類がある

　給食施設の種類によって利用者の特性は異なる．保健(健康増進)，医療，介護，福祉，教育とその施設の役割によって施設の種類は大別され，それに

表 1-2　給食施設の種類と目的

施 設	概 要	法 律
学 校	教育施設である学校での給食は，教育の一環としての役割をもち，学校給食法で目標が定められている．小・中学校，特別支援学校においては，昼食1食を提供，夜間課程を置く高等学校においては，夕食1食を提供している．	学校給食法
病 院	医療施設である病院での給食は，療養食として疾病の治療に寄与することが目的となる．3食の食事提供が実施され，入院時食事療養制度に基づいて実施される．	医療法
高齢者施設	福祉が目的の施設と介護が目的の施設とがある．特別養護老人ホームや介護老人保健施設などがあるが，施設の種類は提供されるサービスにより多様である．施設に入所している高齢者にとっては，施設が生活の場であり，そこでの食事が給食となる．	老人福祉法または介護保険法
児童福祉施設	給食は児童を対象とした福祉の一環として提供されるサービスである．施設の種類は多様であるが，最も施設数が多いのは保育所である．保育所では昼食とおやつが提供される．その他，児童養護施設など．	児童福祉法
社会福祉施設	児童福祉および老人福祉を除く福祉施設となり，主に障害を有する人が利用する施設となる．通所の施設では昼食の提供であるが，生活の場となる施設では，すべての食事が施設でまかなわれることになる．障害の種類によって，食事の内容や形状は多様である．	障害者総合支援法
事業所	勤労者を対象とした労働の場（産業）で提供される食事である．多くは，福利厚生の一環として運営されている．	労働安全衛生法

より給食の目的も異なる．乳幼児から高齢者までのライフステージと身体の状況（健康な人，病気の人，要介護の人）により施設の種類が分けられる．また，1日のうちの一部の食事を提供する施設（通所施設）とすべての食事を提供する施設（入所施設）とがあり，1日の摂取量に対する給食の寄与率は異なる．

❹ 給食施設における栄養管理

給食は，栄養補給管理と栄養教育を統合したものである

　図1-1は，栄養管理の進め方を記述したものである．栄養管理は，栄養管理を実施する対象者や対象集団のニーズ評価や栄養評価（栄養アセスメント）の結果を判定し，その結果をもとに目標を設定し，栄養管理計画を立て，実施し，評価するという諸活動全体をさす．具体的な栄養介入の方法として，**栄養補給管理（食事介入）**と**栄養教育（教育的介入）**との2つに大きく分けられる．給食は，栄養補給管理と栄養教育を統合した部分にあたる．すなわち，栄養・食事管理である．給食における栄養補給管理の中心は，経口栄養法である．その補給形態である食事をどのように計画し，整え，提供するかが介入計画やその実施の具体的な内容となる．

●栄養補給管理
●栄養教育

　実施後は，給食を食べた結果，対象者の栄養状態が変化したのか，あるいは食行動は変容したのかといったことを，目標に照らして評価することが求められる．

　栄養管理の対象は「物」ではなく「人」である．「栄養管理された食事」

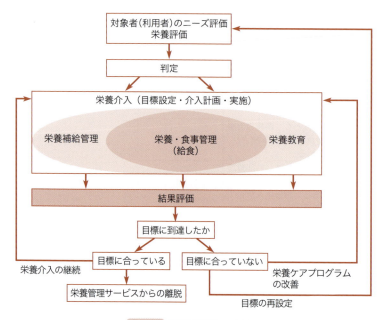

図 1-1　栄養管理システム

などの表現が用いられることもあるが，これは栄養管理の対象が食事すなわち「物」であることを意味している．人を対象として栄養管理を行ううえでは，「品質管理された食事」が重要である．給食施設における栄養管理とは，その施設の給食を利用して，利用者の栄養管理を行うことである．適切な栄養管理を実施するために，高品質の食事を計画・調理・提供していくことが重要である．

B 給食の運営と給食経営管理

❶ 給食の運営

> 栄養管理に資する品質の食事の生産・提供の業務全体を統制し効率化する

　適切な栄養管理に資する品質の食事を生産し，提供する業務全体を動かすことを**給食の運営**という．給食は特定多数の人々，すなわち集団を対象として食事提供をするため，調理の規模が大きい．複数人の調理従事者によって，大量の食材料を調理（大量調理）する．大量調理用の大型の調理機器を稼働させ，決められた時間に食事を提供する．こうした業務全体を統制（コントロール）し効率化することが給食の運営である．外食と異なり，提供する食事内容（献立）を日々変化させるため，食材料の購入や調理作業の内容も日々異なり，業務の標準化が難しいことが，給食の運営の難しさである．

❷ 給食経営管理

> 従事者が組織の目的を共有し，目標を達成・維持するための管理活動である

　給食施設は，給食を提供することそのものを目的とした施設ではなく，施設(組織)が存在する目的は別にある．給食の運営を担当する部門(給食部門)は，組織の中の1つの部門として存在し，組織の目的に合わせてその部門の役割を担わなければならない．そして給食部門もまた，1つの組織である．組織は複数の人によって構成され，組織の目的を達成するために人々がさまざまな活動を行う．給食部門も，栄養管理を担う管理栄養士や栄養士，調理従事者など異なる専門性や役割を担う人々によって構成される．**給食経営管理**は，給食業務に従事する人々が組織の目的を共有し，安全で栄養管理に資する食事をつくり提供し，利用者の栄養管理に寄与するという目標を持続的に達成し，給食の運営を継続的に維持していくための管理活動全般を意味する．給食の運営に必要な要素である資源(人，物，金，設備，方法，情報)を適切かつ有効に活用する方法や仕組みを構築し，それを機能させることがマネジメントである．

　栄養士とは異なる，給食施設における管理栄養士の役割は，高度化した専門性を発揮するためのシステム構築やそれを機能させることであり，管理栄養士にはそのためのリーダーシップ，マネジメント能力が求められる．給食経営にかかわる管理栄養士には，給食部門の使命(給食利用者の栄養・食事管理および組織全体の方針を給食部門に反映すること)を明確にすることが要求される．そのうえで，長期的・戦略的な給食の運営計画，サービスの設計，資源(人，物，金，設備，方法，情報)の活用を計画することが求められる．

C 給食運営の業務概要

❶ 給食運営の概要

> 法律や制度に準拠し，給食を生産・提供する一連の活動を動かす必要がある

　給食の運営は，食事提供のために「物」をつくり，提供する一連の活動を動かすことである．給食の運営にあたっては，法律や制度に準拠し，計画的に施設の組織を動かしていかなくてはならない．そのためには，経営手法を用いて実施することが必要である．

　給食を運営するためには，以下の活動が必要である．

- 何のために，何を用いて，何をつくるかを決める意思決定(decision making)
- 調理する人や使用する機器を調整(coordination)
- 調理・提供の作業(operation)

　この活動をマネジメントするプロセスは以下のとおりである．

- 計画を策定する（planning）
- 計画を実施する合理的な組織をつくる（organizing）
- なすべき仕事を方向づける（directing）
- 実施した結果を計画と比較検討する（controlling）
- その結果を改善する（improving）

　このプロセスの仕組み（システム）をもち，全体を運営し，機能させることがマネジメントである．給食経営管理とは，給食施設で適正な栄養管理を実施するためのシステムと，給食をつくり提供することを運営するためのシステムとを統合するものである．

❷ 給食運営の主要な業務

　給食の運営業務は，何を，いつまでに，どのくらいの量を生産するかの計画，実施，評価にかかわることである．

a 献立作成・管理

　どのような食事を提供するか，その品質設計の具体的な内容を示すものが**献立**である．献立は，利用者の栄養状態，嗜好，ニーズ等の利用者側の条件および，調理施設の設備，調理方法，配食方法，費用など提供者側の条件，それぞれを満たして作成する．施設において蓄積された献立を，適宜見直し管理する．調理システムに応じた適切な料理を選択する，あるいは調理システムに応じた高品質の料理ができるような献立改善や開発も必要になる．マーケティングの手法（☞ p 126）を用いて，利用者がどのような食事を期待し，求めているかを把握し，新しい献立を開発していくことも重要である．

b 作業指示書の作成・管理

　提供する食事の目標は設計された「**品質**」となる．提供する食事の量，味，形状等の基準を設定し，具体的な献立として表現し，調理のための作業指示をする．食事の品質を高く維持するには，標準化された**レシピ（作業指示書）**と品質の変動要因をコントロールすることが必要である．提供時間からの調理時間の設定，機器の能力に応じた調理量，保温・保冷条件，調理従事者の技術などをふまえ，レシピの標準化が重要である．そのためには，設備の能力，調理従事者の技術に由来する品質の変動要因を明らかにし，それをコントロール（統制）することが求められる．

c 食材料の発注・購入・検収

　生産すべき料理が決定したら，それに合わせて材料を購入する．適正な価格で，適正な品質のものを，決められた量，決められた日時に納品できる業者を選定し，発注する．納入された材料が発注したとおりのものであるかは**検収**により確認する．とくに衛生的で安全な食材料であるかの確認は，給食全体の品質の点からも非常に重要である．検収をする適正な場所，納品後の適正な保管設備が確保されていなければならない．保管中の温度管理など定

期的な確認や記録作業も欠くことができない業務である．

d 調　理

生産スケジュールに合わせ調理業務を行う．調理工程，作業工程をあらかじめ決定しスムーズな作業が行われるようにする．そのためには，十分な打ち合わせ(ミーティング)も定期的に行わなければならない．また，作業中の衛生管理ポイントすなわち **Hazard Analysis Critical Control Point (HACCP)** に基づく重要管理点を調理従事者に徹底する．温度を測る，計量するなど一見面倒な作業であるが，その意義を十分に理解してもらえるようにすることが必要である．

また，量，味，形状などが予定した品質になっているか，どの時点でそれを確認すべきかをレシピに基づき決定しておく．調理作業中に想定外のことが起こったときには，連絡し，適正な判断，指示がされるような，情報の迅速かつ正確な伝達が可能な仕組みを明らかにしておくことが重要となる．たとえば，衛生的かつ安全な調理が確認できない場合は，確認できるまで作業を続ける，あるいは廃棄するなどの判断が必要になるケースが想定される．

e 配膳・配食

配膳のスケジュールに合わせてできあがった料理を盛りつけ，配膳・配食する．できあがり量によっては盛りつけ量が変更される場合もある．料理単位で食器に盛りつける**盛りつけ**業務，料理を組み合わせる**配食**業務，食事を給食利用者に運ぶ**配膳**業務の方法は，給食の調理・提供システムによって異なってくる．調理専用の施設でつくり，施設に配送するカミサリーシステムであれば配送業務もある．カフェテリア方式の提供システムでは盛りつけのみで，配膳，配食は利用者自らが行うことになる．

f 評　価

給食業務の評価方法と評価の基準を明らかにする．給食業務の**結果評価**は給食対象者の健康状態・栄養状態，食行動の変容が対象となる．その**経過評価**として，上述のⓐ～ⓔまでの業務の評価が求められる．一般的には帳票類の作成が評価業務にあたる．保健所などに提出が求められている報告書の作成も含め，適正な業務がなされていることを記録として残す．給与栄養量の基準，献立表，食材料の出納，費用の出納など，各種帳票類から何を評価できるか整理しておく必要がある．

評価は目標に照らして行うものであり，その施設の栄養管理の水準，給食の条件に応じて，明確な目標すなわち評価基準をもたなければならない．

帳票類の作成は効率的に行えるよう，IT化が求められる．これにより継続的なデータの蓄積とその活用も容易になる．継時的な推移から評価できる事項もある．

給食は提供することが最終の目標ではなく，どれだけ摂取されたのかを把握していくことが求められる．残菜量(食べ残し量)を定期的に把握するなど

の評価業務を位置づけることが必要であり，これは結果評価につながる重要な評価である．

D 給食経営管理の概略

❶ 給食経営管理の意義

> 利用者への栄養介入を通して栄養管理を実施し，食事の品質を管理する

給食経営管理を行うにあたり重要なことは，給食の利用者に焦点をあてた計画の必要性である．計画を立てるためには，何のために給食を運営していくのか，自分の顧客（利用者）は誰なのか，顧客（利用者）のニーズやウォンツ（☞ p 130）が何であるかを知ることが必要である．しかしその前に，給食経営の理念を利用者，施設従業員，給食従事者に示すことが重要となる．一般に経営理念とは，企業の存在意義や使命を普遍的な形で表した基本的価値観をさすが，給食施設にも組織体としての目標や目的がある．たとえば，学校であれば児童・生徒の健全な育成のための教育機関としての目標や目的が存在し，学校の教育理念や，将来像，地域における使命などがある．給食部門はこのような組織体の理念や，将来像，使命を実現させるために，給食部門が何を担い食事を提供するのかを明確にすることが重要となる．

給食経営の基本的理念は利用者の健康の保持・増進，あるいは健康の回復のために栄養介入（食事介入）を通して栄養管理を実施することである．こうした理念を示すことは，給食従事者に対してその行動や判断の指針を与えることになる．この価値観に対して，給食従事者の共感を得ることは，給食従事者の行動の規範や成功への必須条件である．給食の経営計画を策定するにあたり，表 1-3 に示す 6 つの視点での計画が求められる．

給食経営管理を考える場合に，**栄養・食事管理**の視点と**給食管理**の視点の 2 つがある．

> 栄養・食事管理の視点：「食事」を用いて利用者，利用集団の栄養管理を実施する視点．
> 給食管理の視点：栄養管理の実施のため「食事」をつくり，提供する視点．

この 2 つの視点に共通することは「食事」であり，「どのような食事か（食

表 1-3 給食経営計画策定に必要な 6 つの視点

①将来像（vision）：給食担当部門（栄養管理室，給食課など）の将来の方向性
②使命（mission）：給食担当部門における現在の目的＝給食担当部門の存在理由
③目標と目的（goal and objectives）：長期的に到達したい像，最終目標（目的）と目的を達成するために期限を定めた目標
④方針（policies）：目標を実現するために従うべき基準や規則
⑤手順（procedures）：組織内で方針を実行するための方法
⑥方法（methods）：確定した職務を実行するための詳しい記述

[Jackson R：A Perspective on Planning. Hosp Food Nutr Focus **12**（8）：8，1996 を参考に筆者作成]

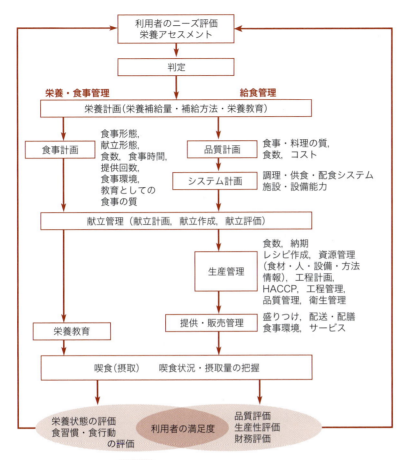

図1-2 栄養・食事管理と給食管理

事の品質)」が管理の対象になる．両者は独立しているものではなく，統合して機能させるところに給食経営管理の特徴がある．

図1-2は給食利用者に焦点をあてたプロセス（栄養・食事管理）と提供する食事に焦点をあてたプロセス（給食管理）を併記したものである．利用者の栄養管理を適正に行うために，適正な品質の食事が提供されるプロセスが同時に進行する．また，各管理において目標が設定され，その到達度の積み重ねが，全体の目標の到達度に関連する．

❷ 給食経営の資源とその活用

給食経営の資源は，「物」「人」「金」「設備」「方法」「情報」である

給食経営の資源は物（食材料），人（給食業務従事者），金（給食費），設備（厨房レイアウトや機器），方法（調理や提供・配食の方法），情報（顧客に関する情報）である．資源がシステムの中へインプットされ，変換のプロセスを経て有形の製品（料理）として，あるいは無形のサービスとしてアウトプットされる（図1-3）．アウトプットされたものは，給食利用者の栄養・食事管理の

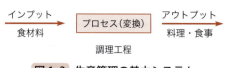

図 1-3 生産管理の基本システム

システムの中で機能することになる.

1) 人

　管理栄養士・栄養士,調理従事者は直接的な給食経営の資源である.経営者(給食施設の設置者)は目標を達成するために,管理栄養士・栄養士または調理従事者が専門性を発揮できるよう,方向性を示し,自立的に業務を行えるように組織しておくことで,人的資源を有効に活用することができる.そのためには,目標管理を行うなどの人事管理が重要となる.

　他職種との協力を得た食事サービスを行う場合には他職種も給食経営の資源となる.利用者は食事サービスの対象者であるが,給食委員会などに利用者の代表者に参画してもらい,より利用者のニーズに応じた給食経営を行うための意見やアイデアを得ることで,利用者を資源とすることも可能となる.

　食材料などの材料を調達するにあたり,食材料納入業者などから食材料の情報を得ていくことによって,業者を資源として活用することになる.

2) 物

　食材料,消耗品類が資源である.食材料は限られた予算の中で,求める質と量を確保することが,食事全体の品質へ影響する.食材料納入業者とのコミュニケーションも重要となる.

3) 金

　給食運営のすべてにお金が必要である.人を雇用するための人件費によって,雇用できる人の技能や人数が決まってくる.食材料を購入するための食材料費の中で,必要な量と質の食材料が整う.設備の購入費や修繕費など,施設を維持していくにも費用がかかっている.このように,資金がなくては給食の運営はできない.また,予算(収入)以上の支出でも,給食の運営は維持できない.どのくらいの予算の中で運営するのか,限りある予算の中で適切に分配し費用を割り当て使用することになる.

4) 設 備

　厨房,配膳室,食堂などの施設とその中の設備が該当する.衛生的な区域分けがなされているか否か,厨房の床の種類によって,ドライシステムとしての運用が可能かどうかも決定する.水光熱のエネルギー源の設備,設置される調理機器の能力は生産性と品質に大きく影響する.

5) 方 法

　コンベンショナルシステム,レディフードシステム等,調理・提供システムによって,食事の品質は影響を受ける.また,カフェテリア方式,食缶配膳方式などの提供方法によっても品質管理,衛生管理の方法が異なる.それゆえ方法(システム)を選択することは,資源の活用にあたる.

6）情 報

食数（販売），会計処理などの情報，顧客情報，競合情報といった情報がある．適切な栄養管理を行うには，顧客のきわめて個人的な健康上の情報が不可欠である．

❸ 給食経営管理とシステム

食事の生産・提供のトータルシステムとそれを構成するサブシステムがある

a システムの概念

特定多数の人々に対する栄養管理を行うため，品質管理された食事提供を実施していくには，給食経営を**システム**としてとらえることが必要である．システムとは機能をもった形式，モデルととらえることができる．

給食経営はどのようなシステムとして記述できるか，1つの考えを示したものが図1-4である．食事をつくり，提供するためのトータルシステムを構成するものは，食材料管理，献立管理，生産（調理・作業）管理，配膳・配食管理の機能をもった各システムである．また，システムにインプットされる経営資源は，人，物，金，設備，情報，方法とさまざまである．これら資源も，品質管理，施設・設備管理，人事・労務管理，会計・原価管理，情報処理管理，工程管理としてシステムの中で機能することになる．これら各管理業務を機能させるためのシステムを，トータルシステムに対して**サブシステム**と呼ぶ．このサブシステム間のつながりを含め全体を機能させるのが**トータルシステム**である．給食経営管理においてはこのトータルシステムを

●サブシステム

●トータルシステム

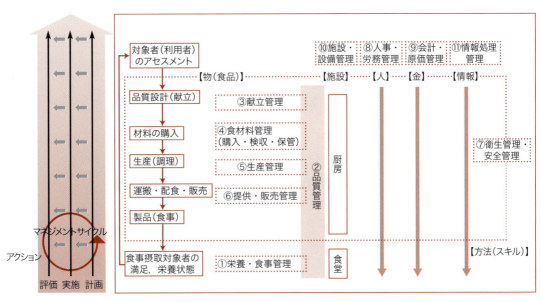

図1-4 給食経営管理のトータルシステムとさまざまなサブシステム
┈┈：サブシステム（管理業務），【 】：資源

給食システムという．

b サブシステム

1) 栄養・食事管理

　給食利用者が誰であるかを明らかにし，利用者のニーズ，身体状況，栄養状態，生活習慣や食習慣を知ることが必要である．そのためにアセスメント，目標設定，食事提供・喫食状況の把握，栄養教育，評価，これら全体をマネジメントしなければならない．また，食事提供については給食管理全般がかかわる．

2) 品質管理

　品質管理とは，提供する食事の量と質を設計し，その設計どおりに食事がつくられ，提供できているかを評価し，これらのプロセスに問題がないかを探し，あればその問題点を改善していくことである．提供される有形のものとしての品質と，それを提供する無形のサービスとしての品質との両者について品質管理が求められる．図 1-4 に示したように，サブシステム全体にかかわるものである．

3) 献立管理

　品質の具体的な表現形が献立である．「何をつくるか」，料理名とその中に含まれる食品の種類と量を決定する．計画的な生産(調理)のためには，食材料の計画的購入，調理従事者の計画的な配置などが必要であり，献立がなくてはこれらを計画していくことはできない．作成した献立は，目標・目的に合っているかを評価し，次の献立作成に役立てる．

4) 食材料管理

　作成する料理が決定したら，そのために必要な食材料を購入，検収し，保管する．購入する食材料は，その加工の程度などがシステム全体の中で決定される．カット野菜やある程度まで調理加工された食材料(半調理品や冷凍食品など)の使用の有無や加工の程度の決定は，食材料管理のうえで重要な要素である．いずれにしても，適正な品質の食材料を，適正な価格で購入し，適正に保管することが管理の目標となる．購入するものと量，購入スケジュール，保管期間などを計画，実施，評価する．適正な品質や価格で購入するためには，業者の選定も重要である．

5) 生産管理・工程管理

　「何をつくるか」が決定したら「どのようにつくるか」を計画し，調理し，「食事」をつくる作業が実施される．**生産管理**は，投入する資源(食材料，人，設備，方法，情報)を料理，食事としてアウトプットするための変換プロセス全体である．調理数(生産数)やいつまでにつくるか(納期)といった情報も含め，献立はレシピすなわち作業指示書に記述し，具体的な方法と手順を明らかにする．そのうえで，生産(調理)の工程計画を立てる．工程管理では，投入する資源の統制や，変換プロセスである調理工程を統制し，衛生的で計画どおりの品質の食事をアウトプットすることが求められる．

6）提供・販売管理と栄養教育

できあがった料理は提供，あるいは販売され喫食（摂取）されることになる．盛りつけ，配膳をし，利用者のもとに食事がわたる．予定どおりの質と量が，予定どおりの時間で配食できるか，衛生的に配食できるかなどが管理の対象となる．また実際に利用者が喫食する状況を確認する．同時に栄養情報を提供し，食事の栄養的な質を利用者に知らせていくことになる．

7）衛生管理

安全性はいずれのサブシステムでも非常に重要である．安全な食品の購入，加熱調理の工程，冷却の工程，保温，保冷の工程での微生物の管理，そして食品，器具，調理従事者等からの二次汚染防止は，いずれのシステムにおいてもあらかじめ予想を立て，何を重点的に管理しなくてはならないかを明らかにしておかなければならない．生産から配食までの工程の中でHACCPプログラムに基づいた品質管理が重要となる．

8）人事・労務管理

調理従事者の技術はレシピの開発，品質管理（とくに味，温度管理），衛生管理のうえで非常に重要となる．システムや食数によって，適正な技術の人材を，適正な人数で配置することが求められる．生産スケジュールに合わせて，調理従事者のスケジュールも決定する．品質目標に合わせた調理業務をするために，調理従事者の教育・訓練を行うことも含まれる．また，働く人々が満足感，働きがいを得られるようにすることも求められる．そのためには，生産する食事が給食利用者の健康の保持・増進あるいは疾病の治癒・回復に寄与するものであることについて共通の理解が得られるようにすることが必要である．これらを実現するためには，給食担当部門の組織化，あるいは施設における給食部門の位置づけを組織図上で明確にしておくことなどが必要である．

9）会計・原価管理

システムを考えるときに，まず全体の費用を考えることが必要である．食材料費，人件費，配送費，エネルギー費（水光熱費）などかかる費用と，その費用相互のバランスをとりながらシステムを考えなくてはならない．また，各費用の変動要因を調べ，その変動をコントロールすることが会計・原価管理の対象となる．

10）施設・設備管理

施設・設備は食事の種類と食数に応じた能力が求められる．また，生産管理，品質管理，安全・衛生管理の面からも非常に重要である．汚染作業区域，非汚染作業区域を空間的に分けられているか，食材料を集中して処理する場所を保有しているかといったことは，効率よく，安全に生産する条件が整っているかを判断するポイントになる．食材料の検収，料理単位の計量と分配，下処理，本調理，盛りつけ，配食など機能別にスペースが確保されているか，物の流れ，人の作業の流れといった動線を設備の配置とともに確認することになる．施設の面積，レイアウト上の制約が非常に大きい．

設備は，献立と食数を計画・分析しそれに適した能力になるよう整える必

要がある．給食施設の調理内容は食事ごとに異なるため，調理機器の稼働率も食事ごとに異なる．必ずしも生産性に合わせて適正な各種調理機器を設置できるわけではない．スケジュールに合わせて生産しなければならないが，1回の処理単位（釜単位，オーブン単位）で1回の生産数が決定する．したがって生産量が機器の大きさや台数に大きく影響する．常に調理能力が維持できるような施設・設備のメンテナンス（保守管理）が求められる．

また，備えている食器の種類や大きさ（容量など）は品質に大きく影響する．品質に沿った食器選定が基本であるが，適温配膳，保管スペース，洗浄システムなどと総合的に考えなくてはならない．

11）情報処理管理

サブシステムで扱われるデータを管理し，有機的にデータが活用できるようにシステム化する．情報の流れをシステム化することで，迅速で正確な情報が伝達できる．給食利用者の情報（アセスメントおよび評価）や給食のシステム全体に投入される資源となる，食材料，金，人などの情報をマネジメントするためにはITの利用が不可欠である．

❹ 管理栄養士と資源の活用

> 管理栄養士は，限られた資源を見極め，調整する能力が求められる

管理栄養士に求められるマネジメント能力には，経営資源を有効，かつ効率的に活用する力があげられる．給食経営においては，それぞれの施設の特性すなわち施設の目標と利用者特性に合わせて食事提供が行われる．施設の規模（食数）や食事提供に使える費用，設備の条件，提供方法は多様であり，その組み合わせ方は無限である．すなわち，管理栄養士には，施設の特徴に応じ限られた資源を見極め，調整する能力が求められる．限られた資源を活用してその調和を保つことで，給食利用者の栄養管理にふさわしい安全でおいしい食事提供を実現させなければならない．

食事提供のための方法，すなわち調理・提供システムに応じ，設備がある程度決定される．これらは限られた予算の中で行われる．また，決定した設備の能力と予算に応じた食材料によって献立の内容も制約を受ける．これらを考え，実施していくのは人である．

調理設備は，食事提供のための方法，すなわち求められる調理・提供システムに応じてある程度決定され，決められた予算内に収まるものを選定する必要がある．また献立も，決定した設備の能力と，予算に応じた食材料の選定により制限を受ける．これらのさまざまな条件（制約）の中で，利用者にふさわしい最善の食事提供を考え，実施していくのは人である．人には知識，技術といった技能のみならず，意思や感情，欲求があり，これらと技能が組み合わさり行動が決まっていく．それらは個人個人で異なり，組織として1つの目標に向かって人々が行動を起こすためにも，経営理念やビジョンを示すことが重要となる．

練習問題

1. 以下の説明文について，正しいものには○，誤っているものには×をつけなさい．
   (1) 利用者の栄養管理を目的とした給食は，不特定多数人を対象とする．
   (2) 健康増進法に定められた特定給食施設とは，1回100食以上または1日250食以上の食事を供給する施設である．
   (3) 給食の目的は，利用者の嗜好に合わせた安価な食事を効率よくつくることである．
   (4) 特定給食施設における適切な栄養管理の実施状況は，献立のエネルギーおよび栄養素量と食事摂取基準との比較で判定する．
   (5) 特定給食施設には管理栄養士を必ず置かなければならない．
   (6) 給食経営の理念は，設置者が考え，給食従事者，施設従業員，利用者に示していく．
   (7) 給食システムとは給食運営に必要な各管理業務を統合したトータルシステムである．
   (8) 給食経営にかかわる資源は，食材料と調理従事者であり，設備は資源にならない．

2. 給食施設と健康増進法に定める適切な栄養管理を実施しなければならない人の組み合わせについて，正しいものを選びなさい．
   (1) 単独調理場であるA市立B小学校──B小学校の校長
   (2) 共同調理場であるA市立C共同調理場──C共同調理場の場長
   (3) A社会福祉法人の保育園──A社会福祉法人の理事長
   (4) B給食会社に委託して運営しているA株式会社の社員食堂──B給食会社の管理栄養士
   (5) A県立医療センター──A県立病院の医療センター長の医師

ディスカッションテーマ

(1) 給食経営において活用できる資源の関連性について話し合ってみましょう．また資源には重要視すべき優先順位はあるでしょうか．
(2) 表1-1(☞p4)からどんなことが読み取れるか，話し合ってみましょう．

2 栄養・食事管理

学習目標

1. 特定多数の人に食事提供する給食施設の栄養・食事管理の基礎を理解しよう．
2. 食事摂取基準の策定の基礎理論と活用の基礎理論の理解のうえに学習を進めよう．
3. 組織として栄養・食事管理に取り組むために，管理栄養士が果たす役割を理解しよう．

給食の経営は，特定の集団に属する個々人の健康・栄養状態の保持・増進や疾病の治療，回復，QOL の向上を目的とした栄養管理が基本となる．栄養管理とは，**栄養状態のアセスメント(栄養評価)・栄養管理計画(介入計画)・実施・モニタリング・評価・改善**のプロセス(栄養管理の **PDCA サイクル***)全体の活動をさす．栄養管理の活動を給食利用者に提供することはサービスととらえることができ，その評価には**顧客満足度**も含まれる．

給食施設における栄養介入の特徴は，継続的な食事提供により，利用者が継続的に食事を摂取(栄養補給)すること，さらには，栄養補給のみならず，食事と結びついた栄養情報にもアクセスしながら食事を選択し，食べるという行動を繰り返し体験できることである．利用者が主体的に自分の健康に適した食事摂取を実践するための教育的・環境的なアプローチができる場である．したがって，提供する食事の品質や，食事に伴って提供する情報の質が重要なポイントとなる．給食施設における栄養管理の目的や目標を達成するには，特定多数の人々に継続的に提供する食事が，個々人にとって適正な品質であることが不可欠である．

給食経営管理において栄養補給は，経口摂取できる利用者に絞られ，食事提供による栄養介入が運営管理の対象になる．給食経営管理における栄養・食事管理とは，栄養素レベル，食物・料理レベルから利用者に適した食事提供と利用者の摂取，食事提供と合わせた栄養教育に関する PDCA サイクルをさす．

＊PDCAサイクル Plan(計画)－Do(実施)－Check(検証)－Act(改善)の4つの段階を繰り返すこと．

A 栄養・食事管理のシステム

給食施設においては，適切な栄養管理を行うものとして健康増進法に明示されている(健康増進法，第5章，特定給食施設等，第19条～第24条)．栄養管理は，**同法施行規則の第9条「栄養管理の基準」**に基づいて行う(☞p2)．さらに通知(平成25年3月29日健が発0329第3号)に具体的に実施すべき事項が明記されている．法を遵守する点から，これらに示された内容を実施できているかを確認し，かつ実施できていない点は改善していく取り組みが求められる．「栄養管理の基準」を給食の運営プロセスに合わせて整

理したものが**表2-1**である．

　給食担当部門では，栄養管理のプロセスに沿って業務が組み立てられるように，アセスメントおよびその結果を反映させた栄養計画・食事計画の作成，見直しの時期，日々の食事の生産計画，生産・提供の品質管理，摂取状況の確認の方法，評価・改善の方法などを，組織として決定しておくことが必要である．いつ，誰が，どのような方法で実施していくか，給食・栄養管理部門の中で確認し，また給食・栄養管理部門以外の他職種・他部門の協力を得て行うべきことを明らかにし，施設全体で取り組めるようにしておくことが栄養・食事管理システムの構築となる．

表2-1　栄養管理の基準に沿った給食の運営内容

栄養管理のプロセス	内容	備考	組織としての対応
アセスメント	・身体の状況 ・栄養状態 ・摂食機能　　｝定期的な把握 ・生活習慣 ・知識や態度	・性，年齢，身体活動レベル，身長，体重，血圧など ・日常の食物摂取状況，適正体重か否かの判定，たんぱく質の栄養状態などの把握 ・口腔内の状態，咀嚼・嚥下などの機能を把握し食事の形状の決定につなげる ・日常の食生活の状況，食物の嗜好，運動習慣など ・食や栄養に関する知識や態度の状況	・施設における健康診断結果の活用など栄養状態の把握方法を施設の中で組織的に業務として確立する
栄養計画	・栄養管理の目標設定 ・アセスメントの結果をふまえた適正な熱量，栄養素の量（給与栄養量）の決定	・対象者個人および施設全体としての目標 ・「日本人の食事摂取基準」の活用	・施設において給食の役割を明確化する
	・自分に適した食事を理解し行動できるような栄養教育の計画	・給食（食べる体験）を活用した情報提供	
食事計画	・給与栄養量確保のための献立作成基準の設定 ・嗜好にも配慮した献立の計画・作成 ・日常の摂取量を考慮した食べられる食事の計画（食事の形状などの計画） ・一定期間の献立作成（予定献立） ・地域性，季節性，行事などを考慮した献立作成	・施設の人的資源，設備状況，予算などに合わせた食事計画	・施設における給食の役割に応じた条件の確認（委託化，設備，人員，食費など）
生産計画（調理・配食）	・献立と食事が適合するよう品質管理が可能な生産計画	・食数，時間に応じ，衛生的で安全な生産の計画	・施設の条件に応じた品質基準の設定
	・品質管理された食事の提供	・食事量（盛りつけ量） ・熱量・栄養素量の確保 ・形状 ・温度など	
	・衛生管理された食事の提供		・施設の衛生管理マニュアル
	・事前の献立表の提示 ・選択食の場合にはモデル的な組み合わせの提示 ・栄養成分表示	・利用者の知識や態度レベルに応じた情報提供	・健康管理部門など他部門との連携による栄養教育
モニタリング	・食事の摂取量（残菜量）の確認		
チェック	・摂取量の確認に基づく各種計画の見直し		
評価	・身体の状況 ・栄養状態 ・生活習慣　　｝変化の確認 ・知識や態度 ・利用者の満足度	・利用者に対する評価（結果評価・アウトカム）	
	・各種帳票の整備 ・契約内容の確認（委託の場合）	・栄養管理活動の記録	

B 栄養・食事のアセスメント

栄養管理のプロセスを進めるためには，**目標設定**と**介入計画**を立案することが重要となる．そのためには，利用者の身体の状況などのアセスメントを実施し，問題点を判定することから始まる．給食施設の種類および給食の目的・目標により，1日の食事のうちの何食を給食が担うかは異なる．また，利用者の栄養状態，身体の状況により，食事内容の個別対応の度合いが異なる．給食の目的・目標に沿ってアセスメントとして得るべき情報を明確にし，他部門と協力しながら実施する．

❶ 施設としてのアセスメント

> 施設の目的に合わせ，個人のアセスメント結果を，集団として分析する

給食施設は，その種類により給食の目的が異なるため，施設の給食の目的に合わせ施設全体で栄養状態の評価をする．個人を対象として実施したアセスメント結果を，集団として分析する．すなわち，類似の特性（年齢・性・身体活動レベル・BMI等）ごとにサブグループをつくり，サブグループごとの目標や計画を立てるための検討を行う．また，利用者全員のアセスメントが実施できない場合は，一部の人に実施した結果を用いる，類似の集団の報告値（公表されている論文や報告書などを参照する）を用いるなど，栄養計画の根拠を得るよう努める．とくに，健康な人を対象とした施設では個人の栄養状態の把握がむずかしい場合もあることから，**集団としてのアセスメント情報（健康診断結果）**を活用するように努める．集団として必要な最低限のアセスメント項目は以下のとおりである．

- 性・年齢階級・身体活動レベル別の人員構成
- BMIの分布（とくに成人期以降では18.5 kg/m^{2}未満，25 kg/m^{2}以上の人数割合）

❷ 対象者個々に対するアセスメント

> 全身栄養状態の指標としては，第一に体重を用いる

利用者個々に対するアセスメント項目は以下のとおりである．

- 性
- 年齢
- 身体活動レベル
- 身体の状況（身体計測値：身長，体重，体格指数，ウエスト周囲径など，健康状態：血圧，生活習慣病など疾病の状況，血液検査値など，摂食機能：口腔内の状況，咀嚼，嚥下機能など）
- 食事摂取状況（給食の摂取状況，給食以外の食事摂取状況）
- 食生活（食習慣，嗜好）
- 食に関する知識・態度
- 食環境の概要

成長期の乳幼児・児童生徒では発育状況，高齢者・傷病者の場合には，臨床・生化学検査値，摂食機能のアセスメントが別途必要となる．とくに**摂食機能**は食事摂取量に影響する．摂食機能に応じた食品の選択や食事形状の決定のためには，重要なアセスメント項目である．

　栄養素個々の栄養状態のアセスメントはその指標が十分に確立されていないものも多い．給食施設では，第一に全身の栄養状態の指標として体重を用いる．測定も非侵襲的であり，簡易で，安価にできる方法である．身長に対して適正な体重であるかどうかをモニタリングしながら摂取量，提供量の適正さを判断し，栄養計画を見直していく．アセスメント項目は，食事提供・摂取（実施）後の効果判定にも用いる．

❸ アセスメント実施のためのシステム構築

アセスメントは給食・栄養管理部門または他部門・職種との連携で実施する

　アセスメントは給食・栄養管理部門がその一部を実施する施設もあれば，他部門や他職種との連携で実施する施設もある．必ずしも給食・栄養管理部門がアセスメントを実施しなくとも，他部門で実施されたアセスメントの情報を栄養計画に用いることができる仕組みを組織内で構築することが重要である．健康増進法では，設置者に栄養管理の実施を義務づけている．組織として，給食の計画に身体の状況等のアセスメント情報の必要性を理解し，給食・栄養管理部門がその情報を入手できるような仕組みをつくることは，給食施設が健康増進法の趣旨を理解していることを示すものである．いずれの場合でも，身体上の問題，疾病状況，生活環境によるリスクの有無は**個人情報保護**を厳守して入手し，管理することが必要になる．

❹ 給食・栄養管理部門が担うアセスメント

給食による食事摂取量を把握・評価し，嗜好・満足度調査を行う

ⓐ 食事摂取状況の把握の意義と方法

　食事摂取量を評価することで，エネルギーおよび栄養素摂取量の過不足をアセスメントする．また，提供した食事の摂取量は体調や嗜好を反映することから，摂取状況の観察，確認もアセスメントとなる．これらは，給食・栄養管理部門が行うべき業務である．

　エネルギーや栄養素摂取量の過不足を把握するには，給食の摂取量のみならず，1日あたりの習慣的な摂取量の把握が目標となる．1日に摂取することが望ましい量のうち，給食由来の量がどの程度であるかによって，給食が利用者の摂取量にどのように寄与するべきかを再度考えることができる．しかし，現実には給食以外の摂取量の把握は困難である場合が多い．その場合には，一部の人で習慣的摂取量の把握を目的とした調査を実施する，あるいは他の類似の集団の結果をもとに検討するなどの方法を用いる．また，給食の摂取量は1日の食事の一部であっても，継続的な摂取量を観察・評価する

ことからもアセスメントできる．人的資源等も考慮し，実現可能な方法から取り組む．

給食の**個別の摂取量の把握**には，**残菜量(食べ残し量)**を測定する．食べ残しを測り，摂取量を把握するためには，**盛りつけ量**の把握が必要となる．すなわち残菜量から摂取量を求めるには**できあがり重量**から**1人分の盛りつけ量**を計算し，その量が盛りつけられ提供されていることが前提となる．

残菜量を個別に計量できないときは，料理ごとに目測でおよそ全体の何割程度食べているかを推定する．この場合は，利用者自身に記録用紙を渡し記録してもらう方法もある．

個人別に摂取量を確認できない場合は，全体での残菜量を確認し，平均的な量を求めることもできる．しかしこの場合は，個人差が確認できないことに注意して評価する．

b 食事摂取状況の評価

「日本人の食事摂取基準」に基づき，食事摂取状況を評価する．評価する項目は，エネルギー，たんぱく質，脂質，ビタミンA，ビタミンB_1，ビタミンB_2，ビタミンC，鉄，カルシウム，食物繊維，食塩相当量を優先し，それ以外は対象集団の特性に応じて検討する．1日あたりの摂取量が評価できた場合には以下のように考える．

- **エネルギー摂取量**：体重から評価する．適正体重にない人の割合(成人の場合BMI 18.5 kg/m² 未満，25 kg/m² 以上)を確認する．
- **栄養素**：推定平均必要量，目安量を下回る人の割合，耐容上限量を超える人の割合，目標量の範囲から逸脱する人の割合を調べる．

給食の摂取量かつ1回分の食事のみの把握しかできない場合の評価法は現時点では明らかではない．食事摂取量と体重の状態から全体的な適正さを推測して評価することになる．

c 嗜好・満足度調査

提供された食事を摂取することで栄養補給は成り立つ．したがって，嗜好に配慮し，満足が得られる食事でなければ摂取されない．身体の状況のみならず，利用者の嗜好や，食事に求めているもの(ニーズやウォンツ)をアセスメントし，食事計画に反映させる．

C 栄養計画

❶ 給与エネルギー量および給与栄養量の設定

「日本人の食事摂取基準」を用いて，給与栄養量を検討，設定する

a 給与栄養目標量の設定の考え方

　エネルギー，栄養素量の給与目標量は，「日本人の食事摂取基準」を理解し，その考え方をもとに検討する．エネルギー給与量は推定エネルギー必要量の考え方を理解し，適正な体重の維持を指標に検討する．栄養素は，**推定平均必要量**(estimated average requirement：EAR)，**推奨量**(recommended dietary allowance：RDA)，**目安量**(adequate intake：AI)，**耐容上限量**(tolerable upper intake level：UL)，**目標量**(tentative dietary goal for preventing life-style related diseases：DG)の指標を理解し，対象者および対象集団のアセスメント結果をふまえて設定する．推定平均必要量，目安量を下回る人の割合ができるだけ少なくなるよう，また耐容上限量を超える人が出ない範囲の中で，摂取量が推奨量，目安量，目標量の付近を目指す値とする．対象となる栄養素は，たんぱく質，脂質，ビタミンA，ビタミンB_1，ビタミンB_2，ビタミンC，鉄，カルシウム，食物繊維，食塩相当量を優先し，これ以外の栄養素については，対象者の特性に応じて検討，設定する．また疾病の治療が目的の場合は，その疾患の治療等のガイドラインに従い，注意しなくてはならない栄養素について確認する．

b 給与エネルギー量

　対象集団の性，年齢階級，身体活動レベルから2つ以上の群（サブグループ）に分かれるかどうかを判断する．2つ以上の群に分かれる場合には，それぞれの群を単位集団とし，単位集団ごとに検討する．施設の人的資源，施設設備，予算などの資源も含め，給与エネルギー量の階級をいくつかつくり対応できるかを考慮して検討する．

　対象者の1日あたりの推定エネルギー必要量を検討する．検討方法は複数考えられる．

1）給与エネルギー量の妥当性

　給与エネルギー量が妥当であるかは，摂取量と体重の変化から判断する．体重の変化と摂取量から，上記の方法で設定した給与エネルギー量が適していないと判断した場合は，給与エネルギー量を再度検討する．成人を対象とした集団では，BMIが18.5 kg/m² 以上25 kg/m² 未満の範囲に入る人の割合が増えるようにする．それには，BMI 18.5 kg/m² 未満，25 kg/m² 以上の人などリスク集団を対象とした栄養教育も必要となる．指標や基準は対象集団の身体的特性をふまえ適したものを用いる．

2）個人別の体重，身体活動レベルが明らかな場合

　基礎代謝基準値を用い，体重を考慮して基礎代謝量を求める．これに**身体活動レベル**別の係数をかけて推定エネルギー必要量を算出する．ただし，該

当する性・年齢階級の参照体位から体重が大きく離れる場合には，基礎代謝量の推定値の誤差が大きいと予測される．

> - 基礎代謝量＝基礎代謝基準値(kcal/kg/day)×体重(kg)
> - 推定エネルギー必要量＝基礎代謝量×身体活動レベル
> 注）病院や高齢者施設では基礎代謝の推定に Harris-Benedict の式を用いる場合もある．

3） 個人別の体重，身体活動レベルが不明な場合

個人別の体重の情報が得られない場合は，標準体重（成人の場合；BMI $22\,kg/m^2$ の体重）あるいは「日本人の食事摂取基準」の参照体位と想定して1日あたりの推定エネルギー必要量を算出する．身体活動レベルはⅡ（普通）を基準にする．必要量にも変動があることを考慮すると±200 kcal～最大±300 kcal 程度が給与エネルギー目標量の許容される幅と考える．したがって，1日あたり約 400 kcal 程度の間隔で目標値を複数設定し，誰がどこに適するかをあてはめる．

c エネルギー産生栄養素（たんぱく質，脂質，炭水化物）の給与目標量

エネルギー産生栄養素のバランスを適正に保つことが優先される．これについては，目標量が％エネルギー（%E）で策定されている．したがって熱量素は，％エネルギーで設定する．

> - たんぱく質エネルギー比率：13～20%E の範囲でおよそ 15%E 程度．
> - 脂質エネルギー比率：20～30%E の範囲でおよそ 25%E 程度．
> - 炭水化物エネルギー比率：50～65%E の範囲でおよそ 60%E 程度．

％エネルギーで設定した場合，たんぱく質栄養状態に問題があるケースや成長期，身体活動レベルが非常に高いケースにおいては，たんぱく質量が推奨量を下回らないことを確認する．

d ビタミン，ミネラル類，その他の給与目標量

1） ビタミンA，ビタミンB_1，ビタミンB_2，ビタミンC，カルシウム，鉄

推定平均必要量を下回る者がほとんどいなくなるようにする．摂取量のアセスメントが実施できていない場合には，推奨量に近い摂取量になるように給与目標量を決定する．

2） 食物繊維，食塩相当量

いずれも生活習慣病の一次予防を目的に策定された目標量である．目標量の範囲を逸脱して摂取している人の割合を減らすようにする．長期的な目標をもって，摂取可能な目標値を考慮する．

e 給与栄養目標量の食事配分

1日のエネルギーおよび栄養素摂取量のうち，給食が寄与する割合を評価した結果から設定する．また，対象者の食習慣，生活リズムを考慮する．多

くの場合は3回の食事(朝食,昼食,夕食)以外にも摂取している(間食)ため,その点も考慮して配分割合を決める.1日のうちの一部の食事を給食で提供する場合には,過不足の調整を目標とするなども考慮する.学校給食のように,エネルギーや栄養素によって給与する割合が異なる場合もある.たとえばエネルギーは1日の1/3,カルシウムは50％,ビタミンB_1,ビタミンB_2は40％などである.

❷ 栄養教育計画

> 献立や栄養成分表示,モデルメニューを,利用者が活用しやすいよう提示する

食事をとる体験の場を有効活用できるように,提供している食事に関する情報を提供する.次の事項は,「栄養管理の基準」にも示されている実施すべき項目である.

- 提供する献立を利用者にあらかじめ提示する.
- 提供する料理や献立単位で栄養成分表示を行う.
- 利用者が選択できる食事の場合は,モデルとなる料理の組み合わせ(モデルメニュー)を提示する.

栄養成分表示は,献立作成時に計算されたエネルギーや栄養素量を表示することになるが,計算された値の精度が保たれるような生産管理,品質管理が重要となる.また,成分表示を実施しても,利用者がそれを活用できなければ意味がない.自分に適した量がわかるような情報の提供も同時に行っていくよう計画する.

D 食事計画と品質計画

食事計画は,給食施設の諸条件(給食システム)の中で,栄養計画に基づく食事内容の設計を行うことである.食事計画は生産側からみれば**品質計画**である.どのような質(量,味,温度,香り,色,硬さや軟らかさなど)の食事をつくるかを設計し,生産(調理)につなげていく重要な計画となる.

栄養計画を満たし,利用者に喜ばれる食事であるとともに,経営的に無理のない効果的な食事提供が実現できるように計画しなければならない.

❶ 食事の提供方式の決定

> 調理・提供システムを明確にし,食事提供の計画を行う

どのような食事を提供できるかは,**調理・提供システム**に大きく影響を受ける.1回に提供する料理数と規模,調理機器の種類と能力,調理従事者を投入できる人数と時間,および技能,配食システム等を明らかにしたうえで計画する(☞ p 66).

❷ 献立作成基準の作成

> 給与栄養目標量をもとに，食事の種類や主材料，調理法，個別対応法を決定する

給与栄養目標量をもとに，嗜好にも配慮し，かつ教育的な観点からの検討も行い，献立の作成基準を作成する．

ⓐ 食事の種類の決定

1) 提供する食事区分と回数

朝食，昼食，夕食，間食(補食)など，施設の給食の目的によって食事区分と回数を明らかにする．

2) 献立の種類

利用者が選択できる食事であるか否かを決定する．選択できない場合には単一の献立となる．選択できる場合には，複数定食方式ないしはカフェテリア方式などにより，献立の種類が異なる．主食，主菜，副菜・汁・その他の料理区分ごとに，組み合わせや種類数を決定する．また，栄養成分等に制限がない食事(一般食)，治療を目的とした制限食(治療食)の種類なども決定する．

栄養補給法としては，利用者の摂食機能に応じた食事形状として，常食，刻み食，ソフト食，流動食などの複数の食事形態が考えられる．

ⓑ 料理区分ごとの主材料の頻度と量の決定

料理区分ごとに一定期間内の1食あたりの主材料の**目安量**およびその**使用頻度**を整理する．料理区分ごとに摂取が期待される栄養素や主材料の量を考慮する．

たとえば主食は炭水化物エネルギー比率および穀物エネルギー比率を総エネルギー量の何%に設定するかで，おおよその材料とその量が決定できる．主菜はたんぱく質源となる肉類，魚類，卵類，大豆製品類を主材料として，それぞれを1回にどの程度用いるかを決定する．たんぱく質給与目標量から主食由来のたんぱく質量を差し引いた量を主に，主菜由来のたんぱく質量として考える．副菜は主に野菜類，海藻類，芋類の供給源になる料理であり，主菜の付け合わせを含めておよそ野菜類等を1食でどの程度提供するかを決定する．

1) 様式や調理法の配分を決定

嗜好性と**作業性**とを考慮し，和，洋，華などの**料理の様式**や**調理法**を配分する．調理法は機器の稼働率を考慮し，また調理法によりエネルギーや脂質摂取量が影響を受けることから，煮る，焼く，揚げる，炒める等の調理法が特定の方法に偏らないようにする．

2) 献立の展開数の確認(個別対応の方法)

施設の種類によっては，基本の食事から利用者の個別な状況に対応するために，献立を調整する．これを**献立の展開**という．病院や高齢者施設では，複数の献立を展開する必要や，複数の異なる形状(刻み等)の食事を展開する

必要がある．その場合，おのおのの展開数を確認しておく．
　献立の展開としては一般食から治療食への展開，常食から異なる形状への展開がある．また，禁止食品がある場合，嗜好に対応する場合などもあり，おのおのの個別対応の方法を決定する．
　個別対応の方法としては，献立を異なるものにする，量を調節する，一部の食品または料理を変える，一部の食品または料理を除くまたは加える，などがある．

❸ 食品構成の作成

食品群別の一定期間の食品量の平均値を示す食品構成を作成する

　一定期間の食品群別の平均使用量を表したものを**食品構成**という．献立作成基準は，料理区分ごとの主材料についておおよその使用頻度と使用1回あたりの量を示すものであるのに対して，食品構成は食品群別に一定期間の食品量の平均値として示すものである．1回あたりの平均使用量ではないため，必ずしも1食の献立作成に活用しきれないという欠点がある．それゆえ，献立の評価に用いるものとして作成する．しかし，施設で1回作成すると，計画にも活用できる．すなわち食品構成は，施設の献立の食品ベースでのアセスメント結果を示すものである．食品構成は，食品群別に出現する食品の使用頻度と量によって作成される食品群100 gあたりの成分の荷重平均値と同時に活用する．成分値だけでなく価格についても荷重平均価格を作成することで，施設での食品の使い方が栄養的にも費用的にも適切であるかを評価できる．また，献立作成基準と併せて食品構成を用いて献立を作成することで，効率的で栄養的・費用的に適正な献立作成につながる．一定期間献立を作成し実施したら，食品構成と比較し，栄養量や価格と併せて評価し，栄養的な過不足，費用の収支のバランスを改善するために，どの食品群の食品の使用量や使用頻度を変えていくとよいかを検討し，食品構成の見直し，献立作成につなげる．
　食品構成は施設ごとに作成する必要がある．それは，施設の特性に応じて，目指すべき給与エネルギーおよび栄養素量，食材料費，使用可能な食品の範囲等が異なり，食品の出現頻度や使用量が施設ごとに異なるためである．

ａ 施設における食品の使用状況の確認
1) 食品群の決定
　献立作成基準に応じて，献立作成に活用しやすい食品群を設定する．考え方の一例を次に示す．

- **主食**：米類，パン類，麺類，その他の穀類 ⇒ 穀類を4つに群分け
- **主菜**：肉類，肉加工品類，魚介類，魚介加工品類，卵類，大豆・大豆製品類
  ⇒ たんぱく質源となる食品を6つに群分け
- **副菜**：緑黄色野菜類，淡色野菜類(海藻類，きのこ類含む)，芋類 ⇒ 3つに群分け
- **その他**：果物類，牛乳・乳製品類，調味料類 ⇒ 3つに群分け

以上から，16群に分けることとなる．

2) 一定期間の献立に使用した食品群別の平均使用量(表2-2)

一定期間の献立で使用した食品について，食品ごとに1回ないしは1日単位での純使用量(廃棄部分を除く可食部量)を合計し，食品群ごとの合計値を求める．合計値を期間の日数で割り，食品群ごとの1回あたりあるいは1日

表2-2 食品群別食品使用量および価格構成表

(期間：　　　)

食品群	食品	1日目(6月4日) 純使用量(g)	価格(円)	2日目(6月5日) 純使用量(g)	価格(円)	20日目(6月29日) 純使用量(g)	価格(円)	合計 純使用量(g)	価格(円)	出現回数(回)	平均(合計/期間日数) 純使用量(g)	価格(円)	構成比率(%)	構成比率に対する価格(円)
穀類	米類 米	80	23.1	80	23.1	80	23.1	1,600	462	20	80	23.1	100	28.88
	小計										80	23.1	100	28.88
	パン類													
	小計													
	麺類													
	小計													
	その他 小麦粉			5	1.5	10	3	20	6	4	1	0.3	58.9	17.67
	パン粉			7	2.5			14	5	2	0.7	0.3	41.1	17.61
	小計										1.7	0.6	100	35.28
芋類	じゃがいも	50	18			30	10.8	210	75.6	5	10.5	3.8	47.5	17.10
	さつまいも			60	20.7			120	41.5	3	6	2.1	27.1	9.39
	こんにゃく							80	20	4	4	1.0	18.1	4.52
	片栗粉							32	8.4	8	1.6	0.4	7.3	1.92
	小計										22.1	7.3	100	32.93
肉類	生もの 鶏もも皮つき	100	120					200	240	2	10	12	21.1	25.26
	鶏胸皮つき							300	300	3	15	15	31.6	31.58
	豚かたロース			80	112.3			160	224.6	2	8	11.2	16.8	23.58
	豚ひき							120	81.6	2	6	4.1	12.6	8.63
	豚バラ							30	35.7	2	1.5	1.8	3.2	3.79
	豚もも							140	140	2	7	7	14.7	14.74
	小計										47.5	51.1	100	107.58
	肉加工品 ベーコン					10	22	30	66	4	1.5	3.3	100	220.00
	小計										1.5	3.3	100	220.00

表 2-3 食品群別荷重平均成分値

食品群	肉類						
食品名	鶏もも皮つき	鶏胸皮つき	豚かたロース	豚ひき	豚バラ	豚もも	合計
重量(g)	21.1	31.6	16.8	12.6	3.2	14.7	100
エネルギー(kcal)	53.38	77.10	42.50	29.74	12.64	26.90	242.26
たんぱく質(g)	3.650	6.162	2.873	2.230	0.461	3.014	18.390
脂質(g)	4.030	5.435	3.226	2.167	1.133	1.499	17.490
炭水化物(g)	0.0	0.00	0.017	0.013	0.003	0.029	0.062
ナトリウム(mg)	8.86	9.80	9.07	7.18	1.60	6.91	43.42
カルシウム(mg)	1.68	1.26	0.67	0.76	0.10	3.53	8.00
鉄(mg)	0.190	0.095	0.101	0.126	0.019	0.103	0.634
ビタミン A(μgRE)	9.92	22.75	1.01	1.13	0.35	0.59	35.75
ビタミン B₁(mg)	0.148	0.016	0.106	0.087	0.016	0.132	0.505
ビタミン B₂(mg)	0.049	0.025	0.039	0.028	0.004	0.031	0.176
ビタミン C(mg)	0.21	0.31	0.34	0.13	0.03	0.85	1.87
食物繊維(g)	0.0	0.0	0.0	0.0	0.0	0.00	0.00
食塩相当量(g)	0.021	0.032	0.017	0.013	0.003	0.015	0.101
価格(円)	23.5	29.4	21.9	8.0	3.5	13.7	100.00
備考							

表 2-4 食品群別荷重平均成分表(100 g あたり)

食品群	穀類 米	肉(生もの)
エネルギー(kcal)	358	242
たんぱく質(g)	6.2	18.4
脂質(g)	1.0	17.5
炭水化物(g)	79.6	0.1
ナトリウム(mg)	1	43
カルシウム(mg)	6	8
鉄(mg)	0.8	0.6
ビタミン A(μgRE)	0	36
ビタミン B₁(mg)	0.08	0.51
ビタミン B₂(mg)	0.02	0.18
ビタミン C(mg)	0	2
食物繊維(g)	0.6	0.00
食塩相当量(g)	0.00	0.10
価格(円)	28.88	107.58
備考		

あたりの平均使用量を算出する．献立によっては主菜の主材料である肉類や魚介類などを使用しない日もあるため，1回あたりの使用量より小さな値になる．野菜類は必ず献立に出現するので1回あたりの使用量とほぼ一致する値となる．

b 荷重平均成分表および荷重平均価格の作成

食品構成の作成時に出現した食品群ごとの食品重量の総量を求め，個々の食品の構成比率（重量割合）（百分率）を求める．この割合によって食品群ごとに，使用する食品を反映した栄養成分の重みづけを行う（表 2-2）．食品のこの構成比率が食品群100 g あたり重量の構成量となるため，食品ごとに構成量あたりの成分値を算出し，その合計が食品群100 g あたりの成分値（荷重平均成分値）となる（表 2-3，表 2-4）．

価格においても同様に計算する．ただし，価格は変動しているため，期間内の平均値を求め用いる，あるいは，変動の状況や理由を考慮し，代表値を判断，決定して用いるなどで対応する（表 2-5，表 2-6）．

c 食品構成によるエネルギーおよび栄養素量の確認

表 2-2 の食品構成の食品群ごとの重量と表 2-3 の荷重平均成分値を用いて，施設の食品構成によるエネルギーおよび栄養素の給与量を求める．また，同時に価格を求める．一定期間の給与エネルギーおよび栄養素量，食材料費と類似の値になるはずである．これらを給与目標量や予定の食材料費と比較

表 2-5 食品群別荷重平均成分表の例

(可食部 100 g)

食品群名		エネルギー(kcal)	たんぱく質(g)	脂質(g)	炭水化物(g)	カルシウム(mg)	鉄(mg)	ビタミンA(μgRE)	ビタミンB₁(mg)	ビタミンB₂(mg)	ビタミンC(mg)	食物繊維(g)	食塩相当量(g)	価格(円)
①穀類	米	357	6.2	1.3	76.9	6	0.8	0	0.13	0.02	0	0.8	0.0	40.4
	パン類	278	9.4	2.4	54.7	21	0.9	0	0.10	0.06	0	2.6	1.4	143.3
	めん類	214	6.0	1.2	42.5	11	0.5	0	0.05	0.02	0	1.7	0.7	36.2
	その他の穀類・堅果類	401	11.6	12.7	59.6	195	2.2	1	0.17	0.07	1	4.2	0.3	63.1
②芋類	じゃがいも類	113	1.4	0.2	26.9	11	0.5	1	0.08	0.02	27	1.6	0.0	34.5
	こんにゃく類	7	0.1	0.1	3.3	69	0.6	0	0.00	0.00	0	3.0	0.0	25.3
③砂糖類		367	0.2	0.0	94.6	19	0.4	0	0.00	0.01	0	0.2	0.0	32.1
④菓子類		136	1.9	0.1	31.8	8	0.5	1	0.02	0.01	11	0.9	0.1	90.4
⑤油脂類	動物性	746	0.6	81.1	0.2	15	0.1	528	0.01	0.03	0	0.0	1.8	177.8
	植物性	920	0.0	99.9	0.0	0	0.0	1	0.00	0.00	0	0.0	0.0	31.3
⑥豆類	豆・大豆製品	137	9.4	7.1	8.6	121	1.8	0	0.09	0.04	0	3.0	0.1	51.4
⑦魚介類	生物	132	19.8	5.1	0.1	26	0.6	26	0.12	0.18	1	0.0	0.3	158.2
	塩蔵・缶詰	151	25.4	4.4	1.1	294	1.7	129	0.09	0.10	0	0.0	2.1	300.1
	水産練り製品	111	11.1	1.9	12.4	43	0.7	2	0.03	0.06	0	0.5	1.9	91.6
⑧肉類	生物	205	18.3	13.5	0.1	5	0.7	18	0.34	0.18	2	0.0	0.1	136.6
	その他の加工品	351	33.2	24.3	0.4	9	0.6	3	0.37	0.10	28	0.0	1.7	212.9
⑨卵類		151	12.3	10.3	0.3	51	1.8	155	0.06	0.43	0	0.0	0.4	46.3
⑩乳類	牛乳	67	3.3	3.8	4.8	110	0.0	38	0.04	0.15	1	0.0	0.1	21.8
	その他の乳類	117	5.9	7.0	7.2	182	0.1	66	0.04	0.19	1	0.0	0.4	70.2
⑪野菜類	緑黄色野菜	32	1.5	0.2	6.9	47	0.9	275	0.07	0.09	33	2.3	0.0	69.3
	漬物	44	1.8	0.2	10.6	83	1.6	5	0.04	0.05	5	3.7	11.7	79.2
	その他の野菜類	30	1.5	0.2	6.8	24	0.4	5	0.05	0.05	13	2.2	0.0	53.7
⑫果実類		56	0.5	0.3	13.8	10	0.2	11	0.04	0.02	28	0.8	0.0	58.8
⑬海藻類		119	4.0	1.1	53.4	369	5.1	167	0.07	0.21	5	49.4	3.4	466.4
⑭調味料類		123	4.5	2.9	14.1	34	1.4	7	0.03	0.08	1	1.1	12.1	37.0
⑮調理加工食品類		237	2.9	10.6	32.4	4	0.8	0	0.12	0.06	40	3.1	0.0	25.0

することで,施設での食材料の使い方について,栄養的,費用的な課題を明らかにすることができる.食品群ごとで使用する個々の食品の使用頻度や量について,課題があれば献立の見直しをする必要がある.

4 献立管理

献立作成により給食運営業務全体が決まり,献立評価は給食経営の評価となる

a 献立作成

献立とは,1回に提供する食事を単位とする料理と,その組み合わせのことである.献立は,栄養・食事計画,献立作成基準に基づき,利用者の嗜好,季節,食文化等の食生活と当該給食施設の諸条件を考慮して作成する.利用者には,事前に献立を示しておく.献立は献立表として利用者に示すが,料理名のみを示す場合,料理に含まれる食品も示す場合,栄養成分を示す場合と,利用者への栄養教育の計画に沿って,示す内容とその方法は異なる.

献立作成は,利用者に視点をあてて行うことが重要となるが,同時に限られた資源の中で実現可能なものでなくてはならない.そのため生産する視点

表 2-6 食品群別荷重平均成分表を作成するための食品群別食品の構成比率

食品群名		食品の構成比率（％）	計
①穀類	米	精白米 63.4，胚芽精米 36.4，もち 0.2，五穀米 0.0	100%
	パン類	フランスパン 58.7，ベーグル 12.1，ロールパン 7.4，ナン 5.9，食パン 4.8，コッペパン 4.1，ライ麦パン 4.1，ぶどうパン 2.9	100%
	めん類	蒸し中華麺 34.9，冷凍うどん 16.1，乾マカロニ 11.2，冷凍スパゲティ 10.0，冷凍中華麺 7.7，乾うどん 4.1，冷凍そうめん 3.5，冷麺 3.5，生中華麺 3.4，乾そうめん 2.4，乾スパゲティ 1.9，乾ひやむぎ 1.3	100%
	その他の穀類・堅果類	小麦粉 34.8，乾燥パン粉 17.1，白玉粉 8.8，すりごま 5.9，炒りごま 5.1，生パン粉 4.1，米粉 3.8，ねりごま 3.5，ピーナッツバター 2.8，冷凍白玉 2.5，栗甘露煮 2.1，栗 1.8，ホットケーキミックス 1.1，焼麩 1.1，ぎょうざの皮 0.9，コーンフレーク 0.9，炒りくるみ 0.8，炒りピーナッツ 0.5，天ぷら粉 0.5，炒りカシューナッツ 0.5，炒りアーモンド 0.5，生麩 0.4，強力粉 0.4，銀杏 0.2	100%
②芋類	じゃがいも類	じゃがいも 62.9，さつまいも 17.2，片栗粉 8.0，里いも 7.2，春雨 1.7，長いも 1.3，やまのいも 1.0，タピオカ 0.5，くず 0.2	100%
	こんにゃく類	こんにゃく 86.7，しらたき 13.3	100%
③砂糖類		上砂糖 82.2，黒砂糖 6.8，いちごジャム 4.2，はちみつ 2.2，ブルーベリージャム 2.0，マーマレード 0.8，黒蜜 0.6，グラニュー糖 0.5，りんごジャム 0.4，いちごソース 0.2，三温糖 0.1	100%
④菓子類		ようかん 36.0，わらびもち 30.0，ゼリー 27.0，せんべい 4.5，求肥 2.1，甘納豆小豆 0.4	100%
⑤油脂類	動物性	有塩バター 96.9，無塩バター 3.1	100%
	植物性	調合油 91.9，オリーブオイル 3.9，ごま油 3.8，マーガリン 0.4	100%
⑥豆類	豆・大豆製品	木綿豆腐 37.1，生揚げ 20.5，蒸しガルバンゾー 9.5，油揚げ 5.1，豆乳 4.2，蒸し大豆 4.0，絹ごし豆腐 3.8，ゆであずき 2.6，ゆでいんげん豆 2.1，焼き豆腐 1.8，がんもどき 1.7，こしあん 1.7，乾燥あずき 1.1，乾燥いんげんまめ 0.8，ねりあん 0.6，ミックスビーンズ 0.4，ゆでえんどう豆 0.4，ゆでレンズ豆 0.3，きなこ 0.3，大黒花豆（煮）0.3，生おから 0.2，ゆで金時豆 0.2，高野豆腐 0.1	100%
⑦魚介類	生物	白サケ 30.0，タラ 19.5，さわら 11.1，サバ 7.8，アジ 7.2，バナメイエビ 4.7，いか 4.3，ナイルパーチ 3.0，ブラックタイガー 2.2，カレイ 1.6，トラウトサーモン 1.2，銀鮭 1.1，メルルーサ 0.8，むつ 0.8，かつお 0.7，銀ダラ 0.7，あさり 0.6，メカジキ 0.5，アコウダイ 0.4，ぶり 0.4，ホキ 0.4，ししゃも 0.3，さんま 0.3，いわし 0.3，ゆでズワイガニ 0.1	100%
	塩蔵・缶詰	ズワイガニ水煮缶 36.9，しらす干し 10.4，貝柱水煮缶 8.6，ツナ油漬缶 7.9，ツナ水煮缶 6.4，ちりめんじゃこ 4.8，うなぎ蒲焼 4.5，すり身 4.5，蒸しあなご 3.9，鮭フレーク 2.8，かつおぶし 2.3，ほたて干貝柱 1.6，さきいか 1.2，塩くらげ 1.1，さくらえび 1.1，干しえび 1.1，タラバガニ水煮缶 0.8，ゆでえび 0.4	100%
	水産練り製品	ごぼう巻き 29.1，ちくわ 27.2，かまぼこ 14.7，かにかま 10.7，はんぺん 10.0，さつまあげ 8.3	100%
⑧肉類	生物	鶏もも肉 皮あり 25.1，鶏もも肉 皮なし 13.4，豚ロース 脂あり 11.6，豚ひき肉 9.6，豚肩ロース 脂あり 6.0，豚もも肉 脂あり 5.8，牛ひき肉 4.9，鶏肉 皮あり 4.8，鶏ひき肉 4.5，鶏胸肉 皮なし 2.6，牛もも肉 脂あり 2.2，牛もも肉 脂なし 2.2，豚もも肉 脂なし 1.8，豚バラ肉 脂あり 1.3，豚ロース 脂なし 1.2，豚肩肉 脂あり 0.9，牛肩ロース 脂あり 0.9，鶏ささみ 0.5，牛 赤身 0.2，牛肩ロース 脂なし 0.2，豚ロース 脂なし 0.2，牛肩肉 脂なし 0.2，牛外もも肉 脂あり 0.1	100%
	その他の加工品	ベーコン 56.4，ゼラチン 26.4，ロースハム 15.1，プレスハム 2.1	100%
⑨卵類		鶏卵 96.5，うずらの卵 1.6，温泉卵 0.6，冷凍卵液 0.6，厚焼き玉子 0.5，卵白 0.2	100%
⑩乳類	牛乳	普通牛乳 100.0	100%
	その他の乳類	全脂無糖ヨーグルト 63.0，低脂肪牛乳 13.2，プロセスチーズ 9.3，クリーム（乳脂肪）3.6，アイスクリーム 3.1，シャーベット 2.9，乳酸菌飲料 1.5，スキムミルク 1.2，パルメザンチーズ 0.7，ホイップクリーム 0.6，ブルーベリーチーズ 0.4，コーヒーホワイトナー 0.2，カッテージチーズ 0.2，エダムチーズ 0.1，練乳 0.1	100%
⑪野菜類	緑黄色野菜	人参 19.1，ホールトマト缶 13.3，小松菜 11.8，かぼちゃ 10.8，ほうれん草 10.5，トマト 7.0，ブロッコリー 4.6，青梗菜 3.7，ピーマン 3.6，さやいんげん 2.7，赤パプリカ 2.5，ミニトマト 1.4，オクラ 1.0，冷凍かぼちゃ 1.0，アスパラガス 1.0，さやえんどう 0.8，水菜 0.7，トマトピューレ 0.7，にら 0.7，みつば 0.5，野菜ジュース 0.5，春菊 0.4，サニーレタス 0.4，万能ねぎ 0.3，ししとう 0.3，かぼちゃピューレ 0.2，サラダ菜 0.2，トマトジュース 0.2，貝割れ大根 0.2，冷凍ほうれん草 0.1，かぶの葉 0.1，菜の花 0.1，パセリ 0.1，大葉 0.1，ターツァイ 0.1，大根の葉 0.1，葉ねぎ 0.1	100%
	漬物	ザーサイ 37.8，梅干し 22.9，キムチ 10.8，福神漬け 9.4，甘酢生姜 6.2，たくあん 5.4，ピクルス 4.0，紅しょうが 3.5	100%
	その他の野菜類	玉ねぎ 24.0，キャベツ 12.0，大根 11.3，きゅうり 7.0，なす 5.6，もやし 5.2，筍水煮 3.9，ぶなしめじ 3.2，レタス 3.1，長ねぎ 2.4，ごぼう 2.1，えのきたけ 1.9，白菜 1.8，クリームコーン缶 1.6，生しいたけ 1.5，れんこん 1.4，ホールコーン缶 1.3，かぶ 1.2，豆もやし 1.2，ぜんまい水煮 1.1，マッシュルーム缶 0.8，しょうが 0.8，黄パプリカ 0.8，セロリ 0.6，エリンギ 0.6，カリフラワー 0.5，冷凍グリーンピース 0.5，干ししいたけ 0.4，にんにく 0.3，冷凍枝豆 0.3，ズッキーニ 0.3，マッシュルーム 0.2，まいたけ 0.2，切干大根 0.2，ヤングコーン 0.2，なめこ 0.1，紫キャベツ 0.1，焼きなす 0.1，筍 0.1，うど 0.1，冬瓜 0.1，れんこん水煮 0.1，とうもろこし 0.1	100%
⑫果実類		りんご 10.9，みかん缶 9.5，りんごジュース 9.3，キウイ 8.9，パイン缶 8.7，オレンジジュース 7.2，グレープジュース 5.5，アセロラジュース 4.6，みかん 3.8，バナナ 3.5，マンゴージュース 2.9，黄桃缶 2.8，オレンジ 2.7，レモン汁 2.6，グレープフルーツ 2.6，柿 2.2，いちご 2.0，スイカ 1.5，レモン 1.3，メロン 1.2，パインジュース 1.1，梨 0.9，ライチ 0.8，グレープフルーツジュース 0.7，冷凍マンゴー 0.6，ココナッツミルク 0.6，ナタデココ 0.5，梅ジュース 0.3，白桃缶 0.3，チェリー缶 0.3，干夏缶 0.2，ココナッツミルクパウダー 0.1	100%
⑬海藻類		カラギーナン 42.1，干し芽ヒジキ 22.0，塩蔵わかめ 16.1，乾燥わかめ 10.2，寒天 5.7，昆布 1.9，焼きのり 0.6，炊き込みわかめ 0.5，きざみ昆布 0.4，あおさ 0.3，海藻ミックス 0.2	100%
⑭調味料類		濃口醤油 26.3，酒 13.1，淡色辛みそ 13.1，穀物酢 10.0，本みりん 6.4，食塩 5.0，トマトケチャップ 3.6，赤ワイン 2.9，白ワイン 2.6，マヨネーズ 2.2，ウスターソース 1.7，中濃ソース 1.5，ノンオイルドレッシング 1.2，コンソメ 1.2，サイダー 1.0，粒マスタード 0.9，淡口醤油 0.8，チャツネ 0.8，顆粒中華だし 0.7，カレー粉 0.5，サラ酢 0.5，オイスターソース 0.5，豆板醤 0.5，コーヒー 0.4，梅酒 0.3，練からし 0.3，西京みそ 0.2，赤色辛みそ 0.2，黒酢 0.2，米酢 0.2，キュラソー 0.2，抹茶 0.2，白ワインビネガー 0.1，カレールウ 0.1，タルタルソース 0.1，顆粒和だし 0.1，八丁みそ 0.1，めんつゆ 0.1	100%
⑮調理加工食品類		冷凍フライドポテト 100	100%

［石田裕美（編著）：給食経営管理論実習，建帛社，p89, 2017 より許諾を得て転載］

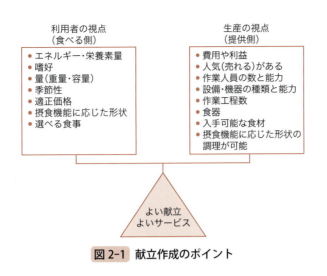

図 2-1 献立作成のポイント

からの調整も必要である．両者の視点のバランスがとれていることが，栄養・食事管理の水準の向上にもつながる．献立作成にあたり考慮する項目は図 2-1 のとおりである．

料理を構成する食品や調味料の種類と量を決定し，調理作業の手順を示したものが作業指示書である．**作業指示書（レシピ）**に記載する主な項目は，料理名，料理ごとの使用食品名とその重量ないしは容量（1 人分および食数分の純使用量や使用量，食品の廃棄率），調理手順，調理操作の要点，使用機器とその使用条件，加熱時間など，調味料割合，加水量など品質に影響するポイント，などである（☞ p 144）．

献立が決定することによって生産管理，食材料管理，品質管理，衛生管理など給食の運営業務全体が決まる．レシピは食材料の購入や調理・配食の作業を計画するための機能をもつものである．また，献立の評価は，給食経営の評価として利用者の摂食状況，満足度および運営経費の評価に使われる．

b 献立の評価

一定期間の献立（期間献立）は，給与栄養目標量および献立作成基準に照らして適正であるかを確認する．使用した食品の出現状況は食品構成と比較し評価する．提供予定の栄養量である献立の**予定給与栄養量**を計算する．食品の重量は，発注量，検収量，廃棄量，調理中の重量変化，盛りつけ量と変化していく．実際に提供する量で計算されたものが，**実給与栄養量**となる．予定給与栄養量と実給与栄養量との誤差が少なくなるように品質管理を行うことが献立の評価に影響する．また，最も量の変化に影響するのは，食数変動である．食数予測を正確に実施できるようにすること，あるいは食数変動を見込んだ材料管理も，献立評価には影響する．

予定給与栄養量は食品の 1 人あたりの純使用量をもとに「**日本食品標準成分表**」を用いて計算する．摂取量として期待できる量の計算になるため，食事調査同様に調理による成分変化を考慮して算出することが望ましい．揚げ物などは調理に使う油の量ではなく，吸油率を用いて算出する．しかし，大

量調理用に標準化されたデータがないため，これらの対応には，現時点では限界がある．

調理過程における食材料の重量変化は，さまざまな要因で起こるため，これらをすべて統制することは困難である．したがって変動要因を理解し，それをふまえて評価する必要がある．

E 栄養・食事管理の実施と評価

❶ 実　　施

> 品質・生産・衛生管理のもとに献立を実際に調理し，利用者に提供する

　実施とは，献立を実際に調理し，提供する作業と，利用者が食事を摂取することにあたる．提供する側からの要点は計画どおりの製品が利用者に提供されるよう品質管理，生産管理，衛生管理を行うことである．

　ここでは利用者の栄養補給の点から実施について整理する．品質管理された食事が提供され，それがすべて摂取された場合に，計画どおりの補給が実施されたことになる．栄養的に優れた品質の食事であっても，実際に食べるときの温度や，できあがりのおいしさや形状（食べやすさ），食べる場所などの環境によっても摂取量は変化することが予想され，食べ残しがある場合は目的である栄養補給が十分に行えないことになる．また，学校給食のように利用者自身が配膳する場合や，食するために介助が必要な場合など，給食施設の種類により配膳サービスの状況が異なるため，実施の際に注意しなくてはならない．利用者の食事の状況をよく確認することが重要である．

❷ モニタリングとチェック

> 利用者の特性に応じた指標をもとにモニタリングし，摂取量を把握する

　提供した食事を利用者がどの程度摂取しているかを継続的に観察し，計画どおりの栄養補給がなされているかを確認する．調べる方法としては以下のものがあげられる．

> ①観察による個人別の摂取量の把握
> ②残菜量（食べ残し量）の個人別の観察ないしは計量
> ③自己申告による摂取量または残菜量の把握（調査票を用いる）
> ④集団としての残菜量の計量

　全量摂取されない場合には，エネルギーや栄養素摂取に不足が生じる可能性がある．また逆に全量摂取している場合にもエネルギーや栄養素摂取に不足が生じる可能性もある．給与栄養目標量に問題がないか，献立に問題がないか，あるいは調理の技術的問題がないかなどをチェックし，**計画の是正**や実施の際の問題点の改善を行う．摂取量の確認と同時に，体重などの変化

も併せて**モニタリング**し，給与栄養目標量の適否を評価する．利用者の特性に応じて，何を指標にモニタリングするかを検討する．とくに栄養状態にリスクが高い人の場合には，摂取量のみならず，身体の状況も併せてモニタリングする．

また，事業所給食のように摂取量の把握が困難な施設においては，出食数の推移を分析し，どのような料理や組み合わせが選択されているかを確認することでも利用者の食行動の特徴をつかむことができる．モデルメニューとして提示したものの選択率が向上しているかを確認するなどの方法がある．

❸ 評価と改善

> 利用者の栄養状態や知識の変化をアセスメント・評価し，改善を行う

a 利用者の栄養状態の変化

評価とは目標の達成度を確認することである．したがって，アセスメントした項目を再度実施し，その変化を確認する．この結果評価は，個々の計画や実施方法や技術を評価すると同時に，施設の栄養・食事管理の体制を評価することにつながる．

b 利用者の食や栄養に関する知識や態度の変化

利用者の栄養状態の変化のみならず，食や栄養に関する正しい知識が得られているか，態度が良好に変化しているかを確認する．提供した栄養情報が食事の選択や摂取量に結びついているかの確認を行う．

c エネルギーおよび栄養素の給与量

一定期間に給与したエネルギーおよび栄養素の給与量を目標量と比較する．その結果，目標量を提供できなかった栄養素についてはその原因を確認する．食品構成と比較して，提供した献立の食品の使用量や頻度を価格と併せて検討する．給与目標量を見直すべきか，献立を見直すべきか，食品構成を見直すべきか，いくつかの可能性があるため，総合的に判断し，どの部分を改善すべきかを明らかにして改善に取り組む．

d 栄養管理報告書を活用した自己チェック

栄養管理の実施は健康増進法に示されていることから，行政が地域の健康づくり対策の一環として給食施設をとらえ，栄養管理の実施水準をチェックすることになる．これは，結果評価のみならず，栄養管理のプロセスを確認することにも重点が置かれている．

そのチェックの手段として，多くの自治体では，栄養管理の基準に沿って，その内容を確認する書式（**栄養管理報告書**）（図2-2）を作成し，年に1〜数回の提出を求めている．給食施設の指導・支援は自治事務であることから，自治体によりその書式は異なる．そのため施設が所在する自治体の細則などを確認する必要がある．栄養管理報告書は自治体に提出するための書類ととらえず，施設の栄養管理の水準を確認する1つの方法ととらえると，定期的に

2. 栄養・食事管理

栄養管理報告書（給食施設）

_____保健所長 殿

施 設 名
所 在 地
管理者名
電話番号

_____年 _____月分　　　　（健康増進法第21条による管理栄養士必置指定　1 有　2 無）

Ⅰ 施設種類	Ⅱ 食事区分別1日平均食数及び食材料費				Ⅲ 給食従事者数			
1 学校		食数及び食材料費				施設側（人）		委託先（人）
2 児童福祉施設 　（保育所以外）		定食（□単一・□選択）		カフェテリア食	その他		常勤	非常勤	常勤	非常勤
3 社会福祉施設	朝 食	食（材・売）	円	食	食	管理栄養士				
4 事業所	昼 食	食（材・売）	円	食	食	栄 養 士				
5 寄宿舎	夕 食	食（材・売）	円	食	食	調 理 師				
6 矯正施設	夜 食	食（材・売）	円	食	食	調理作業員				
7 自衛隊	合 計	食（材・売）	円	食	食	その他				
8 一般給食センター	再 掲	職員食 ____食　喫食率 ____%				合　計				
9 その他（　　）										

Ⅳ 対象者（利用者）の把握

【年1回以上、施設が把握しているもの】
1 対象者（利用者）数の把握　：　□有　　□無
2 身長の把握　　　　　　　　：　□有　　□無
3 体重の把握　　　　　　　　：　□有　　□無
4 BMIなど体格の把握　　　　 ：　□有　　□無
　4-1　肥満者の割合
　____名 ÷____名×100 = ____%　（____年度比____%）
　献立等の肥満者への配慮　：　□有　　□無
　4-2　やせの者の割合
　____名 ÷____名×100 = ____%　（____年度比____%）
　献立等のやせの者への配慮　：　□有　　□無

5　身体活動状況の把握　：　□有　　□無
6　食物アレルギーの把握（健診結果・既往歴含む）
　　：　□有　　□無
7　食物アレルギーへの対応
　　□有（□除去　□代替　□その他（　　　））　□無
8　疾病状況の把握（健診結果）　：　□有　　□無
9　生活習慣の把握（給食以外の食事状況、運動・飲酒・喫煙習慣等）
　　□有　　□無

【利用者に関する把握・調査】該当に印をつけ頻度を記入する
1　食事の摂取量把握
　　□実施している（□全員　□一部）
　　　　　　　　（□毎日　□___回/月　□___回/年）
　　□実施していない
2　嗜好・満足度調査　□実施している　□実施していない
3　その他（　　　　　　　　　　　　　　　　　）

Ⅴ 給食の概要

1 給食の位置づけ	□ 利用者の健康づくり　□ 望ましい食習慣の確立　□ 充分な栄養素の摂取 □ 安価での提供　□ 楽しい食事　□ その他（　　　　）
1-2 健康づくりの一環として給食が機能しているか	□ 十分機能している　□ まだ十分ではない　□ 機能していない　□ わからない
2 給食会議	□ 有（頻度：____回/年）　　　　　　　□ 無
2-2　有の場合	構成委員　□管理者　□管理栄養士・栄養士　□調理師・調理担当者　□給食利用者 □介護・看護担当者　□その他（　　　　　）
3 衛生管理	衛生管理マニュアルの活用　　□有　□無 衛生点検表の活用　　　　　　□有　□無
4 非常時危機管理対策	①食中毒発生時マニュアル　□有　□無 ②災害時マニュアル　　　　□有　□無 ③食品の備蓄　　　　　　　□有　□無 ④他施設との連携　　　　　□有　□無
5 健康管理部門と給食部門との連携 （事業所のみ記入）	□ 有　　□ 無

＊裏面へ⇒

図2-2　栄養管理報告書の書式例
［東京都福祉保健局保健政策部健康推進課, 2014年］

施設名 _____

VI 栄養計画

1	対象別に設定した給与栄養目標量の種類	□ _____ 種類　□ 作成していない
2	給与栄養目標量の設定対象の食事	□ 朝食　□ 昼食　□ 夕食　□ 夜食　□ おやつ
3	給与栄養目標量の設定日	平成　　年　　月
4	給与栄養目標量と給与栄養量（最も提供数の多い給食に関して記入）　対象：年齢 ____ 歳〜____ 歳　性別：□ 男　□ 女　□ 男女共	

	エネルギー (kcal)	たんぱく質 (g)	脂質 (g)	カルシウム (mg)	鉄 (mg)	ビタミン A (μg) (RAE当量)	B1 (mg)	B2 (mg)	C (mg)	食塩相当量 (g)	食物繊維総量 (g)	炭水化物エネルギー比 (%)	脂肪エネルギー比 (%)	たんぱく質エネルギー比 (%)
給与栄養目標量														
給与栄養量（実際）														

5	給与栄養目標量に対する給与栄養量（実際）の内容確認及び評価	□ 実施している（□ 毎月　□ 報告月のみ）　□ 実施していない

VII 栄養・健康情報提供　□ 有　□ 無 （有の場合は下記にチェック）

- □ 栄養成分表示　□ 献立表の提供　□ 卓上メモ
- □ ポスターの掲示　□ 給食たより等の配布　□ 実物展示
- □ 給食時の訪問　□ 健康に配慮したメニュー提示
- □ 推奨組合せ例の提示　□ その他（　　　　　　）

VIII 栄養指導　□ 有　□ 無 （有の場合は下記に記入）

	実施内容	実施数
個別		延　　人
		延　　人
		延　　人
		延　　人
集団		回　　人
		回　　人
		回　　人

IX 課題と評価　□ 有　□ 無 （有の場合は下記に記入）

（栄養課題）

（栄養課題に対する取組）

（施設の自己評価）

X 東京都の栄養関連施策項目 （最も提供数の多い給食に対して記入）

（VI-4の食事について記入）	目標量	提供量
野菜の一人当たりの提供量（□ 1食　□ 1日）	g	g
果物の一人当たりの提供量（□ 1食　□ 1日）	g	g

XI 委託　□ 有　□ 無 （有の場合は下記に記入）

名称	
電話	FAX
委託内容：□ 献立作成　□ 発注　□ 調理　□ 盛付　□ 配膳　□ 食器洗浄　□ その他（　　　　）	
委託契約内容の書類整備：□ 有　□ 無	

責任者と作成者

施設側責任者　役職	氏名
作成者　所属	氏名
電話	FAX
職種：□ 管理栄養士　□ 栄養士　□ 調理師　□ その他（　　　　）	

保健所記入欄	特定給食施設・その他の施設 （施設番号　　　　）

（図2-2 つづき）

同じ書式で内容を確認し，自己改善の課題を見つけ，その改善状況を確認することにつなげることができる．

e 改善活動

栄養・食事管理の評価の結果，目標が達成できなかった場合にはその原因を調べ，改善し，次の計画に結びつける．栄養・食事管理は単独ではなく，品質管理，生産管理と密接な関係をもっていることから，他の管理活動とも連動させて改善に結びつける．そのためには組織的な活動が必要である．

❹ 栄養・食事計画の事例

a 事業所給食施設の事例

オフィス，昼食の提供（週5日），提供できる食事の種類数は定食3種類程度．

STEP1　給食の役割の確認

当該オフィス社員の健康管理の一環として給食を位置づけ，社員が給食により適正な食事を摂取でき，かつ食生活に関する知識や態度を良好にできるようにする．

STEP2　アセスメント1

性・年齢・身体活動レベル別の人員構成の把握（**表 2-7**）．

STEP3　アセスメント2

当該オフィス社員の健康状態の把握（**表 2-8**，**表 2-9**）．

STEP4　アセスメント3

- 給食の選択状況：揚げ物が人気，魚料理より肉料理を選択する⇒ 出食数より確認．
- 食に関する知識：自分にとって適正な量がわからない人が70%⇒ 健康診断時に確認．

STEP5　栄養管理の目標設定

①メタボリックシンドローム該当者の割合を減少させる．
②BMI 18.5 kg/m^2 以上 25 kg/m^2 未満の人の割合が多くなるようにする．
③自分にとっての適正な食事量がわかる人を増加させる．

STEP6　給与栄養目標量の設定

性・年齢・身体活動レベル別の人員構成に基づき計画を立てる．個人別の体重などはわからないため，「日本人の食事摂取基準」の参照体位と想定してエネルギー量を設定する．

表 2-10 より，対象集団の1日あたりのエネルギー摂取量の分布を確認すると1,650〜2,650 kcal の範囲にある．昼食1回分を1日の35%相当量とする（**表 2-11**）．

食事計画上は100 kcal 単位で数値を丸める．

1,650〜2,650 kcal の範囲に10段階のエネルギー摂取量が設定されているが，昼食1回あたりにすると100 kcal 単位で数値を丸めるため600，700，800，900 kcal の4種類に集約させる．昼食の場合，4種類の基準を設定することで適正な摂取量の選択が可能となる．しかし，エネルギー消費量の個人内の変動や献立上のエネルギー量の変動を考慮し，150 kcal 程度の範囲で給与エネルギー目標量を設定する（**表 2-12**，**表 2-13**）．

表2-7 性・年齢・身体活動レベル別人員構成表

(人)

身体活動レベル	低い（Ⅰ）		ふつう（Ⅱ）	
性別	男性	女性	男性	女性
18〜29歳		20	150	30
30〜49歳	180	120	240	55
50〜69歳	180	5	110	
小計	360	145	500	85
合計	1,090			

表2-8 BMI別割合

(%)

BMI	男性	女性
18.5 kg/m² 未満	3	10
18.5 kg/m² 以上 25 kg/m² 未満	70	85
25 kg/m² 以上	27	5

表2-9 メタボリックシンドローム該当者の割合

(%)

メタボリックシンドローム該当者	30
ウエスト周囲径 85 cm 以上の男性	35
ウエスト周囲径 90 cm 以上の女性	10

表2-10 推定エネルギー摂取量の分布

(kcal/日)

身体活動レベル	低い（Ⅰ）		ふつう（Ⅱ）	
性別	男性	女性	男性	女性
18〜29歳	2,300	1,650	2,650	1,950
30〜49歳	2,300	1,750	2,650	2,000
50〜69歳	2,100	1,650	2,450	1,900

表2-11 昼食1回分のエネルギー分布

1日あたりのエネルギー階級 (kcal/日)	昼食（1日の約35％） (kcal/回)	丸め値 (kcal/回)	対象人数 (人)	対象人数 (人)
1,650	578	600	25	145
1,700	595	600	0	
1,750	613	600	120	
1,900	665	700	0	265
1,950	683	700	30	
2,000	700	700	55	
2,100	735	700	180	
2,250	788	800	0	290
2,300	805	800	180	
2,450	840	800	110	
2,650	928	900	390	390

昼食は1日のエネルギーの約35％と設定した場合.

STEP7 献立作成基準の作成

3種類のパターンが組み合わせられるようにする.

主食，主菜，副菜，汁，果物・デザートの分類の中から組み合わせる．提供する料理の種類数を決定し，その中の組み合わせでモデル献立として3パターンが提示できるようにする．期間献立内の出現頻度と1回あたりのおよその純使用量を決定する．純使用量の決定については，各種ガイドラインなどを参考にする．ここでは「食事バランスガイド」を基準として考える（**表2-14, 表2-15**）.

表 2-12 給与エネルギーの基準

給与エネルギーの基準	対象者の特性
600 kcal	身体活動レベルⅠの女性
750 kcal（700・800 kcal に対応）	身体活動レベルⅡの女性, 身体活動レベルⅠの男性, 50 歳以上のレベルⅡの男性
900 kcal	20〜40 歳代の身体活動レベルⅡの男性

表 2-13 給与栄養目標量

	ヘルシーランチ	バランスランチ	パワーランチ
エネルギー(kcal)	600	750	900
%たんぱく質(%)	15（10〜20）	15（10〜20）	15（10〜20）
たんぱく質(g)	23	28	34
%脂質(%)	25（20〜30）	25（20〜30）	25（20〜30）
脂質(g)	17	21	25
%炭水化物(%)	60（50〜70）	60（50〜70）	60（50〜70）
炭水化物(g)	90	113	135
ビタミン A(μgRAE)	245	210 を下回らず, 950 未満	210 を下回らず, 950 未満
ビタミン B_1(mg)	0.32	0.41	0.49
ビタミン B_2(mg)	0.36	0.45	0.54
ビタミン C(mg)	35	35	35
カルシウム(mg)	195 を下回らず 230 以上を目指す	230 を下回らず 280 以上を目指す	230 を下回らず 280 以上を目指す
鉄(mg)	3.0 を下回らず, 3.7 以上を目指す	3.0 を下回らず, 3.7 以上を目指す	3.0 を下回らず, 3.7 以上を目指す
食物繊維(g)	6 以上	7 以上	7 以上
食塩相当量(g)	2.5 未満を目指す	2.8 未満を目指す	3.0 未満を目指す
献立の特徴	主に女性中心の献立, 身体活動レベルが低く, 年齢の高い男性も含む	しっかり食べたい女性と年齢の高い男性向けの献立	若い男性および, 身体活動レベルの高い男性中心の献立

表 2-14 献立作成基準

料理区分	栄養素	基準	食品	量	頻度(回数)
主食 3 種類	炭水化物	炭水化物エネルギー比約 40%	飯 L 飯 M 飯 S	250 g 200 g 150 g	毎日 毎日 毎日
主菜 3 種類	たんぱく質	1 皿たんぱく質 6〜18 g 程度	豚肉 鶏肉 牛肉 魚 豆腐 卵	50〜100 g 1/2 丁 1〜2 個	2 回/週 2 回/週 1 回/週 毎日 3 回/週 2 回/週
副菜 付け合わせを別に 3 種類	ビタミン・ミネラル	野菜・芋・海藻 小鉢は野菜 70 g	淡色野菜 緑黄色野菜	80 g 40 g	毎日 毎日
汁物 2 種類		野菜・芋・海藻			毎日
果物・デザート 適宜	ビタミン C カルシウム	果物 牛乳・乳製品	果物 牛乳・ヨーグルト	50 g 50 g	適宜

表2-15 料理の組み合わせの基準

		600 kcal	750 kcal	900 kcal
主食	飯	150 g(S) 1.5 SV	200 g(M) 2 SV	250 g(L) 2.5 SV
主菜		1.5〜2 SV		2〜3 SV
副菜	小鉢	1〜2 SV		
	付け合わせ・主菜・汁に含まれるもの	1 SV		

練習問題

1. 以下の説明文について，正しいものには○，誤っているものには×をつけなさい．
(1) 給食施設における栄養・食事管理はPDCAサイクルによって実施する．
(2) 利用者のアセスメントを行う必要はなく，食事摂取基準を用いて栄養計画を行う．
(3) 栄養管理の評価の対象は提供した食事である．
(4) 利用者のエネルギー摂取量の適否は，体重ないしはBMIで評価する．
(5) 食事計画の際は，食事摂取基準で策定されたすべての栄養素を考慮する．
(6) 提供する食事の栄養成分表示を行うことは栄養管理の一部である．
(7) 献立作成基準とは食品構成のことである．
(8) 献立は，調理従事者の嗜好に合わせ計画する．
(9) 栄養・食事管理の実施状況のモニタリングは摂取状況によって行うことができる．
(10) 給与栄養量の予定と実施の変動要因として調理中の重量変化がある．

2. 以下の状況において，責任者である店長（管理栄養士）が改善計画を行うための最初の取り組みとして最も適切なものを1つ選びなさい．
　A給食会社の管理栄養士である．B企業のCオフィスと食単価契約方式で給食運営を受託しており，Cオフィスに管理栄養士かつ店長として配属されている．Cオフィスの在籍者数は1,000名，昼食の利用者率は50％である．カフェテリア方式で複数の主菜・副菜，麺類など，多様なメニューを提供している．健康診断の結果，BMI 25 kg/m² 以上の者の割合が28％と高かった．健康管理部門から肥満改善について食堂への協力要請があった．

(1) 健康管理部門に詳細な情報と要望を再確認する．
(2) 揚げ物料理や肉料理の提供頻度を減らす．
(3) 給与エネルギー量を下げる．
(4) 肥満者の食堂利用状況を調査する．
(5) メタボリックシンドローム予防に関する健康イベントの開催を提案する．

ディスカッションテーマ

練習問題2．で選択した解答の具体的な内容の検討を含め，選択理由について話し合ってみましょう．

3 給食の運営

　給食の運営は,「一定の品質と数量の製品(給食)を所定の期日までに生産するため人的労力,機械設備,材料などを経済的に運用させること」である.

　生産の機能は,設計,調達,作業に大別され,生産活動の構成要素は,人(man),機械(machine),材料(material)である.給食に適用すれば,給食の管理者・調理従事者(人),施設設備(機械)と食品(材料)であり,栄養・食事計画(品質設計)に基づき,食材料を購入(調達)し,調理して一定の品質の食事を調整し,喫食時刻に配食サービスを行う一連の活動である.

　給食施設では,利用者のQOLを保持し,利用者が満足する栄養管理基準に沿った製品としての食事を経済的に生産することが必要となる.

A 給食運営の全体像

学習目標

❶ 給食施設における生産管理の全体像を理解しよう.

　給食施設における給食の運営は,利用者にとって有用な食事を提供することである.給食運営に不可欠な要素として以下のものが考えられる.

①調理を行う施設・設備の計画,整備と運用
②質の高い労働力の確保と教育
③食品(食材料)の購入システム,食材料の保管
④衛生的に安全な調理工程
⑤食事の品質を保持し,衛生的な配膳・配食サービス

　さらに,給食の運営とは,要求される品質の食事であって,適切な量を適切な時刻に経済的に提供するために生産工程をマネジメント,コントロールし,効率的に運用するための一連の活動である.

　給食施設で提供される食事は,利用者が特定されているがゆえに日々変化に富んだ料理が要求されることから,調理工程が複雑であり,その管理は品

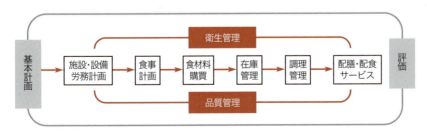

図3-1 給食施設における生産管理の範囲

質および生産効率にとってきわめて重要である.

給食の運営の範囲は,給食にかかわるすべての活動に関与するものであるが,ここでは主として食材料,調理,配膳・配食サービスおよび品質,衛生管理について整理する(図 3-1).

B 給食の運営計画

学習目標

❶ 給食施設の給食運営にかかわる基本的な考え方を理解しよう.

運営計画は,経営基本計画で提示される**生産目標を達成する**ために製品の具体的な**生産工程を計画する**ことである.生産目標として求められる製品の品質,量,納期,価格的条件を充足する,経済的,効率的な生産活動を計画しなければならない.すなわち,資材に加工する労力を投入し,**顧客が求める品質の製品**に変換する工程を**安全で安く,早く,正確**に行えるよう計画することである.

●運営計画

給食施設での製品とは食事であり,顧客は食事の利用者(喫食者),資材は食品,納期は喫食時刻である.加工する労力は調理従事者であり,求められる品質には料理のボリューム,おいしさ,サービスの内容が含まれる.

計画の範囲を投入要素の計画,変換工程の計画,産出の製品計画およびサービスの計画に区分して整理する.実際的な流れとしては産出要素の計画に応じて投入要素および変換工程の計画が策定される(図 3-2).

❶ 給食運営計画の基本的な考え方

利用者の栄養管理とニーズに対応した食事提供を目的として計画する

計画については施設の規模,設備の状況等により大きく異なるが,ここで

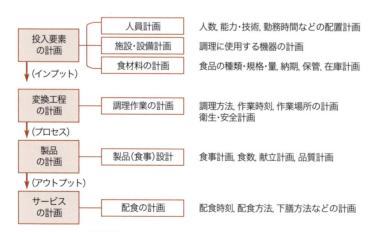

図 3-2 給食施設における生産計画の範囲

目標(生産規模)の明確性	食事の種類, 食数, 予定価格
生産情報の収集と活用	関係法規, 機器, 食品の製品情報
生産・提供システムの設定	クックサーブ, クックチルからクックフリーズ等の新調理システム, 配膳方法
生産業務の抽出と整理	個別の業務の作業量：時間, 人数
施設・設備の稼働能力	機器類の単位時間あたりの処理量
稼働労働力の整理	従業員の人数, 技術
標準的な生産能力・費用	資料を統合し生産規模および標準的生産費用を算出評価する

図 3-3 給食施設における生産計画の要素

は基本的事項を整理しておく（図 3-3）．

1) **生産計画とは，施設の経営方針に沿って目標を効率的に達成するためのものである**

2) **生産規模（食事の種類，食数，時刻，配膳形態，予定価格）を明確にする**

　食数や定食，選択食などの種類および喫食時刻等は生産計画の基礎となるものであり，状況を分析し明確にしておくことが大切である．

3) **給食の運営に有用な情報収集・解析のためのシステムを整理する**

　関係する法規，賃金の動向，食品の価格調査，安全情報，調理法など常に最新の資料を集めて利用できるシステムを整えておくことが大切である．

4) **基本的な生産・提供システムの計画**

　給食施設での生産・提供システムとしては，コンベンショナルシステムの**クックサーブシステム**（調理後約 2 時間以内に喫食，調理場所と喫食場所が近い），レディフードシステムとしての**クックチルシステム，クックフリーズシステム**（調理後低温または冷凍保存，再加熱提供する）および**真空調理システム**等が考えられる．また，これらの組み合わせにより多様な生産・提供システムが組まれる（☞ p 66）．

　部分的ではあるが，食材料の選択において加工度の違いが生産計画に大きく影響する．たとえば，カット野菜の導入によって食材料価格は上がるが，調理作業量の減少，厨芥の廃棄や下水処理の負担の軽減などが考えられる．

　システムの選択は生産計画の大きな要であり，総合的に考慮しなければならない．いずれにしても**安全性が保障**されて利用者の**ニーズを効率的に満足**させるためのシステムを設定することが優先である．

　これらは一般には，新たな施設の立ち上げや設備の大規模改修の際に検討することである．稼働している施設においては，すでに設定されているシステムをよく理解し，目標や生産計画とシステムとの間に無理や無駄がないか，検討することが求められる．

5) **生産にかかわる業務を抽出し，実績などから業務量を標準化し，整理する**

　予想される業務を献立，食材料の調達，検収，保管，下調理，主調理，配

膳・配食，機器類の洗浄，清掃業務および安全・衛生管理業務などに大別して整理し，さらに個別の業務における作業量(時間，人数)を定型書式として整理しておく．これは，献立作成業務の有効な資料であり，作業指示書の作成根拠としても重要である．

6) **施設・設備の稼働能力および労働力(人数，技術)を整理する**
　機器類の稼働能力は単位時間あたりの処理量を作業別に整理しておく．

7) **標準的な1日のタイムテーブルを想定し，標準的な生産能力を提示する**
　個別の業務から積算した標準的な生産能力から基本計画の生産目標を評価しておくことが大切である．生産目標に対して生産能力は少しのゆとりをもつことが望ましい．

8) **献立を基礎として個別の生産計画を策定する**
　生産管理の目的を理解し，2)から6)で整理された資料を根拠に発注，調理，サービスの個別計画を策定し，相互の連携を確認しておく．

❷ 給食運営における生産管理 (☞ p 65)

生産管理は，全工程を最適化する

　従来，調理作業は経験と勘に頼る複雑な作業としてとらえられがちであった．とくに給食施設での調理は，日々変化の富んだ献立に対応することが要求され，多種多様の料理をつくるために，給食施設特有の熟練した調理技術が必要とされてきた．熟練した技術は品質管理，衛生管理の側面からも重要な要素であり，今後も技術の向上を図るべく対策は講じていかなければならない．同時に高度な技術を適正に活用する管理方法も必要である．

　生産管理は，「適正に準備した材料」を用い，「適正に管理された施設・設備」において「標準的な調理技術を担保された従業員」が「献立に指示される料理」を「適正な時刻」に「利用者が満足するサービス」として提供できるようにすることである．　　　　　　　　　　　　　　●生産管理

　提供する食事は「利用者の栄養の管理」「適正な品質」「衛生的安全性」が保障されていなければならない．さらに経済的側面から個々の作業において**費用対効果**(対費用効果)を考慮しなければならない．

　給食原価に占める人件費(労務費)の割合は高く，労働生産性を追求するうえで，人件費を重視することは生産管理において重要なことである．熟練した調理技術者の賃金は高く設定される．このことから業務を各要素に分解，標準化することによって単純作業に転換し，高度な技術を必要とする調理業務を限定するとともに単純作業は機械化を図るなどの合理化を推進することが重要になる．

❸ 給食の労務計画 (☞ p 163)

生産計画達成に向け，採用，教育，福利厚生を含めた労務計画を策定する

　給食の運営にとって労働力の確保は，給食原価および給食の品質などの側

面に大きく影響するため，労務計画はきわめて重要な業務である．
　労務計画の基礎になる要素は，生産計画であり，施設・設備の状況，給食の形態，食材料調達，調理工程，配食サービスの状況によって大きく異なる．
　労務計画は以下の手順で行う．

●労務計画

> ①給食運営の業務区分別に，標準的な業務量を時間帯別に抽出し，それぞれの業務に必要な作業能力と人員を割り当て所要人員を算出する．
> ②所要人員を確保するには，財務計画に提示する人件費の範囲で多様な雇用形態を活用し，効率的な労務計画を策定する．

　具体的には，時間帯別の最小人員をフルタイム（8時間勤務）として，盛りつけ，配食サービスなどの最大人員となる時間帯にはパートタイマー（短時間労働者）によって人員を確保することが人件費を効率的に執行することにつながる．

C 食品の流通と購買管理（食材料の調達，保管）

学習目標

❶ 給食施設の食材料管理にかかわる一連の作業工程を理解しよう．

❶ 食材料管理の目標と意義（図3-4）

食材料管理は給食経営管理の要であり，総合的な判断が求められる

　給食原価に占める食材料費の割合は一般的に40～50％といわれており，食材料の品質は直接的に食事のおいしさにつながり，食品衛生上の安全性を確保する観点からも慎重に取り扱われなければならない．たとえば，切さい加工された野菜（カット野菜）は購入価格が高いが，人件費を中心とした生産工程における経費節減が考えられる．食材料は，施設・設備の状況，労務計画および衛生的配慮などさまざまな条件に影響を及ぼす．したがって食材料管理には，献立，作業工程，衛生管理，人件費，食材料費および利用者の満足度など給食システムの総合的観点からの検討が必要である．

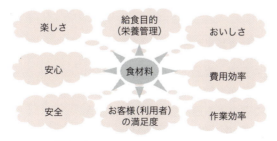

図3-4　給食における食材料の役割

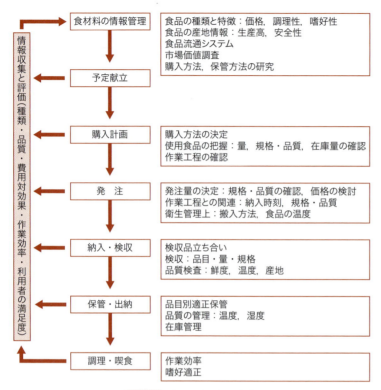

図 3-5 食材料管理の範囲

　食材料管理の目標は，給食システムの中で利用者に満足してもらえる食事を提供するために作業効率，費用効率および安全性をふまえて，品質のよい食材料を適正な価格で適正量を，適時に調達し，適正に保管し，適正に出納することである．そのためには，食品の種類，品質，価格などの情報管理，食品の種類と作業工程，保管による品質劣化および保管設備などの費用，食品の種類と利用者の嗜好等について調査研究を持続的に行い業務に反映させることが必要である．

　食材料管理の意義は，食材料の購買，出納などの管理を通して，高いレベルの費用・作業効率および利用者の満足度を向上させて給食の経営に大きく貢献することである（図3-5）．

●食材料管理

❷ 食品の開発・流通

> 経営的に適正な費用で食品を購入するために重要なこととは

　給食で利用する食品は，生産や加工技術の発達，流通・保管技術の発展および輸入の状況の変化等により，流通する種類が増加している．これに加えて，生産技術や産地による特徴づけを行うことによる商品価値を高める動きもあり，質の多様化が進んでいる．また，消費者の食に対する安全，安心，環境への配慮など食意識の変化もあってさまざまな付加価値を包含した価格

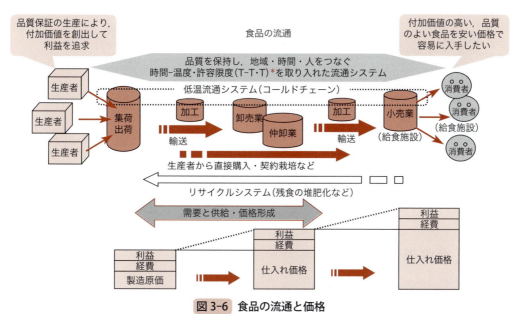

図 3-6 食品の流通と価格

＊時間−温度・許容限度（T-T・T：time-temperature tolerance）：食品の品質を劣化させずに保管できる期間と保存温度との間には，個々の食品ごとに一定の関係があること［日本給食経営管理学会（監）：給食経営管理用語辞典，第 2 版，第一出版，p61, 2015 による］

形成が進んでいる．たとえば「生産者の顔が見える野菜」に安全・安心の付加価値を見出す消費者，地域特産品や有機栽培に関心を示す消費者など，同じ食品であっても差別化が進み，それに応じた価格形成がなされている．

また，生産から加工，流通，販売を経て消費者に届くまでの履歴の追跡を可能とする**トレーサビリティ**（traceability）システムの取り組みなどが進められている．

●トレーサビリティ

食品の流通には生産者，集荷業者，卸売・仲卸業者，卸問屋，小売業者など食品によってさまざまな機構をもっており，中間業者の介在が多くなるほど流通経費がかさみ食材料価格は高くなる（図 3-6）．1 つの食品の購入量が多い場合は，生産者や卸売業者から購入することで，流通機構を簡略化でき，食品を安価に購入することができる．一方，多種類の食品を少量ずつ購入する場合は，小売業者を活用することになる．食品の入手には流通機構のどの段階で購入するかが経営的に適正な費用での購入計画の決め手になる．

利用者のニーズに応じて食品の質を選択するという意味で，食品の選択および購入方法の選択が，給食の新しい付加価値を見出す 1 つの方法になってきている．積極的に食品の情報を収集し，顧客満足度の向上を目途とした新しい食品の給食への適用を図ることも大切である．

> **コラム　トレーサビリティ**
>
> 　食品の生産段階から最終の消費段階まで追跡可能なシステムをいう．現在日本では牛肉と米・加工品について，法律によって制度化されている．消費者は，生産から消費までの流通過程を明示されることにより，安心して食品を利用できる．「大量調理施設衛生管理マニュアル」では，品名，仕入元，生産者，ロットが確認できる情報を記録することで，給食に利用する食材料の追跡可能性を求めている．

❸ 購買方針と検収手法

> 食材料は，適時・適量な購入方針で，契約・発注，検収，保管，在庫管理する

　給食で用いる食品の種類および取り扱い量は多く，種類によって取り扱い業者や価格特性が異なり，保管・保存性および作業特性が少しずつ異なる．したがって，食品の流通形態，保存期間および用途などから食品を分類して管理することが効率的である．

a 食材料の種類
1) 生鮮食品
　時間経過に伴い品質劣化の進みやすい食品であり，基本的には入荷即日消費をする食品で，適切な温度，湿度による保管を必要とする．また，食中毒などの原因となりやすいことから食品衛生上の配慮が重要である．

　生鮮食品は季節や天候により価格の変動および品質の差が大きく，安定供給が確保できない可能性もあることから産地や生産量，価格の情報をもとに購入の計画を立てる．

> - パン，生麺：製造後の時間経過とともにおいしさの低下をきたす．
> - 豆腐，油揚げ：低温で保管，衛生的配慮が必要である．
> - 葉菜類，果物：低温で適切な湿度を保持して保管する．規格，品質の格差に留意しなければならない．
> - 魚介，魚加工品：生鮮魚介は5℃以下の低温で保管．二次汚染を含めて衛生的事故防止への配慮が重要である．
> - 肉，肉加工品：10℃以下で保管．二次汚染を含めて衛生的事故防止への配慮が重要である．
> - 牛乳，乳製品：低温を保持．

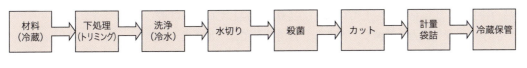

図 3-7 カット野菜の生産工程表

2) **カット野菜（料理形態に合わせて切り込みを行った状態で流通する野菜）**
   （図 3-7）

　カット野菜は生鮮食品に区分される．野菜の廃棄部分の処理，洗浄，切り込みの工程を終えて給食施設に納入される．カット野菜の製造工程では，洗浄工程の管理による異物除去，金属探知機による異物混入検査などにより異物混入の防止，作業所内の空気清浄化および低温保持，作業員の肌を出さない衣服の着用，低温水の使用など衛生管理上の配慮が行われている．

　また，袋詰後の脱気により冷蔵効率をよくし，容量を減少させて輸送コストの削減を図るなどの工夫がされているが，購入後速やかに消費することが必要である．

　カット野菜の利点として機械化の促進，生ごみ・廃水処理の効率化，人件費の縮小など野菜の切り込みの作業を集約化することによる効果がある．

　このように原材料を加工するための費用が加算されることから野菜の購入価格は高くなるので，カット野菜の導入には，施設の人員配置，設備の使用状況などの総合的な費用対効果を検討しておくことが重要である．

3) **貯蔵食品**

　短期間の保存であれば大きな品質劣化をきたさない食品である．根菜類などは作業効率，保管費用に配慮し，まとめ買いによる効率化の余地がある．

　米類，豆類，乾燥品，缶詰，瓶詰などは長期間保存が可能で使用頻度が高く，一定期間の使用量が多いことが特徴である．これらの食品は，過剰在庫に注意し，先入先出しを遵守し適切な在庫管理を前提にして，計画的購入により作業および費用の効率化を図ることが重要である．

4) **冷凍食品**

　冷凍食品は，前処理を施し，品温が−18℃以下になるよう急速凍結し，通常，そのまま消費者に販売されることを目的として包装されたもの（日本冷凍食品協会）である．急速冷凍など技術の進展，さまざまな利用状況に対応した商品の開発および商品の流通システムの改善などが進み，品質の向上が図られて種類も豊富になり，利用しやすくなっている．

　冷凍食品を大別すると，**素材食品**と**調理食品**に分けられる．素材食品は魚介類，野菜類，果実類および肉類の食品にみられ，さまざまな料理に対応するために各種の形状に加工されて流通している．調理食品には，加熱，調味操作を加えることを前提としたものと調味済みの食品がある．肉・魚介類のフライ，コロッケ，ハンバーグ，シューマイ，卵製品および米飯類や麺類も多くの種類が流通している．

冷凍食品の特長は，①価格が安定している．②品質が安定している．③貯蔵性が高い．④下調理の労力の節減などがある．短所としては，加工費が加わり価格が高く，冷凍設備を要する．なお，解凍の方法によって仕上がりの状態に大きく影響するので最適な解凍方法を選択する必要がある．

冷凍食品の特性をふまえて人件費，食材料費および料理の質，おいしさなどに配慮しながら献立に活用することが必要である．

b 食材料の購入方針

給食における食材料の購入は，給食原価に対して占める割合が大きく，種類も多く，調理作業との関連から適時に適量の食材料を揃えられるよう正確に行わなければならない．

1) 食材料購入の基礎的情報

献立に対応した食材料の適正な購入のために，多くの情報を収集して活用できるよう整理しておくことが必要である．

a) 食品の出回り期

従来，野菜などの生鮮食品は，出回り期（最盛期）と端境期*が顕著にみられたが，最近ではビニールハウスなどの栽培技術の進歩，最盛期の異なる産地をつなぐ貯蔵・流通システムの発達，端境期の輸入による供給などによって多くのものが年間を通じて安定供給されるようになってきた．その一例として，たまねぎの流通を見ると，月に1万トン前後が安定的に流通しているが，月により産地が異なっていることがわかる（表3-1）．概して最盛期の食品は品質がよく，価格が安い傾向にあり，時期により産地および出回り状況を確認して品質のよい食品を適正な価格で購入するよう計画すべきである（図3-8）．

b) 食材料の種類と価格の調査

日常利用する食材料の価格は，卸売市場の価格を調査し，納入価格と比較研究をして納入業者と情報を共有することによって適正な価格の運用に留意する．給食に利用可能な新しい食品の開発・流通情報を日頃より収集してメニューへの対応範囲を広げておくことが大切である．担当者が直接店頭へ出かけて販売されている食品の状況を確認することも大切な情報収集の方法で

*端境期（はざかいき） 食品の出回り期が過ぎて次の出回り期までの期間のこと．

表3-1 食材料の月別，産地別流通状況（たまねぎの産地別取扱量）

	平成28年度年間	数量(%)	価格(円/kg)	平成28年5月	数量(%)	価格(円/kg)	平成28年8月	数量(%)	価格(円/kg)	平成28年11月	数量(%)	価格(円/kg)	平成29年2月	数量(%)	価格(円/kg)
1	北海道	65.2	94	佐賀県	45.9	78	北海道	57.9	164	北海道	96.1	73	北海道	82.7	84
2	佐賀県	10.5	99	北海道	15.7	95	兵庫県	21.4	237	中国	3.2	67	静岡県	13.1	212
3	兵庫県	6.7	198	兵庫県	13.1	124	中国	13.8	88	兵庫県	0.4	273	中国	1.8	95
4	中国	4.3	85	千葉県	8.5	80	佐賀県	1.0	184	佐賀県	0.1	247	長崎県	1.2	218
5	静岡県	3.0	216	香川県	4.1	127	群馬県	0.9	173	米国	0.1	100	愛知県	0.6	255
総数量（千トン）	130.3			11.7			9.6			10.7			11.7		
平均価格			110			93			170			74			104

［東京都中央卸売市場　産地別品目別取扱実績：2016（平成28）年度を参考に筆者作成］

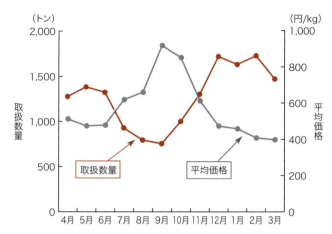

図 3-8　食品の流通量と価格（ほうれん草の取引状況）
［東京都中央卸売市場　品目別取扱実績：2016（平成28）年度を参考に筆者作成］

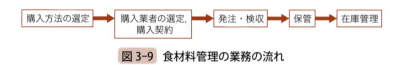

図 3-9　食材料管理の業務の流れ

ある．

　野菜などの生鮮食品は，天候との関連で生産量および価格に大きな変動をもたらす．また，お盆やお祭りなど生産地の行事によって，特定の時期に出荷量が低減する場合や特定の食品の価格が高騰する場合もある．このような現象を把握して代替食材料あるいはメニューの調整などを図ることは食材料費の適正な運用に不可欠である（図 3-8）．

c 食材料管理の業務の流れ（図 3-9）
1) 購入方法の選定

　購入方法は，給食施設の規模によるが，小規模施設では小売業者の利用が多く，大規模施設では卸売業者，仲卸業者あるいは生産者など範囲は広がる．一般的に生産者に近いほど価格は安いが購入のための人手，時間，輸送費あるいは保管設備などを検討する必要がある．これらの経費を考慮して有利な購入先を選定する．

①**産地購入**：生産者あるいは集荷業者から直接購入する．中間の流通業者を省くことになり価格は安くなるが，少量では利用しにくい．なお，学校給食などで取り組まれている地産地消では，同一品目の使用量が多いために生産者からの直接購入がむずかしく，食品の調達量に合わせて学年別に献立を変更するなどの配慮が必要である．また産地ごとに品目が限定される．

②**卸売業者・仲卸業者からの購入**：大きな規模の給食業者の場合には，仲卸業者あるいは売買参加者として許認可を受けて卸売業者から，セリや相対取引などにより直接購入する例もある．立地条件が整う場合には，買出人

として市場内に設置された仲卸店舗で購入する．小売業者を通さないことから，購入価格は安くなる可能性が高い．

③**小売店の店頭購入**：食品を確認できる利点があるが，流通の最終段階での購入であり価格は高くなっている．また，まとまった量を予定どおり購入できない場合もある．

④**カミサリーシステム**：給食施設が共同で流通センターを設置して食材料の調達，購入，保管，配送を一括管理する方式．食材料の取り扱い量が大量になるため流通段階を省略して経費を節減し，食材料購入を合理化したもの．

2) 購入業者の選定

具体的な購入業者の選定には次のような条件を考慮して信頼のおける業者を選定する．

- 必要な食材料（規格，数量，品質）の種類を揃えている．
- 立地条件がよく，必要な時刻に納品できる．
- 保証された品質で適正価格である．
- 経営内容，販売実績など社会的信用が高い．
- 店舗や食品の取り扱い，従業員の教育を含めて衛生管理がよい．

3) 購入契約の方法

食材料の購入契約は，食材料の種類，使用量，使用頻度および施設の立地条件に合った方法を選定する（☞ p 155）．

4) 発注の方法

発注とは，予定献立表に基づいて発注量を決定し，業者に注文することである．発注量は，予定献立表の1人あたりの純使用量に予定食数を乗じて算出する．調理過程で廃棄部分がある食材料については，純使用量に廃棄量を加算して使用量を算出し発注する．また，発注量は，各食材料の取引単位などを考慮して決定する．

a) 発注量の算出方法

①**廃棄部分がある食材料の場合**

- 発注量＝（予定献立表の1人あたりの純使用量÷可食部率）× 100 ×予定食数
  ※可食部率＝100 －廃棄率
  ［発注係数（倉出し係数）を用いた場合の計算式（**表 3-2**）］
- 発注量＝予定献立表の1人あたりの純使用量×発注係数×予定食数
  ※発注係数＝（1 ÷可食部率）× 100

②**廃棄部分がない食材料の場合**

発注量＝予定献立表の1人あたりの純使用量×予定食数

表 3-2 発注係数（倉出し係数）

廃棄率(%)	0	5	10	20	30
発注係数	1.00	1.05	1.11	1.25	1.43

なお，貯蔵食品の発注量は，在庫下限値に近づいた時点で在庫上限値を満たす数量を発注量とする．
- **廃棄率**：食品の調理過程で廃棄される量の原食品に対する割合．通常は「日本食品標準成分表」に標準廃棄率が示されているが，給食施設の設備あるいは料理によって廃棄率は異なり，食品によっては使用する時期の品質の差が廃棄率を大きく変動させる場合もあることから，施設での廃棄率を設定しておくことが効率的かつ品質管理上重要である．
- **在庫下限値(量)**：発注して納品されるまでの期間の使用量を保証できる在庫量をいう．
- **在庫上限値(量)***：保存期間中の品質劣化，保管スペース，資金運用の側面から合理的な最大の在庫量をいう．

＊**在庫上限値(量)** 貯蔵食品は大量購入の有利性を生かし，まとめて購入することが合理的である．

b) 発注手法

発注の手法としては伝票，ファクシミリ，電話，店頭直接注文などの手法がとられている．

伝票方式は必要事項(食品名，規格，数量，納品日時，仕様)を記入して業者に渡す方式であり，発注書・納品書・請求書の3枚複写の用紙で利用するなど合理的な手法として一般的に使われてきた．

電話による発注は，聞き違いなどによる注文ミスが起きやすい．

コンピュータが導入されている施設ではE-mailによる手法もシステム化されて利用されている．

5) 検収の方法

検収は，納品時に発注伝票と納品伝票および納品された食品とを照合して規格，数量，品質(鮮度，品温など)を確認して適正に保管することである．品質の確認には，搬送中の状況を含めて確認することが必要であり，五感に依存する色，つや，におい，硬さの評価に加えて**放射温度計**を用いて測定し記録する．「**大量調理施設衛生管理マニュアル**」では，原材料の納入に際しては**調理従事者等が必ず立ち会い**，品質等の点検を行い，その結果を記録することを求めている．

6) 保　管

検収した食材料は，使用時までの品質保持，衛生的安全性の確保のため食品ごとの保管条件に合わせて専用の保管容器やコンテナに移して適切に保管する．

保管温度は，「魚介類は5℃以下」のように「大量調理施設衛生管理マニュアル」に例示された**衛生管理基準**に適合するほかに，食品の特性に応じた保管方法により品質劣化を極力押さえることが必要である．

7) 在庫管理

在庫管理の目的は，衛生的安全性の確保，作業効率，食材料費の有効活用にある．保管スペースの整理整頓と清潔を保持して，食品の出入庫を容易にすることが大切である．

生鮮食品は**即日調理***が原則なので，出庫時に保管スペースは空き状態になり，清潔を保持することに留意すれば在庫管理は容易である．

＊**即日調理** 食品が納品された当日に調理を行うこと．

貯蔵食品は，使用量，使用頻度が異なる多種多様の食品を常に保存しておくことが必要であり，作業効率，食材料費の効率的運用の関連において在庫管理が重要である．

- 食品庫は，温度，湿度および換気を最良の状態に保持する．
- ネズミ，ハエなどの侵入を防ぐ処置をする．
- 食品受払簿を備えつけ，貯蔵食品の入庫および出庫の状況をそのつど記録する．
- 定期的に在庫量調査(棚卸し)を実施して食品受払簿と照合する．献立表に記入された純使用量に廃棄量を加えた量が使用量であり，出庫量と比較して誤差がある場合には原因を調査し，改善する．
- 在庫量調査(棚卸し)とは，月末や四半期末，年度末の決算や整理のため，貯蔵食品などの種類，数量および品質を調査・確認することである．
- 食品の収納場所の配置は，使用頻度の高い物，使用量の多い物を入り口から近いところに配置するなど作業効率を考えて計画する．
- 先入先出しの原則に沿って収納方法を定める．
- 食品ごとに在庫下限値および保存期間を明示しておくとよい．

 コラム 先入先出し励行のために

　食品庫の奥のほうに期限切れの食品が残っていて廃棄するなどの事象は費用の無駄遣いである．まとめ買いの利点を生かすためにも先に納品された物を先に使用することが大切である．日常の忙しい作業中に食品を取り出すわけで，手前の取り出しやすい場所から使用することが常であるため，納品時には棚の奥から並べ，手前に古い物を整理しておくなどの工夫が必要である．
- 傾斜置場法：食品棚の奥を高くして傾斜をつけ，納品を奥に整理すると常に手前に古い物が並ぶ．
- 2重置場法：食品を2列に整理して1列ごとに使い切る．

❹ 食材料管理の評価

> 評価は，購入，検収，保管の各段階で定期的に行い，計画に反映させる

　食材料管理は，購入先の選定，発注，検収，在庫管理のすべての段階において効率的に運用されているかを検討する必要がある．
　具体的には次のような項目について検討する．

- **記録**：冷蔵庫や食品庫の温度記録，検収時の記録から異常について検討する．
- **各種指標**：給食原価に対する食材料費率，食材料単価など指標を作成して検討する．
- **報告事例**：食材料管理に関する従業員の問題提起，給食利用者の反応などから検討する．

- 食材料起因の事故例：献立の変更，作業の遅滞など食材料に起因する事故例について検討する．
- 調理作業の負担度：購入する食品の内容によって作業の負担度が変わることから作業報告と食材料費の関連について検討する．

a 食材料費の算出と評価

一定期間の食材料費を食品別，食品類別および期間別に次のように算出する．

食材料費＝期首在庫金額＋期間支払い金額−期末在庫金額
食単価＝食材料費÷販売食数
食品別単価＝食品別食材料費÷購入量
- 以上3つの指標を前年同月と比較して検討する．
- 卸売市場価格と比較して較差を検討する．
- 購入単価は適正であったか．
- 食材料費率は適正であったか．

b 食材料費の低減を適正に実施できたか

給食原価に対する食材料費の占める割合は大きいことから，食材料管理の側面から食材料費の低減を図ることが，経営効率の向上には不可欠である．食材料管理の評価として次のような項目について検討する．

- 食事の品質を維持しながら食材料費の低減が実施できたか（安い食品に変更して食事の質は低下しなかったか）．
- 食材料費を維持しながら食事の質の向上に貢献できたか（高い品質の食品を購入する計画が実行できたか）．
- 実喫食数に即応した食材料調達ができたか（食数減少による余剰食材料の量を確認）．
- 価格の変動を予測し，被害を最小限に止めることができたか．
- 保存期間の超過などにより廃棄した食品はなかったか．

 コラム　期首・期間・期末

食材料の検討には，1年を4分割した四半期，月別，10日間，1週間などの期間を定めて行うことが多い．この期間の初めを期首，期間の終わりを期末という．

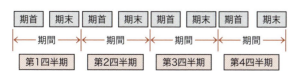

例：四半期

D 給食施設の施設・設備・機器管理

学習目標

1. 給食施設(厨房)の成り立ちについて理解しよう.
2. 給食施設の施設と設備について理解しよう.
3. 給食施設の作業区域と衛生管理の関係について理解しよう.
4. 給食施設の保守管理の必要性について理解しよう.

❶ 施設・設備・機器管理の目的

生産管理は,適切な施設・設備・機器と器具類の整備が重要である

施設・設備・機器管理とは,①個別の生産・提供システムに対応した設備・機器の選択および厨房の設計,②設備・機器を有効に活用し,安全(危険,災害の防止)で良好な作業環境の保持,③設備・機器の衛生的安全な状態を保ち,長期の使用を維持する適切な保守管理,を行うことである.

施設・設備および機器は,給食運営の目標,提供する食事内容,予算をもとに構築した生産・提供システム,対応した設計や選択でなければならない.効率的な生産管理を実施するには,生産手段である施設(敷地,建物,電気・水道などの付帯設備)と機器・設備と器具類の整備が重要となる.このことをふまえ,厨房設備の設計は,施設の責任者,栄養・食事管理と生産管理の責任者および厨房設備の技術者らと検討する.

a 厨房とは

給食施設において,食事(製品)をつくり,提供するための生産管理(食材料の搬入,保管,調理,配膳・配食,器具・食器類の洗浄,清掃および残菜処理)を機能的,衛生的に行うため,各種機器を配置した作業空間を総称して**厨房**という.

●厨房

b 厨房に必要な事項

厨房は,建造物の構造などの制約を受けると同時に,関係法令の遵守が必要である.主な法令は,①衛生的安全性を基本とする食品衛生法,②病院,学校等の各種給食における施設関連の法令(表3-3),③建築関係,電気,消防,環境関係の法令がある.そのうえで,生産管理と衛生管理を最優先して構成する必要がある.

効率的な生産管理を実施するには,生産手段である施設(敷地,建物,電気・水道などの付帯設備)と機器・設備と器具類の整備が重要となる.面積と設備,配置される機器によって,調理従事者の作業動線,作業量は異なってくる.

衛生管理を目的とした場合には,作業区域の設定,設備の配置,器具類の使い分けを明確にし,厨房を整備,維持管理することが施設・設備管理の目

表 3-3 給食施設・設備の関連法規

給食施設全般	食品衛生法(H30.6.13)，食品衛生法施行令(H27.3.31)，消防法(H28.4.1) 水道法(H28.4.1)，大量調理施設衛生管理マニュアル(H29.6.16) 食品等事業者が実施すべき管理運営基準に関する指針(ガイドライン)(H26.10.14)
病院	医療法(H30.6.1)，医療法施行規則(H30.4.1)，同法施行規則省令 入院時食事療養及び入院時生活療養の食事の提供たる療養の基準等に係る届出に関する手続きの取扱いについて(H26.3.19) 病院，診療所等の業務委託について(H20.8.29)
高齢者介護 施設	指定介護老人福祉施設の人員，設備及び運営に関する基準(H28.4.1) 特別養護老人ホームの設備及び運営に関する基準(H28.4.1)
児童福祉施設	児童福祉施設の設備及び運営に関する基準(H29.4.1) 保育所における調理業務の委託について(H10.2.18) 児童福祉施設における食事の提供に関する援助及び指導について(H27.3.31)
学校	学校給食法(H28.4.1)，学校給食施行令(H29.4.1)，学校給食実施基準(H30.7.31) 学校給食衛生管理基準(H21.3.31)
事業所	労働基準法(H28.4.1)，労働安全衛生規則(H30.7.1) 事業附属寄宿舎規定(H11.3.31)
宅配サービス	民間事業者による宅配配食サービスのガイドライン(H8.5.13)

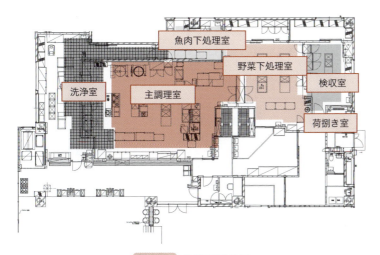

図 3-10 作業区域の例

標となる．作業区域内，作業区域間で，食品と調理従事者の移動の流れ(動線)を調理工程および作業工程と連動して計画する．これは，交差汚染等の危険を回避するうえで必要な事項である．

C 厨房図面

　厨房図面は，施設・設備のすべてがわかる図面である．厨房図面には，縮尺，厨房機器や給湯・給水，排水，コンセントなどの電気設備，フードの設置などの詳細が示されている．図 3-10 は，厨房機器のみを示した厨房図面であり，それに作業区域を示したものである．

表 3-4 主な厨房機器の種類と管理

	諸室名(図面との関連)	作業内容	設備・機器・器具	特徴
汚染作業区域	荷捌き室	食品の搬入	検収台	納入品を一時置きする台
			秤	納品時に検収のために重量を計測する
			搬送用ワゴン	荷捌き室から検収室に食品を運搬する際に使用
	検収室	検収・保管	ラック	納入品を一時置きするラック 鮮度の確認や品温測定等の際に食材を置く
			冷蔵・冷凍庫	納品された食品を一時保管する．野菜下処理室とのパススルー構造になっているとよい
			常温庫(食品庫)	常温保存可能品の保管
			雑品庫	食品以外で調理関連品の収納
			保存食用冷凍庫	原材料および調理品の保存食を保存する冷凍庫
			ピーラー	じゃがいも等の根菜類の皮をむく機器
	前室	身支度・手洗い	白衣ロッカー	
			手洗い設備	
			爪ブラシ	学校給食施設では，個人用爪ブラシ
	野菜下処理室	下処理・下調理	野菜用シンク	2槽以上のシンク(学校給食においては3槽以上)，シンクに隣接して水切り台の付属もしくは，水切り移動台
			器具消毒保管庫	野菜下処理室で使用する器具の消毒・保管
			洗米機	洗米を行う
		洗浄・切さい	野菜用切さい台	
			包丁まな板殺菌庫	包丁およびまな板の消毒・保管
			フードカッター・フードプロセッサー	切さい
		パススルー	冷蔵庫	冷蔵品を主調理室に送付
			パスボックス	常温品を主調理室に送付
			パスボックス	主調理室に送って食材料が入っていた容器の返却
	魚肉下処理室	下処理・下調理・加熱準備	魚肉用シンク	2槽以上のシンク(学校給食においては3槽以上)，シンクに隣接して水切り台の付属もしくは，水切り移動台
			切さい台	
			器具消毒保管庫	魚肉下処理室で使用する器具の消毒・保管
		パススルー	冷蔵庫	主調理室へのパススルー
	前室	身支度・手洗い	白衣ロッカー	
			手洗い設備	
			爪ブラシ	学校給食施設では，個人用爪ブラシ
非汚染作業区域(準清潔作業区域)	主調理室	主調理，炊飯	炊飯器	加水・浸水・炊飯・むらし
			シンク	
		加熱調理(煮・茹・焼・揚)操作	煮炊釜(回転釜・スープケトル・ティルティングパン等)	煮物・ゆで物・炒め物・揚げ物(揚げ物可能な機器に限定)の調理
		加熱調理(揚)	揚物器(フライヤー等)	揚げ物の調理
		加熱調理(焼)	焼物器(スチームコンベクションオーブン・サラマンダー・グリドル等)	焼き物の調理(スチームコンベクションオーブンは，蒸す・焼く・蒸し焼きのモードを基本として，ほとんどの調理方法に対応することが可能な万能機器である)
		加熱調理	レンジ(ガスレンジ・IHレンジ)	加熱調理全般に使用する．鍋やフライパンなどが必要
			ローレンジ	ガスレンジに比較して，高さが50 cm低く，寸胴鍋の調理などに向いている
			シンク	
			移動台	
			器具消毒保管庫	
			食器消毒保管庫	

(次頁へつづく)

(表 3-4 つづき)

	主調理室	加熱調理	食器棚・器具保管庫	
	前室	身支度・手洗い	白衣ロッカー	
			手洗い設備	
			爪ブラシ	学校給食施設では，個人用爪ブラシ
非汚染作業区域（清潔作業区域）	主調理室	生食用	シンク	生食用野菜・果物の消毒および洗浄
			調理台	
			包丁まな板殺菌庫	生食用専用包丁およびまな板の消毒・保管
			ブラストチラー	加熱調理された料理を強力な冷風を用いて，急速に冷却する機器．食品の芯温を測定しながら冷却することが可能であり，クックチルなどに用いられる
			真空冷却機	加熱調理された料理を減圧状態にする（減圧状態によって水の沸点は低下する）ことによって，低い温度で食品内部に含まれている水分を蒸発させ，蒸発に必要な蒸発潜熱を食品自体から大量の熱を奪い急速に冷却する機器．食品の芯温を測定しながら冷却することが可能であり，クックチルなどに用いられる
			真空包装機	食品や料理を真空に包装する機器．従来は冷却した食品のみ可能であったが，現在は熱い状態のまま真空包装できる機器もある
		保温・保冷	温蔵庫	温かい料理を保温する機器
			冷蔵庫	冷たい料理を保管する機器
		配膳・配食	配膳台	
			ウォーマーテーブル	
			コールドショーケース	冷たい料理を保管すると同時にパススルー構造になっており，利用者が直接料理をとることができる
			配食サービステーブルカウンター	
	前室	身支度・手洗い	白衣ロッカー	
			手洗い設備	
			爪ブラシ	学校給食施設では，個人用爪ブラシ
汚染作業区域	洗浄室	食器洗浄	洗浄機	
			洗浄シンク	
			食器消毒保管庫	洗浄終了後の食器を乾燥・消毒する機器
			器具消毒保管庫	洗浄終了後の器具を乾燥・消毒する機器

※学校給食施設においては，午前中は非汚染作業区域，午後の洗浄開始時から清掃終了までを汚染作業区域．

d 作業区域の分類

「大量調理施設衛生管理マニュアル」に従い，食品の調理過程ごとに，汚染作業区域（検収場，原材料の保管場，下処理場），非汚染作業区域［さらに準清潔作業区域（調理場）と清潔作業区域（放冷・調製場，製品の保管場）に区別される］を明確に区別しなければならない（表 3-4）．また，学校給食衛生管理基準においても，作業区域の分類が示されている．

●作業区域

図 3-10 の場合，食品の流れは，汚染作業区域である，①荷捌き室→②検収室，その後は食品の種類によって，③野菜下処理室ないしは魚肉下処理室において下処理が行われ，準清潔作業区域である④主調理室で調理が行われる．食材の逆の流れはあってはならない．

❷ 施設・設備の基本計画

> 施設,設備は限られた面積の中で選択,レイアウトする

　施設・設備計画の基本は,生産工程計画に基づいた品質が保持され,供食サービスができること,作業が効率的に行えること,安全で快適な作業環境であることを満たすことである.すなわち,安全性,機能性,生産性,経済性,耐久性を備えることである.新規に給食施設を計画する場合には,提供する食事内容は,1日のうちの食事提供回数,提供する食数,利用者の特性,配食時間,食事時間,配食方法,献立の種類,食事形態などを考慮したうえで,食材料の種類や形態,購入・搬送方法,保管設備,作業人数の影響を受ける.食事内容に合わせ厨房空間の面積等を想定して,生産と配食サービスに必要な機器の種類と機器類の能力を考慮して選定する.また,既存の施設である場合には,次期改修時にどのようなことができるのかについて問題点の整理と改善案を考えておくことが必要である.

ⓐ レイアウト

　レイアウトとは,機器類を,①食材料の搬入,検収,②保管,③下調理,④主調理(加熱調理,調味,冷却等),⑤配膳・配食,⑥食器,容器類の洗浄,⑦廃棄物処理という作業の流れに沿って配置することである.食中毒の防止,二次汚染の防止のため,汚染作業区域,非汚染作業区域(準清潔区域,清潔区域)に区分し作業を行うことができるようにレイアウトする.

●レイアウト

ⓑ 面　　積

　厨房面積は,機器の占有面積+作業スペースとなる.施設は機器占有面積3〜4倍,小施設は機器占有面積2〜2.5倍が目安であるが,機器の小型化,電化機器,カット野菜や加工食品の使用,新調理システム,セントラルキッチン,サテライトキッチンによって面積に違いが起こる.また,衛生管理上の理由から作業区域を区分することによって,区域の移動に伴う,更衣室や調理着の消毒設備,手指の消毒設備,履物の交換スペースなどが必要となる.

ⓒ 厨房の関連設備

　厨房の建築上の設備は,調理作業の効率化,調理従事者の安全な作業環境の確保,衛生的な品質管理の点から,床,壁等の建築資材,給水・給湯,排水,照明,換気,ガス,電気設備等について,施設の建築計画時点で考慮しておく必要がある.表3-5は,これらの関連設備計画の際の要点である.

❸ 設備・機器・器具類

> 品質,生産性,作業効率,安全性,衛生基準に基づき選定する

ⓐ 設　　備

　床については,「大量調理施設衛生管理マニュアル」にも示されているよ

表 3-5 厨房の関連設備計画の際の要点

項　目	チェック内容
床	● 滑りにくいこと ● 床材は，耐水性，耐油性，耐熱性，耐酸性および防濁性に優れていること ● 汚れが目立つこと→清掃の必要性を目視することができる ● 床の柔軟性→あまり硬すぎると作業者の疲労度が大きい ● 床と壁の境目については，半径 50 mm 以内のアールの設置 ● 床の勾配→勾配がないと水が溜まるが，必要以上の勾配は，作業者の疲労度が大きくなるだけでなく，移動性の機器の取り扱いにも支障が出る．「大量調理施設衛生管理マニュアル」では 2/100 程度 ● 作業区域(清潔区域，汚染区域)ごとに床の色を変えて作業区域を明確にする
壁	● 明るい色がよい ● 清掃のしやすさ→「大量調理施設衛生管理マニュアル」では，床面から 1 m までは，毎日清掃しなければならないとなっている ● 強度は十分か ● 壁の材質→耐油性，耐熱性，耐酸性など ● 作業区域が壁面によって区画されているか
給水・給湯	● 蛇口の位置や種類(単水栓か混合栓か) ● 蛇口のレバーの長さ ● 蛇口の操作性→レバーの取りつけ角度には注意する ● 清掃のしやすさ ● 吐水量
排水	● 厨房排水は，汚水の逆流による厨房の汚染などを考慮して，屋外または排水溝までは単独系統とし，ほかに排水と合流させないことが望ましい ● 間接排水(配水管に直接接続しないこと)が必要なもの 　冷蔵庫などの冷蔵関係機器，皮むき器，洗米機，蒸し器，スチームテーブル，製氷機，食器洗浄機，食器消毒保管庫，シンクなど
排水溝	● 清掃しやすさ ● 勾配が十分であるか(「大量調理施設衛生管理マニュアル」では 2/100〜4/100 程度)
グリストラップ	● 厨房の排水量に応じた能力を備えているか ● 清掃がしやすいものであるか(大きさ，蓋の重量など) ● 清掃しやすい位置に設置されているか ● 清掃時の水の確保が可能であるか ● 清掃時の廃棄物の処理が可能であるか ● 業者清掃時の進入路が確保されているか
照明	● 油脂や湿気により汚れやすいため，清掃しやすいこと ● 作業をするうえでの照度が確保されていること
換気	● 十分な換気能力を備えているか ● 厨房内の温度が 25℃以下，湿度 80％ 以下を保つことが可能であるか 　このときに注意しなければならないのは，厨房内にある機器がフル稼働している状態での確認が必要な点である ● 空調の風などにより，機器効率を低下させていないか(例：空調の風により，ガスの炎が揺れてしまうなど)
ガス	● ガス漏れ対策(ガス漏れ警報機の設置) ● 立ち消え防止装置 ● 口火用のバーナーなどを使用している場合には，ガスゴムホースの劣化について定期的にチェックを行うこと(ひび割れなどにより，ガスが漏れている場合がある)
電気設備	● コンセント設備は必要に応じて防水仕様が必要 ● 漏電対策

うに，**ドライシステム**が望ましい．ドライシステムとは，厨房内の作業環境を高温多湿にしないための設備構造である．また，ドライシステムでない場合(従来のウェットシステムの場合など)であっても**ドライ運用**とする．設備的にドライ工法であっても，調理従事者の作業がドライシステム(運用)に対応していなければ意味がない．調理中は，原則として，水分を床に流したり，

●ドライシステム

落としたりしないようにして，湿度の上昇を抑えなければならない．

機器の設置方法については，厨房の清掃性も考慮する必要がある．たとえば，清掃性に優れているウォールマウント工法などを導入することによって，清掃性を向上させることが可能である．

 コラム ウォールマウント工法

ウォールマウント工法とは，従来の厨房機器の床置きではなく，壁面に設置する工法をさす．壁面に設置することによって，厨房機器の下部の清掃性がよくなる．ただし，壁面の耐荷重性を確保するためには，壁厚を確保するための面積と費用が必要である．

b 機　　器

調理機器は，洗浄，加熱，保管，配膳・配食などの用途別，作業区分別に規模，食事形態，供食形態，調理従事者数などを勘案して，使用頻度，調理作業が合理的，能率的，衛生的に遂行できるかを検討して選定する．選定に際しての要点は，食事（製品）の品質管理の観点と作業管理の観点とがある．作業効率が高く，生産性の向上に役立つこと，取り扱いが簡単で安全であること，洗浄・消毒の衛生管理が容易に，確実にできること，耐久性があることがあげられる．メーカーから出されているカタログの仕様書やそれを導入している施設の情報を把握する．また，当該給食施設における使用頻度，つまり稼働率を考慮して機器の種類，性能を選定する．

また機器の性能・能力は，調理工程計画における各料理の適切な調理時間の予測に基づいて選定する．

c 器　　具

器具とは，日常的に使用する道具類のことをさす．つまり厨房で使用する器具類，食器類などをさす．これらの器具類については，給食施設の種類や規模，また給食の食数や規模などによって，種類や大きさ，数などが異なってくる．また，材質によって特徴があり，価格も材質によって異なる．選定時には，使用目的，器具類の材質，価格，重量などを考慮して選定を行う．器具類は，レードル，菜箸などの小さなものから，回転釜の中身を攪拌するときに使用するスパテラのような大きいものまで，形状も大きさもさまざまなものが存在する．器具の選定にあたっては，器具消毒保管庫に対応できる耐熱温度があるものを選択する．また，作業区域ごとに可能な限り色を分けておくとよい．料理のできあがり重量が想定されている場合には，それに応じた機器の選定が必要である．たとえば，その施設の汁のできあがりが150 g であれば，150 cc のレードルを選定するなどである．

④ 厨房の保守管理

> 適切な保守管理が，設備・機器の衛生・安全管理，耐用年数に影響する

保守管理とは，厨房にある設備・機器を長く安全に使用していくために必要な清掃や点検業務である．厨房を維持管理していくうえで，保守管理は欠かせない業務である．保守管理の良し悪しが衛生管理・安全管理と耐用年数に影響する．つまり設備・機器の保守管理は，予防保全であり，定期的な点検，修理を行う．

清掃業務としては，毎日実施する清掃や定期的に実施する清掃などがある．「大量調理施設衛生管理マニュアル」に沿って，清掃業務を割り振り，実施していくことが必要である．また，厨房の清掃業務はかなりの重労働を伴うものもあるため，清掃頻度と内容をあらかじめ決めておき，作業を平準化し，計画的に実施していくことが必要である．また機器類の取り扱い説明書をもとに，日常的な点検，手入れの方法のマニュアルを作成し，調理従事者への周知を図る．

一方，保守管理としては，機器の動作確認などについての点検項目がある．たとえば，厨房内に設置されているコンセントの破損はないか，ウォーマーテーブルの湯の温度は設定温度に保たれているか，などである．ただし，機器によっては専門的な技術を要する場合もあるため，修理や点検を専門家に依頼しなければならない場合もある．厨房の設備や機器については，あらかじめ専門の業者などと保守契約を結ぶ方法もある．この場合には，年間の保守契約料が生じる．保守内容によって料金も異なるため，内容を確認したうえで契約を行う．

E 給食の運営システムと調理工程管理

学習目標

1. 調理工程管理は，生産要素である食材料，調理従事者，調理機器を用い，目標とする品質，コスト，納期の製品（給食）に仕上げていくためのプロセスの管理であることを理解しよう．
2. 調理工程における品質管理は，品質の設計書である調理作業指示書に基づいた調理操作を実施することが重要であることを理解しよう．
3. 重要な調理作業の標準化は，施設の特性により異なることを理解しよう．
4. 大量調理の特性，品質の変動要因を理解し，調理工程との品質管理のポイントに結びつけることができる．

❶ 生産管理としての調理工程管理

> 調理工程管理は生産管理に包括される

生産は，生産要素を有用な材に変換するプロセスである．ここで生産要素

とは，原材料，労働力，機械などをいい，有用な材とは，製品やサービスをいう．給食において原材料は「食品」，労働力は「調理従事者」を中心とした給食部門従事者，機械は「調理機器」であり，製品は「給食」である．そして変換プロセスに相当するのは調理である．したがって**調理工程管理**は**生産管理**に包括される．

●調理工程管理

　生産管理は，生産要素を効果的に変換プロセスに活用するためのマネジメントと，製品のコストと納期および品質に対するマネジメントである．給食における生産管理は，栄養管理の成果を確実なものとするための活動であり，給食経営管理の中心として位置づけることができる．

❷ 給食の運営システム

> 目指す品質や食数等から，生産・提供システムや調理システムを検討する

　給食の運営を行うにあたり，生産と提供の方法の選択・決定は他の資源に大きく影響する．給食の運営システムが食事の品質設計に大きく影響し，さらには，施設・設備のあり方，人員数，ランニングコストなど運営の全体像を決定づける．したがって，目指す品質，食数や食事の種類などから，どのような生産・提供システムを採用するかについて，施設の立ち上げや改修の際に十分な検討が行われなければならない．現実的には，定められた生産・提供システムの効率的な運営が主となっている．

a 生産・提供システム

　給食の特徴は，生産物の種類が1種類ではなく複数あること，またその生産物が一定ではなく，食事ごとに変化することである．大量生産した中から，1人分を盛りつけ，提供する中で，衛生管理，品質管理が求められる．これらを効率的に行うために，さまざまなシステムが構築されている．**図3-11**に代表的なオペレーションシステムを示す．

　配膳・配食に合わせて調理を行う**コンベンショナルシステム**，調理と配膳・配食が同時に行われない**カミサリーシステム**，**レディフードシステム**，**アッセンブリーサーブシステム**などがある．こうしたシステムは調理システムに連動している．コンベンショナルシステムはクックサーブシステム，レディフードシステムはクックチルシステム，クックフリーズシステム，真空調理システムなどの調理システムをもつ．生産・提供システムにはそれに合わせた施設・設備が存在する．厨房や食堂がどのような設備であるか，設置されている機器の能力なども重要となる．

　給食のトータルシステムやサブシステムを考えるうえでその中核をなすものが，これら生産・提供システムである．

　たとえば生産スケジュールについて考えてみる．生産スケジュールはシステムによって異なる．コンベンショナルシステムでは生産する日に提供する．したがってすべての食材料が生産する提供日に揃っていなくてはならない．また生産回数も朝，昼，夕と3食提供する施設では（病院や社会福祉施設な

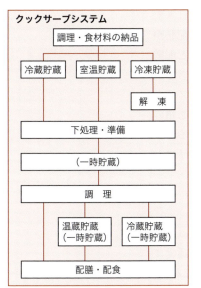

①コンベンショナルシステム
- 生産から提供まで同一施設内で連続して行われる（厨房と食堂が同一施設にある）．

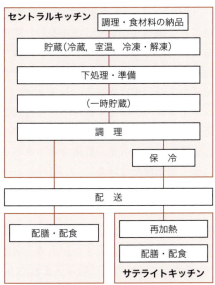

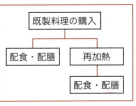

②カミサリーシステム
- セントラルキッチンに食材の調達，調理機能が集中し，料理はそこから複数のサテライトキッチンに配送され，準備・提供される．

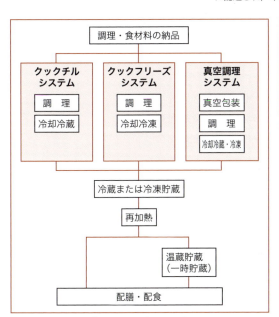

③レディフードシステム
- 料理が常に貯蔵され，最終の配膳段階で再加熱される．
- 料理は日々の食数以上に作られ，在庫レベルに合わせて生産される．

④アッセンブリーサーブシステム
- できあがった料理として購入し，提供前に加熱のみを必要とする．

図 3-11 給食システムの種類

ど），1日に3回生産しなくてはならない．また病院のように食数が日々変動する場合には生産数を生産ごとに調整しなくてはならない．生産と配膳がリンクしているのである．これに対してレディフードシステムは生産と配膳がリンクしていない．そのため生産は在庫に応じて計画することができる．

また，システムによって施設および設備は異なる．レディフードシステムにおいて調理システムをクックチルシステムとすれば，急速冷却器が必須の設備になる．また，真空調理システムであれば真空調理器が必須である．

このほかにも調理従事者の労働スケジュール，費用などさまざまなサブシステムがこの生産・配食システムの影響を受ける．

b 調理システム

調理システムには，①**クックサーブシステム**，②**クックチルシステム**，③**クックフリーズシステム**，④**真空調理システム**の4つがある．実際の運営にあたっては，先に示した生産・提供システムの中に組み込まれるものである．利用者ニーズ，品質管理（おいしさ），運営管理の面から，クックサーブシステム（コンベンショナルシステム）の中に，クックチルシステムや真空調理システム等を組み合わせている場合もある．

1) クックサーブシステム

配食時間に合わせて調理するシステム．コンベンショナルシステムで用いられる調理システムであるため，同義的に使われる．

2) クックチルシステム，クックフリーズシステム

通常の方法で加熱調理した料理（食品）を，急速冷却後，必要なときに再加熱して提供するシステムのうち，冷蔵（チルド0～3℃）の温度帯に冷却保存する方法をクックチルシステム，冷凍の温度帯に冷却保存する方法をクックフリーズシステムという．

それぞれの衛生基準は次のとおりである．

> **クックチルシステム**：加熱後30分以内に冷却を開始し，90分以内に0～3℃まで冷却する．5日間（96時間以内）の保存．
> **クックフリーズシステム**：加熱後30分以内に冷却を開始し，90分以内に−5℃以下，最終的には−18℃以下にする．保存期間は食品によって異なるが，最大8週間の保存が可能．

冷却方法は強制冷風（ブラストチラー）方式と，冷却水が循環するタンクにパック詰めした料理を入れタンクを回転させながら料理を冷却するタンブルチラー方式の2つに分類される．

冷蔵ないしは冷凍で保管された料理は提供時に再加熱する．再加熱はクックサーブシステムと同様に，料理のおいしさを形成する要因（温度，外観，色，香り，テクスチャー，調味，旨味など）の品質管理を目標に統制する．再加熱機器には，スチームコンベクションオーブン，遠赤外線加熱方式の再加熱レンジ，湯煎器などがある．再加熱機器と加熱条件の選択は，クックチル料理としての適否に関係する．再加熱の品質管理には，再加熱方法の標準化と

再加熱および配膳作業の効率化が求められる．

3）真空調理システム

真空調理は食品を調味液（調味料）と一緒に真空包装用フィルムに入れ，真空包装機で脱気し加熱調理する方法である．真空包装により，袋（パック）内の空気とともに食材料の空気が抜け，代わりに調味料が食材料に浸透し，その結果，熱伝導性が高くなり95℃以下の低温加熱（食材の中心温度で58～95℃）でも望ましい状態に仕上げることができる．加熱調理は，真空パックした袋を湯煎器（スービークッカー）か，スチームコンベクションオーブンで低温加熱する．食品の中心温度（調理温度）は，基本的には「大量調理施設衛生管理マニュアル」の衛生基準75℃・1分間以上，または同等以上の加熱を行うが，真空調理では75℃以下の低温調理（58～95℃）を長時間行うことが多いため，加熱時間を長くして75℃・1分間と同等の殺菌効果が得られるようにする．

加熱後の食品は，90分以内に食品の中心温度が3℃以下になるように急速冷却を行う．ブラストチラー（強制冷風）に比べて氷水チラーは，冷却効率が高いので多く用いられる．チルド保存しておいた真空パックした袋を，スービークッカーかスチームコンベクションオーブンで再加熱する．食品の中心温度を1時間以内に一次加熱と同じ温度帯に上げる．

いずれのシステムも，厳格な衛生管理とメニュー計画，料理の品質，調理工程の計数管理が求められる．その結果，調理においては料理の品質管理と恒常化，スタッフ間の調理技術の均一化，計画生産の実施により作業の標準化に伴う労働環境の改善，人件費の適正化につながる．また，HACCPの概念（☞p85）に基づいた衛生管理による加熱，冷却，保存を温度（Temperature）と時間（Time）で管理（T-T・T管理）することにより，食品の安全性の向上，科学的根拠・効果が確認できる作業マニュアル，衛生的な厨房環境が整備される．

システム選択に際しては，衛生的な安全性，品質の高い食事（おいしさ）とともに，労働生産性，個別対応の食事提供の容易さ等を考慮する．

③ 調理工程管理の要件

適切な作業指示書の作成，調理の標準化と，給食システムの改善が重要である

a 品質管理と作業指示

生産管理の目標は，目標とする品質の食事をつくり，利用者に提供することである．**栄養・食事計画**，**献立作成**で**設計品質**が検討され，栄養・食事計画の中に具体的な**品質基準**が示される．そして，設計品質どおりの料理を提供するためには，献立表に品質基準とともに品質をつくり込む調理条件を情報として組み込まなければならない．給食における献立表は求められる機能によって記載内容は異なるが，給与栄養量，料理の組み合わせ，使用食材料の種類と量が書き込まれているものが多い．しかし，できあがりの料理の食

表 3-6 作業指示書の内容

①食品の種類と量および組み合わせ
②調味料の使用量（調味濃度）
③加える水やだし汁の量
④食材料の大きさや切り方，下味つけなどの下処理方法
⑤使用調理器具
⑥調理操作の順番
⑦調理過程の重量変化率およびできあがり重量
⑧調理条件としての温度や時間，できあがりの盛りつけ方や提供までの保管方法
⑨衛生的安全性を確保するための衛生管理の重要管理点

味としての品質は，食材料の種類と量だけではわからない．食材料を料理として提供するには，調理という工程が必要であるため，目標とする品質基準（設計品質）に仕上げるための情報を記入した，作業指示書が必要になる．作業指示として必要な情報を表 3-6 に示す．

ここで，調味濃度やだし汁の量は，何に対する割合かを同時に指示しなければ目標とする調味濃度やできあがり重量に仕上がらないので，その指示は不可欠である．このような品質をつくり込んでいくための機能をもった献立表が**作業指示書（レシピ）**である（☞ p 143）．最適な品質基準は利用者により異なるとともに，調理工程も調理・提供システムにより異なる．したがって，作業指示書の作成は，施設独自の取り組みとなり，施設固有の**作業の標準化**が必要である．

b 調理の標準化

給食における**調理の標準化**は，それぞれの給食施設の設備・機器に応じて，大量調理の方法を標準化する取り組みである．調理の標準化により，料理ごとに設定した品質基準を目標に，調理操作の内容，順序，時間，機器の扱い方を示し，誰が，いつ行っても，品質が変動しないように仕上がることが大切である．**調理操作**の標準化によって，調理時間も標準化することができる．したがって，調理作業工程計画立案のためには，調理操作の標準化を基本とし，その情報を書き込んだ作業指示書をもとに調理工程を計画する．

❹ 調理工程管理の実際

調理工程管理のためには効率的な調理作業計画が必要である

a 調理工程と調理作業

原材料は，作業員や機械によって加工・運搬・検査などの過程を経て，完成品としての製品になる．原材料から製品がつくられるまでの一連の段階的系列をプロセス（工程）という．プロセス（工程）は，物と人のどちらに視点を置いてとらえることもできる．すなわち物の変換プロセスに視点をあてる場合と，作業者１人ひとりの動きに視点をあてる場合がある．給食の調理にあてはめると，前者を**調理工程**，後者を**作業工程**と言い換えることができる．調理工程は，納入または貯蔵された原材料の洗浄・切さい・下味などの下処

表 3-7　調理作業計画立案の手順

①作業指示書により料理別・食品別の調理操作の順番と要点を確認する
②調理操作にかかわる調理時間・作業時間の予測を立てる
③調理操作を行う作業場所，使用する機器およびその処理能力をリストアップする
④調理従事者の技能をふまえ役割と人数を考慮してそれぞれの作業担当者を配置する
⑤料理の盛りつけ時間を考慮し仕上がり時刻を設定する
⑥調理工程の開始時刻・終了時刻の目標を設定する
⑦作業動線に逆戻りや交差がないか確認する

理，加熱調理，調味，冷却，調合，保温・保冷，盛りつけ，提供までの一連の段階的工程からなる．調理従事者に視点をあてると，前述した原材料から製品になるまでの一連の調理工程にかかわっている1人ひとりの作業内容が加わる．

　給食における調理は，複数の調理従事者が分業で行うのが特徴である．したがって，提供時刻までに料理を仕上げるためには，調理工程のどの部分を誰が担当するかが重要であり，調理工程に調理従事者の作業内容と所用時間をあてはめていく必要がある．**調理作業**には，調理工程と重なる作業と，調理工程に付随する準備や片づけ，計量，移動といった調理工程には含まれないが，作業時間に影響する作業がある．このことから，実際の調理工程計画においては，調理工程に作業の要素を加えた**調理作業計画**を組み立てることが現実的である．

b　調理作業計画

　調理作業計画では，複数の料理の調理工程に，複数の調理従事者の分担を，調理作業の内容や順番，衛生管理上の作業区域などを考慮しながら時系列で組み立てていく．これらの立案に必要な情報は，各種料理の設計品質に沿って調理するための**調理操作***の種類と**調理時間***，食材の加工度と使用量，食材料の処理量に対する**調理作業時間**，調理従事者の時間帯別の配置人数とその能力，**動線・作業動線***，使用できる調理設備や機器と処理能力などである．以上のことを整理し，調理作業計画を以下のような手順で立案する（表3-7，表3-8）．

⑤　大量調理の品質管理

> 大量調理において特徴的な品質への影響を理解し，調理操作の標準化を図る

a　大量調理の特徴

　一般に給食における調理を**大量調理**という．量の多少は，施設による違いが大きく，100食前後から，数百食，数千食の場合，1つの献立の場合，複数の献立の場合，また，数食程度を多種類の場合もある．また，給食の特徴として日々変化のある献立を各施設の限られた資源（調理機器，調理従事者数等）の中で，一定の時間内に調理しなければならない．

　大量調理において品質管理を徹底するには，大量調理を科学的にとらえる

***調理操作**　調理機器や器具を扱い，食品を料理に変換すること．加熱調理操作と非加熱調理操作に大別される．調理作業とほぼ同義的に使用されることが多いが，調理作業は調理工程に付随する作業を含む．

***調理時間**　食品を料理に変換するプロセスに要する時間．料理本来の品質をつくり上げるために要する時間と，調理操作にかかる時間がある．前者の例として加熱時間，後者の例として切さい時間がある．このように，調理時間には調理従事者の作業が伴わないものがある．

***動線・作業動線**　動線とは人や物の動きを線で表したものであり，作業動線は調理従事者の動きを表したものである．調理室の作業区域が厳密に区分されていない場合，調理従事者と食品の動線は重なるが，部屋が衛生的な作業区域で分離されていると，調理従事者と食品の動線は異なる．動線は二次汚染を防ぐために逆戻りや交差を避ける．また，作業効率の点から動線は短いほうがよい．

表 3-8 調理工程・調理作業・使用機器・所要時間の整理

調理工程の種類	調理作業（調理工程および付随する作業）	使用機器（*は汚染作業区域に設置）	所要時間を考慮すべき調理・作業内容
洗浄・消毒	水をためる，食材を運ぶ，洗浄・消毒	シンク*，水切り台*	水をためる，洗浄・消毒
浸漬・吸水	器具の準備，水に漬ける（さらす，吸水），水切り	調理台，冷蔵庫	準備，浸漬，水切り，冷蔵保管
はく皮・切さい	機器の準備・片づけ，はく皮・切さい	調理台*，カッター等*	機器の準備・片づけ，はく皮・切さい
下調味（下味つけ）	器具の準備，調味料の計量，調味作業	調理台*，秤*	器具の準備，調味料の計量，調味
保　管	食材の移動，冷蔵庫への出し入れ	冷蔵庫	食材の移動，冷蔵庫への出し入れ
成　型	器具の準備，計量，食材の運搬，成型	調理台*，秤*	器具の準備，計量，食材の運搬，成型
加熱（各調理法）	機器の予熱，調味料等の準備，使用器具の準備，食材の出し入れ・攪拌，状態の確認，温度の確認，調味，計量	加熱機器，温度計	機器の予熱，調味料等の準備，使用器具の準備，食材の出し入れ・攪拌，加熱（料理の品質をつくるための時間，繰り返し数を考慮）温度の確認，調味，計量
調　味	調味料の計量，調味	秤	調味料の計量，調味
冷　却	機器の準備（シンク，冷却機等），冷却（機器による冷却の場合，機器への出し入れ）	シンク，真空冷却機，ブラストチラー	機器の準備，冷却，機器による冷却の場合，機器への出し入れ
調合（絞る・和える・混ぜる等）	器具の準備，調合（絞る・和える・混ぜる等），計量	調理台，秤	器具の準備，調合（絞る・和える・混ぜる等）計量
計量分割（配食）	器具の準備，計量，計量分割（配食）	調理台，秤	器具の準備，計量，計量分割（配食）
冷蔵・温蔵	料理を運ぶ，設備への出し入れ	冷蔵庫，温蔵庫	料理を運ぶ，設備への出し入れ
盛りつけ	器具の準備，計量，料理を運ぶ	調理台，保冷・保温設備	器具の準備，計量，料理を運ぶ，盛りつける

表 3-9 大量調理において品質に影響を及ぼす要因

① 1回の処理量により調理時間，調理操作に要する時間が変動する
② 業務用調理機器の活用は避けられないが，調理機器により性能，処理能力に差がある
③ 衛生管理基準に従うため仕上がりの加熱温度が高い
④ 加熱調理の温度上昇速度が小さい
⑤ 加熱調理中の水の蒸発は，絶対量としては大きいが，蒸発率としては低い
⑥ できあがりから配食・配膳，喫食までの時間が延長するため食味が変化する
⑦ 洗浄時間の延長，水切りの不足により吸水，付着水が増大する
⑧ 調理作業員の人数は限定的であり，技術は個人差，施設差が大きい
⑨ 効率化に対応した調理システム導入により，調理作業の要点が異なる

ことが大切である．**少量調理**とは異なる加熱時の**温度上昇速度，蒸発率**等，大量であるがゆえの特徴がある．食品の洗浄後の付着水量が多いことは，その後の調理に影響する．大量調理の過程で起こる諸現象を分析し，給食の調理条件で品質基準につくり上げるための調理操作の**標準化**を行う必要がある．

b 大量調理の品質管理

大量調理の品質管理は，調理工程における品質をつくり込む活動として重要である．給食では，提供する献立や料理の組み合わせが毎日異なることから，調理作業の内容も日々異なり，このことが調理作業の標準化を困難にしている要因の1つとなっている．さらに，大量調理において品質に影響を及ぼす要因は，表 3-9 に示すように複数ある．これらの要因の品質への影響の程度を把握したうえで調理操作を統制することが重要である．

E. 給食の運営システムと調理工程管理   73

表 3-10 加熱の原理と調理の特徴

熱伝達方法	概　要	調理法	特　徴
対流伝熱(対流加熱)	液体や気体などの流体(媒体)を通してその流体に接している個体表面に熱を伝えること	水を媒体:「煮る」「ゆでる」「蒸す」 油脂を媒体:「揚げる」 空気を媒体:オーブンによる「蒸し焼き」	加熱された流体が上昇して温度の低い流体と入れ替わることによって起こる自然対流と,ファンを用いた強制対流がある
伝導伝熱(伝導加熱)	固体の内部や個体と個体が接触することによって温度の高いほうから低いほうへ熱が伝わること	「焼き」「炒め」などフライパンや鍋の表面,グリドルなどの鉄板の表面にじかに接触させて加熱を行う「間接加熱」	伝える熱の量は,温度の高い部分と低い部分の温度差に比例し,距離に反比例,熱を伝える断面積に比例する.その比例定数は熱伝導率といい,物質の固有値であり温度によって変わる
放射伝熱(放射加熱)	温度の高い物体表面からの赤外線の放射と離れた位置にある温度の低い物体側の吸収によって熱を伝えること	「直火焼き」 熱源は赤熱した炭や電気ヒータ,燃焼炎等	赤外線は,空気にまったく吸収されず,水には吸収されやすいので,熱源から離れた食品を直接加熱できる.表面には適度な焦げ目がつく
誘電加熱(マイクロ波加熱)	マイクロ波とは,電磁波の1つであり,調理用には周波数 2450 MHz の電磁波を使用する.照射されたマイクロ波は,食品に吸収され,食品の中に含まれる有極性分子,主として水分が激しい回転運動を起こして発熱する	「電子レンジ加熱」	加熱の速度が非常に速い.同一の出力の機器の場合,食品の量(重量)と加熱に要する時間は,ほぼ比例関係にあり,同一の量の食品を異なる出力の機器で加熱する場合に要する時間はその出力に反比例する

❻ 調理工程管理のための大量調理の実際

料理分類別の品質基準と調理の標準化の方法を理解する

ⓐ 加熱調理の特性と大量調理

　加熱調理の方法は,「焼く」「蒸す」「煮る」「揚げる」「その他」がある.これらを,水・水蒸気を媒体とする**湿式加熱**と,油脂・空気を媒体とする**乾式加熱**に分類できる.また,加熱は,熱源から食品に熱をどのように伝えるかという熱伝達方法によって分類でき,熱伝達様式として,**対流伝熱,伝導伝熱,放射伝熱**の3種類に加え,それらによらない**誘電加熱**がある.

　加熱調理における品質管理を行ううえでは,科学的側面から加熱の原理を理解した機器の選定とその性能を活用した調理操作の制御が重要である.**表3-10**に**熱伝達方法**の特徴と対応する調理法についてまとめた.ここでは,熱伝達方法で整理したが,加熱調理機器,調理法で整理すると異なる伝熱様式が複合的に働く.とくにオーブンは,熱源のほか,強制的な対流や加湿機能の有無などで熱伝達率が異なるため,機器の構造や性能を把握したうえで品質管理を行う必要がある.

ⓑ 料理分類別大量調理の実際
1) 炊　飯

　a) 品質基準:おいしさは,ふっくら,もちもち,弾力性など物性の要因が大きい.利用者の嗜好や摂食能力に合わせた米に対する炊き上がり倍率を考慮する.標準的な飯の炊き上がり倍率は米の2.2〜2.3倍である.

b）調理の標準化

- 洗米：機械で行う場合，洗米時間を長くすると米が砕けるので，5分以内とする．
- 浸水：30分まで吸水が急速に進む．30分以上1時間程度浸水して炊いた飯は，時間経過による食味の低下が少ない．
- 加水：炊き上がり倍率を考慮し加水量を調整する．米の2.3倍の飯を仕上げるためには，最低限1.3倍の加水が必要であるが，そこに蒸発量を加える必要がある．蒸発の変動要因は米の量，水温等であるが，自動炊飯器の場合炊飯量が一定であれば炊き上がり倍率のばらつきは少ない．
- 加熱：加熱は炊飯の条件である98℃，20分を実現するようにする．自動炊飯器であれば，炊飯に必要な温度変化を自動で制御する自動炊飯器が一般的であり，98℃，20分を実現するよう制御されている．

2） 汁　物

a）品質基準
一定のできあがり重量，調味濃度，だし汁のおいしさ，具と汁のバランスなどである．

- 食材料：汁は野菜の摂取源としての役割が強く，具だくさんであることが多い．食塩の摂取量の調整の観点から汁は目標の重量に仕上げるようにする．そのためにはできあがり重量と具と汁のバランスの上限を設定する．

b）調理の標準化

- だしの調製：天然の食材料を用いただしの種類としては，煮干し，昆布，削り節，鶏ガラなどがある．給食の場合，だしの材料の使用量に制限のあることも多く，うまみ成分を効果的に抽出することが求められる．そのための加熱方法を施設として標準化する．たとえば昆布だしの調製は，水に30分浸漬し，ゆっくり30分程度かけて沸騰直前まで加熱をするとうまみの濃いだし汁ができる．
- 蒸発量と加水量の調製：蒸発にはだし汁調製中の蒸発と具を加熱する際の蒸発がある．だし汁調製中の水分の減少は蒸発だけでなくだしの材料の吸水も含まれる．調理方法を標準化することで，施設としての標準的な水分減少量を見かけの蒸発量として把握することができる[1]．沸騰後の蒸発量は，加熱時間に比例する．要するに，施設における単位時間あたりの蒸発量を把握することができる[1]．このことにより，調理方法を標準化することで加熱時間に対応した加水量を設定することができ，できあがり重量のばらつきを少なくすることができる．
- 調味：調味は調味濃度と調味のタイミングを標準化する．調味濃度は食塩濃度として添加調味料を決定する．複数の調味料を加える場合はその割合も設定する．汁の調味濃度は具だくさんの場合，濃い目にすることが一般的であるが，具の割合が変動する中で汁に対する調味濃度で調味をしても

---

[1] ガス回転釜の蒸発量は，沸騰まで（ふたなし）の所要時間との間に相関（$y=0.08x-0.58$　$r=0.958$）があり，沸騰中の蒸発量は，強火では約280 g/分，弱火では180 g/分であった．
［高橋ひろ子ほか：大量調理における品質管理の一要因としての蒸発量，第26回日本栄養改善学会講演集，p466-467，1979］

一定の味に仕上がらない．このことから，できあがり重量に対して調味濃度を設定することで標準化を図る．また，具だくさんの場合，調味後，時間経過とともに具への**吸塩**が進み，汁の食塩濃度が低くなる．対応策として，調味を加熱の初期段階に行うことが効果的である．調味の標準化は，調味濃度だけでなく，調味のタイミングを標準化することが重要である．

> 汁に対するじゃがいもの割合を10％，30％，100％に変化させ，時間経過による食塩濃度の変化を観察した．1％の食塩濃度の汁は，調味後60分において，じゃがいもが30％の場合0.9％，100％の場合0.6％になった．（三好恵子ほか：第25回日本栄養改善学会講演集，p320，1978）

3）ゆで物

a）品質基準：適切な煮熟状態（煮え具合）である．

b）調理の標準化

- 加熱：**最適ゆで時間**は食品の特性と，食材の大きさ（切り方），目標とする煮え具合で異なる．材料を沸騰水中に投入し加熱することが多い．大量調理では少量調理に比べ温度上昇が緩慢であるために，材料投入後の**温度降下**が大きく加熱時間は長くなりやすい．加熱時間が長くなると色，食味の低下ばかりでなく溶出成分も多くなる．温度上昇速度は，釜，熱源，水量によって異なる．したがって，釜の能力に応じた適性水量を決め，水量に対する投入割合を標準化し，ゆで時間を適性範囲内に調整する．青菜のような食材料は，洗浄による**吸水**，**付着水**が多いため，洗浄後水切り後の重量を把握する．

4）煮　物

a）品質基準：適当な煮熟状態（煮え具合）と調味濃度である．

b）調理の標準化

- 加熱：大量に加熱を行う場合，釜ないしは鍋等の中での温度むらにより，煮熟状態，**調味濃度の不均一**が起こりやすい．大量調理の特徴として蒸発率が小さいため，具に対して加えるだし汁の量の少ないことも要因である．**加熱の不均一**は，撹拌などで補うが，じゃがいものように煮くずれしやすいものの撹拌は硬さが残っているうちに行う．また，**余熱**が大きいことを利用して適当な煮熟状態の直前で消火し，余熱を利用し蒸らして仕上げる．標準化が難しい調理法であるが，最適加熱時間は，食品の特性によりある程度の幅でとらえることができる．さらに，加熱する鍋に対する処理量の適正範囲を設定し，だし汁の重量を具に対する割合で標準化する．煮込み時間の長い料理は，**蒸発量**をあらかじめ的確にとらえることで，できあがり量を一定にすることが重要になる．洋風煮込み料理のように，多量の煮汁の中で煮込む場合の蒸発量の考え方は汁と同様である．
- 調味：調味料の基準は，煮物の種類により異なる．煮汁が少ない煮物は，具に対する濃度，多い煮物は汁に対する濃度で調味することが多いが，できあがり重量に対する濃度で調味をすることが標準化につながる．

5) 揚げ物

a) 品質基準：表面の香ばしい香りと軽い食感と対照的に，中心部は食品の特性を引き出す食感の差である．

b) 調理の標準化

- 加熱：油の比熱は小さいため，一度に大量の食材料を投入すると**温度降下**が大きい．温度降下が大きいと揚げ時間が長くなり，重量減少が大きく吸油率も高くなる．したがって油の温度だけでは一定の加熱条件を得られない．大量調理では，効率と品質管理のしやすさから自動フライヤーを使用することが多い．自動フライヤーであっても，揚げ温度，揚げ油の重量に対する食材料の投入量を標準化することで揚げ時間を適正範囲にすることができる．揚げ油に対する**投入割合**は食材料や揚げ物の種類により異なるが，5～10％程度を目安とする．

> フライヤーを用いてフライドポテトを調製した．油の温度，油の投入量を変化させ油の温度変化，揚げ時間，吸油量，食味を検討した．油に対する投入量を多くすると，油の温度降下が大きくなり，揚げ時間が長くなり，吸油量が増え硬くなった．（三好恵子ほか：第28回日本栄養改善学会講演集，p331，1981）

6) 焼き物

a) 品質基準：表面の好ましい焦げの香りと適切な食感である．できあがり重量が品質基準になることもあるが，料理の種類，食材の大きさごとに設定する必要がある．

b) 調理の標準化

- 加熱：焼き物は，大量調理ではオーブンを使用することが多く，使用機器の**加熱方式**，性能が品質に大きく影響する．そのことから，加熱温度だけでは加熱条件を制御できない．また，食品の形状，重量，組成が食品の温度上昇に影響する．温度上昇と加熱最終温度が料理の品質に影響するので，加熱機器の特徴を把握し，料理別に，加熱方式，加熱温度，1回の処理量に対する加熱時間を標準化する．
- 調味：加熱前に調味を行うものが多い．一定の調味濃度に仕上げるために，下味は調味濃度と調味時間の標準化を行う．

7) 炒め物

a) 品質基準：料理によって異なる．食材の歯ごたえを残すように仕上げる料理と，均一な加熱具合や，焦げた状態を仕上がり目標とするものがある．

b) 調理の標準化

- 加熱：歯ごたえを残しながら短時間に仕上げる条件を大量調理でつくり上げるのは難しい．高温で短時間に加熱が終了するような加熱条件をつくり上げる．仕上がりの状態を揃えるため下ゆでを行う，切り方を標準化する，火の通りにくいものから加熱するなどの工夫が必要である．放水は歯ごたえを悪くし，調味濃度を薄めるので，野菜の水切りを十分に行い，1回の処理量をできるだけ抑える．調味液が多量な場合は事前に温めておく．
- 洋風煮込み料理に用いられる炒めたまねぎや，ブラウンルーは，温度上昇

表3-11 キャベツ油炒め（直径80 cmガス回転釜）

キャベツ重量		調理法		炒め重量 (kg)	炒め上がり重量 (kg)	脱水量 (kg)	なべ残水量 (kg)	蒸発量 (kg)	蒸発率（蒸発量/脱水量）(%)
洗浄前 (kg)	洗浄後 (kg)	5%油 (g)	0.8%塩 (g)						
5	5.6	250	40	5.89 (100)	4.4 (74.7)	1.49 (25.3)	0.5 (8.0)	0.99 (16.8)	66
10	11.7	500	80	11.75 (100)	8.9 (75.7)	2.85 (24.3)	1.98 (16.8)	0.87 (7.4)	30
15	16.7	750	120	17.74 (100)	13.4 (75.5)	4.34 (24.5)	3.17 (17.9)	1.17 (6.6)	27

（ ）内数値は%を示す．（女子栄養大学給食管理研究室測定）
回転釜でキャベツの油炒めを行った．1回に炒める量が多くなると蒸発しきれなかった残水量も増える．このことから調味の食塩が残水に移行し，キャベツの食塩濃度は低くなる．

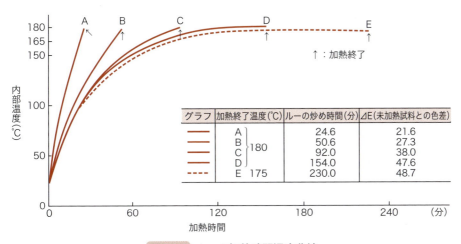

図3-12 ルーの加熱時間温度曲線

小麦粉2 kg，サラダ油1.6 kgを180℃まで炒める．
ΔEは未加熱試料との色差．数値が大きいほど褐色の色づきが強くなっていることを表している．ブラウンルーの加熱温度は180℃程度といわれているが，本実験では，A，Bはブラウンルーとしての仕上がりの色になっておらず，D，Eは濃い褐色．Cはきつね色であった．粘度は加熱時間の長いもののほうが低い傾向であった．
［三好恵子ほか：調理科学 25：127，1992より引用］

速度の違いにより色づきの進行速度が異なる．したがって，加熱時間や最終の加熱温度が仕上がりの目安にはならない．仕上がりの色や重量減少率を品質基準として，1回の処理量や火力などを標準化する（表3-11，図3-12）．

8) 和え物・サラダ

a) 品質基準：適切に下調理を行った材料の食味と和え衣の適切な調味濃度である．

b) 調理の標準化

- 加熱：下処理として加熱の必要な料理に関してはそれぞれの加熱調理に準じる．
- 調味：調味による味の変化は調味直後から30分までが大きい．変化としては調味料の浸透・拡散，材料の放水，軟化などである．お浸しや酢の物

では，あらかじめ脱水をさせることで本調味による変化を低く抑える．絞り加減や，下味の調味料の残存量ができあがりの料理の調味濃度に関係するため，下味の調味濃度，調味時間，絞り加減を標準化する．本調味も調味後の変化は下味と同様である．したがって調味する直前の食材に対する調味濃度と**調味時間**を標準化する．

> ほうれん草・小松菜・つまみ菜・キャベツ・にら・もやしを用い調理操作による無機質含有量の変化を観察した．しぼり操作後の調味による添加Naの残存率は，しぼり操作による重量減少が大きいほど高い傾向になった．未加熱試料に対するしぼり後の重量比80%では70～88%，70%では82～96%，60%ではもやしを除き96～99%であった．［三好恵子ほか：調理操作による野菜の無機質含有量の変化．栄養学雑誌53(2)：103-110，1995］

c　料理のでき上がりから提供までの保管管理

料理の**適温管理**に関しては，喫食時刻に合わせた調理終了時刻の設定が重要となる．供食時間の長い給食では，**保冷・保温機器**の活用が欠かせない．保管温度は衛生管理上（「大量調理施設衛生管理マニュアル」），冷菜は10℃以下，温菜は65℃以上が基準となっている．一方，適温と感じる温度は利用者により異なるので，利用者の嗜好温度に対応した適温管理も重要である．また，温菜は温蔵設備の活用が欠かせないが，専用機器の活用により適温で管理されたとしても，時間経過による料理の品質変化は避けられないため，保冷・保温機器の能力を把握したうえで保管時間の限界を設定する必要がある（**表3-12**）．

> 温蔵庫保温による温菜の品質変化について検討した．温蔵庫の設定温度および保温時間の限界を官能検査により評価したところ，ハンバーグでは60℃，70℃，80℃のいずれにおいても30分，さばの立田揚げでは60℃で120分，70℃および80℃で60分，フライドポテトでは各温度で60分，ピーマン油通しでは60℃および70℃で60分，80℃で30分，かぼちゃの煮物では各温度で120分であった．［三好恵子ほか：温蔵庫による適温給食の管理．栄養学雑誌49(4)：193-204，1991］

d　真空調理システムの品質管理

真空調理は，真空包装した食品を通常の加熱調理に比べ低温で加熱する．空気を抜く際に調味料が速やかに浸透する．低温調理であるために食品の重量減少は少なく，物性として軟らかい仕上がりになる．密閉状態のため煮汁の蒸発が少なくて済むが，香り成分も不味成分も同様に閉じ込められる．これらのことから，真空調理の品質管理は，通常の加熱調理とは異なる．

クックチルシステムに真空調理を採用すると，真空包装をした後に加熱を行うため保存性が高まるメリットがあるといわれている．しかし，密封前の調理工程を含めた厳密な衛生管理が重要であることに変わりはない．衛生的安全性確保のため，加熱温度と加熱時間の管理（T-T・T管理）が重要となる．給食で提供する場合，低温といっても75℃，1分の衛生管理基準をクリアす

表 3-12 供食システムの特徴

特 性	供食システム	システムの概要	生産管理の課題
配膳・下膳の担当	セルフサービス	盛りつけられた料理を利用者が配膳し食事が終了したら下膳も行う	供食時間中の適温管理のため，機器を活用する．盛りつけの技術（美しさ・スピード，分量の精度）が求められる
	フルサービス	配膳・下膳とも提供者が行う．個人対応の栄養管理が必要な施設や身体的に配膳・下膳が困難な利用者の施設	盛りつけに人手と時間がかかり，衛生管理基準の調理終了から喫食までの時間管理・適温管理が難しい場合がある
料理の提供方式	対面サービス	盛りつけながら料理を提供する．注文を受けてから加熱を行う提供方法もある	セルフサービスと共通する課題に加えて，もてなしの対応（対人サービスの質）が求められる．食事提供時間に一定の人員が必要になる
	カフェテリア方式	複数の料理から利用者が自由に組み合わせる	料理の売り切れと売れ残りを避けなければならないため，利用者の選択行動について過去のデータに基づいた食数管理が重要になる．大量に一括調理を行わず，売れ行きを見ながら調理することも多い．機器活用により適温管理を行うことが多い
	バイキング方式	カフェテリア方式の一種．利用者が盛りつけも行うので，種類だけでなく量の調節も行える	
盛りつけやトレイセットを行う場所	中央配膳方式	治療食の提供のように個人対応の食事の盛りつけとトレイセットを調理室で行い，配膳車で病棟や食堂に運搬し食事を提供する	盛りつけ・トレイセットに時間がかかり適温管理が難しいため，保温・保冷機能をもった配膳機器を活用することが多い
	病棟（パントリー）配膳方式	調理室で調理をした料理を病棟や居室に隣接した食堂や配膳室に運搬し，盛りつけ配膳を行う	汁や飯の調理をパントリーで行うこともある．適温管理はしやすいが，盛りつけ・配膳のための人手が多くかかる
食缶配膳方式		学校給食における供食システム．食缶で教室に運び，担任教諭の指導のもと，児童・生徒が盛りつけ配膳を行う	共同調理場方式では調理終了後から喫食までの時間が長くなりやすいので，保温機能をもたせた食缶を用いる．盛りつけが児童生徒なので，均一に盛りつけることは困難であるが，食育の一環として位置づける

るためには，85℃程度の加熱温度を確保することになる．

7 調理工程管理の評価

提供する食事の品質評価とともに，労働生産性の評価を行う

　調理工程管理における評価項目は，食材，調理従事者，調理機器などの有効活用，給食の設計品質に対する適合品質，コスト，調理・提供時間などである．個々の管理業務の評価とともにトータルとしての評価が必要である．評価結果から問題点を抽出し，次の計画に活用する．問題点が生産要素にあるのか，調理工程にあるのか，それらを組み合わせたシステムにあるのか，献立としての設計品質にあるのかを見極めるのは，管理栄養士の役割である．

a 提供する食事の品質評価

　品質評価は，提供する食事の出来栄え，分量，食味，適温等の評価を，提供者側と利用者側の2つの立場から行う．すなわち管理者が行う検食と，モニターや利用者の意見を確認するアンケートやインタビュー等の方法がある．また，盛りつけ量，提供時の温度，細菌検査，調理終了から喫食までの時間と保管温度などの確認により，客観的なデータに基づいた評価を行うこ

とができる．

b 労働生産性の評価

　生産性の評価として，**労働生産性**を指標とすることができる．労働生産性は，1人あたりの従業員がどれくらいの生産量（付加価値）を生み出したかを表す指標であり，給食の場合，食数を生産量とすることが多い．労働生産性が高いということは，1人あたりの従業員の生み出す生産量が高いということである（☞ p 170）．

　工程単位の作業時間，機器の稼働時間・稼働率などの調査からも生産性を評価することができる．生産性の向上を目標として作業方法，作業分担を改善し，設備機器の使用方法や必要に応じて新規導入の検討なども行う．作業効率に関しては，生産要素（原材料，労働力，機械）を経済的に活用するため，作業場所のレイアウト，作業方法，作業の順序，作業者の適正配置を検討するとともに，作業（準備作業，主作業，付随作業，片づけ作業），余裕，非作業の時間を測定し，効果的でない時間（無効時間）を排除することで，向上を図る．このとき生産性だけでなく，料理の品質を併せて評価することも重要である．

F 衛生管理

学習目標

1. 食中毒の発生を防止するには，徹底した衛生管理が必要であることを理解する．
2. HACCPの概念に基づく，給食施設における衛生管理の考え方を理解する．
3. 調理工程中に想定される危害とその管理方法について説明できる．

❶ 衛生管理の意義と目的

衛生管理の目的は利用者に安全で安心な食事を提供することである

　有害微生物や有害物質に汚染された飲食物の摂取は健康障害を引き起こす．原因物質の種類によっては，死に至る場合もみられる．給食が原因で，利用者の健康被害を引き起こすことがあってはならない．**衛生管理**は，食中毒事故防止を目的とした食事の衛生的安全性を保障する活動である．衛生管理によって，原材料の購入から配食まで，調理工程全体の衛生および安全性を確保する必要がある．

❷ 衛生管理に関する法令・通知

衛生管理にあたっては関連法令・通知等を遵守する

　食品衛生法*は，食品の安全性の確保における食品関連事業者の責務や，

***食品衛生法** 食品の安全性の確保を通じ，飲食に起因する衛生上の危害の発生を防止し，国民の健康の保護を図ることを目的とした法律．

表3-13 給食の衛生管理に関する法規

食品安全基本法	食品の安全性の確保に関する基本理念を定め，国，地方公共団体，食品関連事業者の責務，消費者の役割を明らかにし，施策の策定に係る基本的な方針を定めた法律
感染症の予防及び感染症の患者に対する医療に関する法律（感染症法）	感染症の予防，感染症の患者に対する医療に必要な措置を定め，感染症の発生を予防し，その蔓延の防止を図り，公衆衛生の向上および増進を図ることを目的とした法律
水道法	水道の布設・管理の適合合理化と水道事業の保護育成を行い，清浄で豊富低廉な水の供給による公衆衛生向上を目的とした法律
製造物責任法（PL法）	製造物の欠陥により人の生命，身体，財産に係る被害が生じた場合における製造業者等の損害賠償の責任について定めた法律
労働安全衛生法	労働者の安全と健康を確保し，快適な職場環境の形成を促進することを目的とした法律
医療法	病院・診療所・助産所の開設および管理，それらの医療施設の整備や管理体制等について定めた法律
院外調理における衛生管理指針	入院患者等に対する病院内での食事の提供を院外調理方式で行う場合に，調理加工施設が衛生管理に関して自主的に遵守すべき事項を定めたガイドライン（厚生労働省）
学校給食衛生管理基準	HACCPの考え方に基づき，学校給食の施設・設備，調理の過程，衛生管理体制等の衛生管理基準が定められている（文部科学省）

食品衛生法，「大量調理施設衛生管理マニュアル」についてはp80～p81本文および側注を参照．

食品，器具等の衛生等について規定した法律であり，わが国の食品の衛生管理に関する法規の中で中心的役割を果たしている．「**大量調理施設衛生管理マニュアル***」は，給食施設等における食中毒予防を目的に，1997（平成9）年に厚生省（現厚生労働省）によって作成されたものである．

わが国には上記のほかにも給食の衛生管理に関連する法規があり，それらを表3-13に示す．これらの法規は，新しい知見や他の法律との整合性，国際的整合性をとりながら度重なる改正が行われるため，最新の情報を確認することが重要である．

＊大量調理施設衛生管理マニュアル　1997（平成9）年，当時の食中毒事件の大規模化，腸管出血性大腸菌O-157による食中毒事件の続発等に対応するために，厚生省（現厚生労働省）によって作成された．

❸ 給食と食中毒

食中毒の病因物質の特性，食中毒発生時の対応について理解する

a 食中毒と感染症

感染症とは，寄生虫，細菌，真菌，ウイルス等の病原体が人の体内に侵入し，引き起こす疾患の総称である．感染症には，人から人へ感染するもの，動物や昆虫から人に感染するもの，食べ物から感染するもの等がある．

食中毒とは，食中毒起因菌が付着・増殖しているか，有害物質が混入または存在している食品を摂取することで引き起こされる，下痢，嘔吐や発熱などの健康障害である．1999（平成11）年4月の感染症法の施行により，感染症の中でも飲食に起因するものは，すべて食中毒として扱われることとなった．表3-14に主な食中毒の病因物質の特性を示す．

b 食中毒の発生状況

近年，食中毒の事件数は年間約1,000件，患者数は約2万人で推移している．

表 3-14 主な食中毒の病因物質の特性

種類		病因物質	主な原因食品・感染源	ヒトへの影響		菌の特性と予防措置
				潜伏期間	症状	
細菌性	感染型 [*1]	サルモネラ属菌	●食肉およびその加工品, 鶏卵, 複合調理食品	12〜48時間(平均18時間)	悪心, 嘔吐に始まり, 次いで腹痛, 下痢, 発熱(38〜40℃)	●10℃以下の食品中ではほとんど増殖できない ●熱に弱い
		カンピロバクター	●鶏肉, その他食肉, 飲料水	1〜7日	下痢(水溶性便あるいは粘血便), 腹痛, まれに嘔吐, 発熱	●少量菌で発症 ●30℃以下で発育不可 ●微好気性で通常の大気中で発育不可
		腸管出血性大腸菌(ベロ毒素産生性大腸菌)	●牛肉, レバー, 野菜の浅漬け, サラダ類	7〜10日	激しい腹痛, 下痢(新鮮血を伴う水様性便), 重症の場合, 溶血性尿毒症症候群	●少量菌で発症 ●熱に弱い ●10℃以下の食品中ではほとんど増殖できない
		腸炎ビブリオ	●海産魚介類, 折詰弁当, 漬物等	平均12時間	激しい下痢(水様性, 粘液便, まれに出血), 腹痛, 嘔吐, 発熱	●室温下(20℃以上)で急増し, 10℃以下では発育不可, わずかな時間でも低温管理を徹底 ●熱に弱い
		ウェルシュ菌	●カレー, うどんつけ汁等, 食肉や魚介類の加熱調理食品	8〜20時間(平均12時間)	腹部膨満感に始まり, 主症状は腹痛, 下痢, まれに嘔吐や発熱	●10℃以下では発育不可 ●芽胞は耐熱性で通常の加熱調理では死滅しない ●大量調理における加熱後の急冷不完全による発生事例が多い. 加熱後にすぐに喫食しない場合には急冷して低温保存を徹底
		下痢型セレウス菌	●乳, 魚介加工品, 野菜スープ, プリン等, 種々雑多な食品	8〜16時間	腹痛を伴う下痢, ウェルシュ菌食中毒の症状に類似	●芽胞は耐熱性で通常の加熱調理では死滅しない. 加熱後にすぐに喫食しない場合には急冷して低温保存を徹底
	毒素型 [*2]	黄色ブドウ球菌	●ヒトや動物の皮膚や粘膜, 化膿創 ●おにぎり等の穀類やその加工品, 弁当類等	30分〜6時間(平均3時間)	主症状は悪心, 嘔吐, 腹痛, 下痢. 通常, 無発熱. 嘔吐型セレウス菌の症状に類似	●10℃以下の食品中ではほとんど増殖できない ●毒素のエンテロトキシン(A型)は熱に強く, 100℃30分の加熱でも失活しない ●食品取扱者の十分な手洗いによる手指からの菌の除去, 傷のある手指での作業回避が重要
		ボツリヌス菌	●いずし, 辛子れんこん, レトルト食品(密封包装された調理食品)等	12〜36時間(毒素により不定)	悪心, 嘔吐, 下痢のような消化器症状がみられ, その後, 視力障害, 発声困難, 呼吸困難などの麻痺症状. 致死率が高い	●嫌気性菌 ●芽胞は耐熱性で通常の加熱調理では死滅しない ●毒素(ボツリヌス毒素)はきわめて強い毒力を示す. 80℃30分, 100℃10分で不活化
		嘔吐型セレウス菌	●穀類やその加工品(焼飯, ピラフ, パスタ等)	30分〜5時間(平均3時間)	悪心と嘔吐が主症状, ときどき腹部の痙攣や下痢がある. わが国では下痢型よりも嘔吐型のほうが多い	●芽胞は耐熱性で通常の加熱調理では死滅しない. 加熱調理後にすぐに喫食しない場合には急冷して低温保存を徹底
ウイルス性		ノロウイルス	●二枚貝(カキ等) ●調理従事者を介して二次汚染された雑多な非加熱食品	24〜48時間	突然の悪心, 嘔吐に始まり, 次いで激しい下痢, 腹痛	●少量菌で発症. 症状改善後も1週間程度(長い場合で1ヵ月程度)ウイルス排出が続く ●85〜90℃90秒以上の加熱で不活化 ●不顕性感染者を前提とした調理従事者への対策の徹底
化学物質		ヒスタミン	●マグロ, カツオ, サバ, イワシ, アジ等の赤身魚やその加工品	30分〜1時間	顔面, とくに口の周りや耳たぶの紅潮, 頭痛, じんま疹, 発熱など, アレルギー様の症状	●いったん生成されたヒスタミンは調理加熱程度の温度では分解されない. 低温管理等により鮮度管理し, ヒスタミンの生成を抑制することが重要
自然毒	動物性	フグ	●フグの内臓, 皮に存在するテトロドトキシン	20分〜3時間	知覚麻痺, 運動麻痺, 発声不能, 嚥下困難, 呼吸困難, チアノーゼ	●フグの内臓(卵巣, 肝臓等), 皮に存在する ●致死率が高い
		麻痺性貝毒	●イ貝, ホタテ貝等に蓄積された貝毒	5〜30分	知覚麻痺, 運動麻痺, ときに呼吸困難	●二枚貝が有毒プランクトンの摂取により毒化して, 中毒を引き起こす
	植物性	毒きのこ	●つきよだけ, いっぽんしめじ, てんぐたけ等	2〜10時間	胃腸障害, コレラ様症状, 神経系障害, 脳症状等	●きのこの種類によって, 毒成分, 毒性の強さ, 主症状は異なる
		じゃがいも	●じゃがいもの芽などに含まれるソラニン, チャコニン	30分〜3時間	腹痛, 嘔吐, 虚脱, めまい, 呼吸困難等	●毒成分は芽や緑色をした皮に含まれるため, 芽の出ているところや病変部を取り除いて皮をむく
寄生虫		アニサキス	●海産の魚類(サバ, アジ, イカ, イワシ, サケ等)の生食	1時間〜36時間(多くは8時間以内)	急激な心窩部痛, 悪心, 嘔吐	●生きたまま経口摂取されたアニサキス幼虫が, 胃壁や腸壁に侵入し発症. 幼虫自身は加熱(60℃1分)あるいは低温処理(−20℃以下で数時間)で不活化

[*1] 感染型:食品内で増殖した原因菌を摂取し, 腸管内で感染することによって発症する
[*2] 毒素型:食品内で原因菌が産生した毒素を摂取することによって発症する

表 3-15 2017（平成 29）年 病因別食中毒発生状況

病因物質		事件		患者		病因物質		事件		患者	
		件数	%	人数	%			件数	%	人数	%
総数		1014	100	16464	100	細菌	パラチフスA菌	−	−	−	−
細菌	総数	449	44.3	6621	40.2		その他の細菌	3	0.3	210	1.3
	サルモネラ属菌	35	3.5	1183	7.2	ウイルス	総数	221	21.8	8555	52.0
	ぶどう球菌	22	2.2	336	2.0		ノロウイルス	214	21.1	8496	51.6
	ボツリヌス菌	1	0.1	1	0.0		その他のウイルス	7	0.7	59	0.4
	腸炎ビブリオ	7	0.7	97	0.6	寄生虫	総数	242	23.9	368	2.2
	腸管出血性大腸菌(VT産生)	17	1.7	168	1.0		クドア	12	1.2	126	0.8
	その他の病原大腸菌	11	1.1	1046	6.4		サルコシスティス	−	−	−	−
	ウェルシュ菌	27	2.7	1220	7.4		アニサキス	230	22.7	242	1.5
	セレウス菌	5	0.5	38	0.2		その他の寄生虫	−	−	−	−
	エルシニア・エンテロコリチカ	1	0.1	7	0.0	化学物質		9	0.9	76	0.5
	カンピロバクター・ジェジュニ／コリ	320	31.6	2315	14.1	自然毒	総数	60	5.9	176	1.1
							植物性自然毒	34	3.4	134	0.8
	ナグビブリオ	−	−	−	−		動物性自然毒	26	2.6	42	0.3
	コレラ菌	−	−	−	−	その他		4	0.4	69	0.4
	赤痢菌	−	−	−	−	不明		29	2.9	599	3.6
	チフス菌	−	−	−	−						

国外，国内外不明の事例は除く．
［厚生労働省：食中毒統計資料（平成29年（2017年）食中毒発生状況）を参考に筆者作成］

病因別発生状況（**表 3-15**）については，総事件数の約40％は細菌性食中毒が占めており，その中では**カンピロバクター**の事件数が最も多い．ウイルス性食中毒のほとんどは**ノロウイルス**によるものである．ノロウイルスは感染力が強く，発生患者数は病因物質の中で最も多い．発生時期は，細菌性食中毒は高温多湿の6〜9月の夏季に多いのに対し，ノロウイルスによる食中毒は11〜3月に多い．年間を通じて発生が標準化しており，年間を通じた食中毒予防対策が必要である．

 コラム ノロウイルスによる胃腸炎の特徴

　ノロウイルスは手指や食品などを介して，経口で感染し，ヒトの腸管で増殖し，嘔吐，下痢，腹痛などを起こす．1年を通して発生しているが，11月くらいから発生件数は増加し始め，12月〜翌年1月が発生のピークになる傾向がある．感染力が非常に強く，10〜100個という少量で発症する．潜伏期間は24〜48時間で，主な症状は悪心，嘔吐，下痢，腹痛であり，発熱は軽度である．症状は一般的には2〜3日で回復するが，乳幼児や高齢者およびその他，体力の弱っている者での嘔吐，下痢による脱水や窒息には注意する必要がある．

　症状回復後，通常では1週間程度，長いときには1ヵ月間，患者便中にウイルスが排出されるため，二次感染に注意が必要である．また，感染しても発症しない場合（不顕性感染）があり，このような感染者からの感染拡大に注意が必要である．利用者や家族等に感染性胃腸炎が疑われる有症者がいる場合，地域にノロウイルスによる感染症が増加している場合には，自身も感染している可能性があることを想定した対応が重要である．

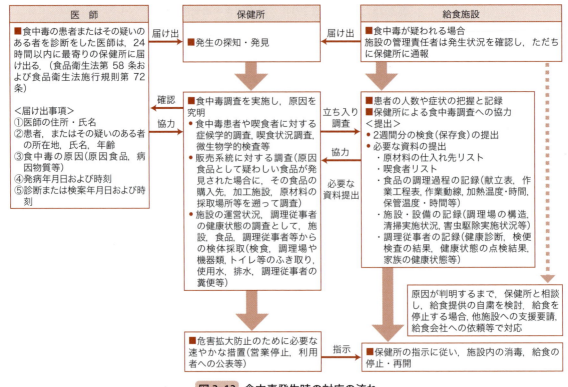

図 3-13 食中毒発生時の対応の流れ
[厚生労働省：食中毒調査マニュアル(改正：平成 25 年)を参考に筆者作成]

C 食中毒発生時の対応

1) 保健所への届け出

　食中毒が発生した場合，クライシスマネジメントすなわち，患者の早期治療や被害の拡大を防ぐために，初期の対応が重要である．食中毒発生時の対応を図 3-13 に示す．

　食中毒が疑われる場合，給食施設の管理者は，発生状況を確認し，ただちに保健所に届け出て，その後の保健所の調査に協力しなければならない．

　また，食中毒患者もしくはその疑いのある患者を検診した医師は，所轄の保健所に 24 時間以内に届け出なければならない(食品衛生法施行規則第 72 条)．保健所への届け出事項は，①医師の住所および氏名等，②中毒患者もしくはその疑いのある者または死者の所在地，氏名および年齢，性別等，③食中毒の原因(原因食品，病因物質等)，④発病年月日および時刻，⑤診断または検案年月日および時刻である．

2) 保健所による調査

　患者や喫食者等に対する**症候学的調査**＊や喫食状況調査，施設への立ち入り調査が行われる．立ち入り調査では，施設，食品，調理従事者等からの検体採取(検食，調理場や機器類，トイレ等のふき取り検体，使用水，排水，調理従事者の糞便等)が行われる．ふき取り検査や排水の検査は，施設の消毒後ではその意義を失うため，保健所の指示があるまで施設の消毒は行わな

＊**症候学的調査**　調査対象者の症状の有無，症状の内容，発症年月日，医療機関への受診の有無，受診した医療機関名，受診年月日，治療の内容，入院・外来の別等の調査，発症者の既往歴，現病歴等の健康状態，患者等の家族構成，家族の発症状況の確認等が行われる．

いよう注意する．

3) 給食施設の対応

保健所に，2週間分の**検食(保存食)**を提出するとともに，原因究明に必要な資料を提出する．必要な資料は，原材料の仕入先リスト，喫食者リスト，食品の調理過程(献立表，作業工程表，作業動線，加熱温度・時間，保管温度・時間等)，施設・設備(調理場の構造，清掃実施状況，害虫駆除実施状況等)，調理従事者(健康診断や検便検査の結果，衛生状態の点検結果，家族の健康状態等)に関する記録等である．日頃から，資料となる帳票や記録簿を適正に作成し，保存しておくことが重要である．

給食の停止，再開は保健所の指示に従う．給食を停止する場合には，病院や高齢者入居施設等では，他施設や給食会社に支援要請する等，代替食を確保する必要がある．また，納入業者へ納入停止の連絡を行う．それぞれの給食施設で作成している危機管理マニュアルを活用する．

❹ 衛生管理の考え方

> 衛生管理はリスクマネジメントとしてHACCPの概念に基づき実施する

a　HACCPによる衛生管理

1) HACCPとは

HACCP(Hazard Analysis and Critical Control Point：**危害要因分析重要管理点**)は，食品の製造過程における危害要因の発生を予防することを目的とした，衛生管理の手法である．給食施設の衛生管理は，HACCPの考え方に基づき実施する． ●HACCP

HACCPによる衛生管理では，食品等事業者自らが，**危害要因分析**(hazard analysis：HA)を行い，原材料の入荷から製品の出荷に至る全工程で発生しうる**危害要因**(食中毒菌汚染や異物混入等)を明らかにする．さらにその危害要因を管理するための方法を明らかにする．そのうえで，それらの危害要因を除去または健康を損なわないレベルに低減させるためにとくに重要な工程を，**重要管理点**(critical control point：CCP)として特定し，重点的に管理することで製品の安全性を確保しようとする衛生管理の手法である．非常に合理的で有効性が高い手法として，国際的にも認められている． ●CCP

2) HACCPの導入手順

HACCP導入の手順については，国連食糧農業機関(FAO)と世界保健機関(WHO)の合同機関である**食品規格委員会(コーデックス委員会)***から国際的規範が示されている．**図3-14**にHACCPシステム導入の手順を示す．手順1～5はプラン作成の準備段階であり，HACCPチームを作成し，危害要因分析に必要な情報収集を行う．手順6～12はHACCPシステムの7原則にあたり，HACCPプランの作成段階である．

CCPの管理状態は，科学的根拠に基づき設定された生物的，化学的，物理的な指標を用いて，連続的に，または相当の頻度で監視され，危害要因発生時にはリアルタイムに対処される．

*食品規格委員会(コーデックス委員会)　消費者の健康の保護，食品の公正な貿易の確保等を目的として，1963年にFAOとWHOにより設置された国際的な政府間機関であり，国際食品規格の策定等を行っている．

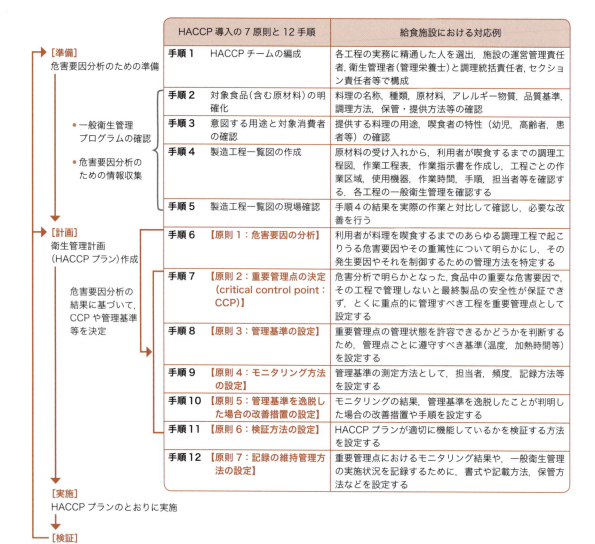

図 3-14 HACCP システム導入の手順

　一連の結果は，すべて記録・保存され，HACCP プランが適切に機能しているかの検証に用いるほか，食中毒等の問題が生じた場合に，製造工程や衛生管理の状況を遡り，原因究明を行う手助けとなる．

3）一般的衛生管理

　一般的衛生管理とは，食品の安全性を確保するために必ず実施しなければならない，清浄な製造環境の確保や，食品の適正な取り扱い方法に関する基本的な衛生管理要件である．食中毒の原因の多くは一般衛生管理の不備によるものであり，これらを確実に実施することは重要である．

　一般衛生管理事項のうち，施設設備の清掃や器具類の洗浄・殺菌，調理従事者の疾病・傷病管理や手洗い，交差汚染防止等の方法や管理手順等を具体的にわかりやすく文章化したものを**衛生標準作業手順**(Sanitation Stan-

表 3-16 清浄な製造環境確保のために必須の SSOP の 8 項目（FDA）

①使用水と氷の衛生
②食品接触面（作業台，調理機器，手袋，外衣等）の清潔さの維持
③交差汚染防止／二次汚染の防止
　（施設・設備・器具，生の原料，調理従事者による汚染の防止）
④手洗い・消毒設備とトイレの維持管理
⑤不潔物（結露等）・有害物質（殺菌剤等）からの汚染防止
⑥毒性物質（殺菌剤，消毒剤，殺虫剤等）の適正な表示と保管
⑦従業員の傷と病気の管理
⑧有害動物（ネズミ，ゴキブリ等）の駆除

FDA：Food and Drug Administration（米国食品医薬品局）

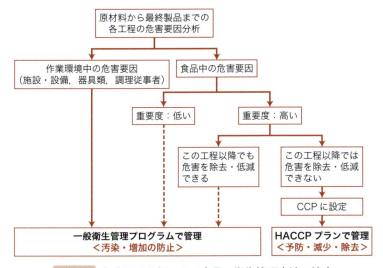

図 3-15 危害要因分析による食品の衛生管理方法の決定

（小久保彌太郎：現場で役立つ食品微生物 Q&A，第 4 版，中央法規，p148，2016 を参考に筆者作成）

● SSOP

dard Operating Procedure：SSOP）という．HACCP プランが少数の工程に対して特別な管理をしようとするものであるのに対し，SSOP は施設全体として，それぞれの作業区域，工程をふさわしいレベルの清浄度に維持・管理するためのものである（**表 3-16**）．SSOP の管理状態は日常的にモニタリングし，必要な改善を行うとともに，一連の結果を記録する．

　一般的衛生管理の確実な実施は，HACCP システムを効果的に機能させるための前提条件である．HACCP システムは，食品の安全性を確保するための管理体系であるが，単独では機能しない．一般的衛生管理を確実に実施し，原材料による汚染の持ち込みや，作業環境から食品への汚染を防止することによって，危害発生防止上きわめて重要な CCP の管理が可能となる．食品の衛生管理は一般的衛生管理が基本であり，それだけではどうしても解決できない食品そのものの管理を HACCP システムでカバーするという考え方が，食品衛生管理の基本的手順である（**図 3-15**）．

b 大量調理施設衛生管理マニュアル

「大量調理施設衛生管理マニュアル」[2]は，給食施設等における食中毒を予防するために，HACCPの概念に基づき，調理過程における重要管理事項を示している．この中に示される重要管理事項は，以下のように主に調理工程に沿って示されている．

> ①原材料の受け入れ，下処理段階における管理の徹底
> ②加熱調理食品の加熱温度管理による食中毒菌等（ウイルス含む）の死滅
> ③加熱調理後の食品，非加熱調理食品の二次汚染防止の徹底
> ④食中毒菌等が付着した場合に菌の増殖を防ぐための，原材料および調理済み食品の温度管理の徹底

具体的な管理ポイントは，調理工程中の食品と，それに付随する場所や器具，作業する人に対して存在する．このマニュアルには，衛生管理の管理対象である「食品」「施設設備・器具類」「調理従事者」に対する衛生管理基準が列挙されている．

給食施設は，衛生管理体制を確立し，これらの管理状態を点検・記録し，必要な改善措置を講じることが求められる．また，衛生管理基準に沿った生産を行うのはすべて人（調理従事者）である．したがって，マニュアル遵守のためには，調理従事者への衛生教育・訓練も必要である．

1) 食品の衛生管理の基準

a) 原材料の購入，検収

原材料の購入にあたっては，製造加工業者の衛生管理体制やノロウイルス対策の実施状況等を確認し，衛生上の信用のおける食品納入業者を選定する．魚肉類，野菜類等の生鮮食品は，1回で使い切る量を調理当日に仕入れる．

検収では，原材料の品名，仕入元の名称および所在地，生産者（製造または加工者）の名称および所在地，**ロット***が確認可能な情報（年月日表示またはロット番号），仕入れ年月日を記録し，1年間保管する．また，納入時には調理従事者等が必ず立ち会い，検収室で，品質，鮮度，品温，異物の混入等について点検を行い，その結果を記録する．原材料の品温測定は，**放射温度計***等，非接触式の温度計を用いる．

原材料の納入業者に対しては，納入業者が定期的に行っている微生物および理化学検査の結果の提出を求める．また，加熱せずに喫食する食品については，乾物や摂取量が少ない食品も含め，製造加工業者の衛生管理の体制について保健所の監視票，食品等事業者の自主管理記録票等により確認するとともに，製造加工業者が従業員の健康状態の確認等，ノロウイルス対策を適切に行っているかを確認する[3]．

*ロット 一定の製造期間内に一連の製造工程により均質性を有するように製造された製品の一群．

*放射温度計 物体からの放射熱（赤外線）をとらえて温度を測定する温度計．非接触で，短時間での測定が可能．

---

[2] 大量調理施設衛生管理マニュアルは，同一メニューを1回300食以上または1日750食以上を提供する調理施設に適用すると規定されているが，食中毒予防の徹底のためには，中小規模調理施設においても，同マニュアルの趣旨をふまえた衛生管理が必要である［中小規模調理施設における衛生管理の徹底について：1997（平成9）年6月30日衛食第201号］．

[3] 2016年に起きた「きゅうりのゆかり和えによるO-157食中毒」や2017年の「キザミのりによるノロウイルス食中毒」の事件を受け，乾物など少量使用の食材の管理方法が改正された（2017年）．

表 3-17 原材料，製品等の保存温度

保存温度		食品名	保存温度		食品名
冷凍	−18℃以下	・凍結卵	冷蔵	10℃前後	・生鮮果実・野菜
	−15℃以下	・細切した食肉・鯨肉を凍結したものを容器包装に入れたもの，冷凍食肉製品，冷凍鯨肉製品 ・冷凍ゆでだこ，生食用冷凍かき，冷凍食品 ・冷凍魚肉ねり製品		15℃以下	・ナッツ類，チョコレート ・バター，チーズ，練乳
			室温		・穀類加工品（小麦粉，デンプン），砂糖 ・液状油脂 ・乾燥卵 ・清涼飲料水（食品衛生法の食品，添加物等の規格基準に規定のあるものについては，当該保存基準に従う）
冷蔵	5℃以下	・生鮮魚介類（生食用鮮魚介類を含む）			
	8℃以下	・液卵			
	10℃以下	・食肉・鯨肉，食肉製品，鯨肉製品 ・ゆでだこ，生食用かき ・魚肉ソーセージ，魚肉ハムおよび特殊包装かまぼこ ・固形油脂（ラード，マーガリン，ショートニング，カカオ脂） ・殻付卵 ・乳・濃縮乳，脱脂乳，クリーム			

［厚生労働省：大量調理施設衛生管理マニュアル　別添 1（平成 9 年 3 月 24 日付け衛食第 85 号別添，最終改正：平成 29 年 6 月 16 日付け生食発 0616 第 1 号）を参考に筆者作成］

b）原材料の保管

納入された原材料は，食肉類，魚介類，野菜類など食品の分類ごとに区分して，検収時に専用のふた付き容器で保管することで，原材料の相互汚染を防ぐ．ダンボール等の食品輸送中の包装は，流通過程でさまざまな汚染を受けている場合があるため，保管設備に持ち込まない．各食品は**表 3-17** に示す基準に従い，適切な温度で保存する．

c）下処理

野菜および果物は流水で 3 回以上水洗いする．加熱せずに供する場合には，流水で十分洗浄した後，必要に応じて次亜塩素酸ナトリウム溶液（200 mg/L で 5 分間または 100 mg/L で 10 分間浸漬）等[4]で殺菌した後，流水で十分すすぎ洗いを行う．とくに高齢者，若齢者および抵抗力の弱い者を対象とした食事を提供する施設で，加熱せずに供する場合（表皮を除去する場合を除く）には，殺菌を行う．

d）主調理

食品に付着している病原微生物は，流水による洗浄で少なくすることはできるが，すべてを取り除くことはできない．加熱調理食品は，食品の中心部を 75℃で 1 分間以上（二枚貝等のノロウイルス汚染のおそれのある食品は 85〜90℃で 90 秒間以上）加熱し，病原微生物を除去または健康を損なわないレベルまで減少させる．

中心温度の測定には，校正された**中心温度計***を用いる．調理の途中で適当な時間を見計って食品の中心温度を 3 点以上（煮物の場合は 1 点以上）測定

***中心温度計** 食品に測定部（センサー）を直接刺し込み温度が測定できる温度計．

---

[4] 次亜塩素酸ナトリウム溶液と同等の効果を有する亜塩素酸水（きのこ類を除く），亜塩素酸ナトリウム溶液（生食用野菜に限る），過酢酸製剤，次亜塩素酸水ならびに食品添加物として使用できる有機酸溶液．

し，すべての点において75℃以上(二枚貝等ノロウイルス汚染のおそれのある食品の場合は85～90℃で90秒間以上)に達していた場合には，それぞれの中心温度を記録するとともに，その時点からさらに1分以上加熱を続け，温度と時間(加熱開始時間，最終的な加熱処理時間等)を記録する．測定は熱が通りにくいと考えられる場所や具材を選び行う．煮物や汁物等で中心温度を測定できるような具材がない場合には，調理釜の中心付近の温度を測定する．野菜等をゆでる場合は，釜のお湯の温度を測るのではなく，釜から網じゃくしなどですくい上げて食品自体の温度を測定する．

e）調理済み食品の保管

調理終了後の食品は，衛生的な容器にふたをして保存し，他からの**二次汚染***を防止する．調理後すぐに提供しない食品は，病原菌の増殖を抑えるために，10℃以下または65℃以上で管理する．加熱終了後，食品を冷却する場合には，食中毒菌の発育至適温度帯(約20～50℃)の時間帯を可能な限り短くするため，冷却機等を用いて30分以内に中心温度を20℃付近(または60分以内に中心温度10℃付近)まで下げるよう工夫する．

調理後の食品は，調理終了後から2時間以内に喫食することが望ましい．

***二次汚染** 調理中の食品が調理器具や調理従事者を経由して細菌やウイルスに汚染されること．

2）施設・設備，器具類等の衛生管理の基準

a）施設・設備の管理

調理場は，各作業区域を汚染度の度合いによって，汚染作業区域(検収室，原材料の保管室，下処理室，返却食器の搬入場等)，非汚染作業区域[準清潔作業区域(加熱調理エリア等)と清潔作業区域(加熱調理食品の冷却，盛りつけ・配膳エリア等)]に区域分け(ゾーニング)する．納品された食品は，汚染作業区域で付着している泥やほこり等の異物や病原微生物をできるだけ減らしてから，非汚染作業区域に持ち込む．また，汚染作業区域と非汚染作業区域間で器具・容器，調理従事者の外衣や履物を使い分けることで，汚染作業区域から非汚染区域への汚染拡大を防ぐ．作業区域を明確にすることは，衛生管理の最も基本的な事項である(☞p 61)．

調理場内が高温多湿の場合には，細菌が繁殖しやすく，調理従事者は疲労が増大し注意力が散漫になりやすいことから，調理場は十分な**換気**により，湿度80％以下，温度は25℃以下に保つことが望ましい．

すべての食品が調理場内から完全に搬出された後，施設の床面(排水溝を含む)，内壁のうち床面から1ｍまでの部分，手指の触れる場所は1日に1回以上，施設の天井と内壁のうち床面から1ｍ以上の部分は月に1回以上清掃する．

b）器具類の整備，管理

包丁，まな板などの器具，容器等は，用途別および食品別にそれぞれ専用のものを用意し[5]，混同しないように使用する．また，器具，容器等は，**作業動線**を考慮し，あらかじめ適切な場所に適切な数を配置する．器具類の洗浄・殺菌方法を図3-16に示す．

---

[5] 木製の器具は，長く使用していると木片がはがれて異物混入の原因となり，はがれたところから微生物が入り二次汚染の原因ともなるため，極力使用を控える．

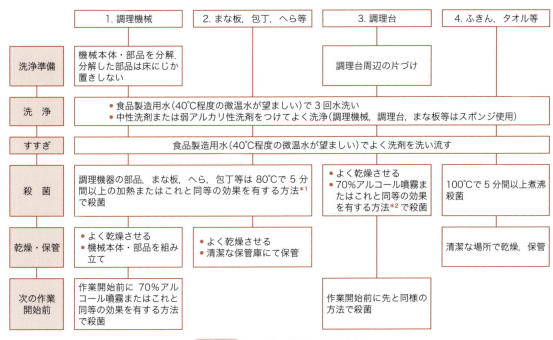

図 3-16 器具等の洗浄・殺菌方法

*1: 大型のまな板やざる等，十分な洗浄が困難な器具については，亜塩素酸水または次亜塩素酸ナトリウム等の塩素系消毒剤に浸漬するなどして消毒を行うこと．
*2: 塩素系消毒剤（次亜塩素酸ナトリウム，亜塩素酸水，次亜塩素酸水等）やエタノール系消毒剤には，ノロウイルスに対する不活化効果を期待できるものがある．使用する場合，濃度・方法等，製品の指示を守って使用すること．浸漬により使用することが望ましいが，浸漬が困難な場合にあっては，不織布等に十分浸み込ませて清拭する．

［厚生労働省：大量調理施設衛生管理マニュアル 別添 2 標準作業書 1「器具等の洗浄・殺菌マニュアル」（平成 9 年 3 月 24 日付け衛食第 85 号別添，最終改正：平成 29 年 6 月 16 日付け生食発 0616 第 1 号）を参考に筆者作成］

コラム 酸性電解水（次亜塩素酸水）による食品の殺菌

　酸性電解水とは，塩酸または塩化ナトリウム水溶液（食塩水）を電気分解することで得られる，次亜塩素酸を主成分とする水溶液である．①強酸性次亜塩素酸水（有効塩素濃度 20 〜 60 ppm，pH 2.7 以下），②弱酸性次亜塩素酸水（有効塩素濃度 10 〜 60 ppm，pH 2.7 〜 5），③微酸性次亜塩素酸水（有効塩素濃度 10 〜 80 ppm，pH 5 〜 6.5）が，食品添加物殺菌料に指定されている．生成には専用装置が必要である．

　電解酸性水は，遊離次亜塩素酸の含有率が高く，次亜塩素酸ナトリウムよりも低い濃度で同等の殺菌効果を得られる．このことから，においの問題が軽減され，野菜などの食材へのダメージを抑えることができる．ただし，有機物（汚れなど）と接触すると速やかに分解され，殺菌能力が落ちる．使用にあたっては，消毒槽に次々と新しい生成水を送り込み，オーバーフローさせた状態で使用するのが望ましい．なお，次亜塩素酸水には，次亜塩素酸ナトリウムのような漂白作用はない．

c）使用水の衛生管理

使用水は食品製造用水を用いる．使用水は，毎日，始業前および調理作業

終了後に，色，濁り，におい，異物について点検する．また，貯水槽を設置している場合や井戸水等を殺菌・濾過して使用する場合には，遊離残留塩素が 0.1 mg/L 以上であることを検査する．

d）ネズミ・害虫の防除

ネズミ，昆虫等の発生状況を月に1回以上巡回点検し，半年に1回以上（発生を確認したときにはそのつど）駆除を実施し，その実施記録を1年間保管する．

3）調理従事者の衛生管理の基準

a）調理従事者の衛生管理

調理従事者等は，衛生的な生活環境を確保し，**ノロウイルス**の流行期には十分に加熱された食品を摂取する等により感染防止に努め，徹底した手洗いの励行を行うなど，自らが施設や食品の汚染の原因とならないよう，健康な状態を保つように努める．

作業開始前・作業中には，身支度や手洗い実施状況，外衣や履物の交換等について点検し，記録する．図 3-17 に手洗いの方法を示す．手洗いでは，爪の間や指の間は，手指細菌の多くが存在する箇所であり，かつ洗い残しが多い箇所でもあることから，とくによく洗うよう注意する．また，ふき取りが不十分であると，手に水分が残り，アルコールの消毒効果が十分に発揮されないため注意する．

b）調理従事者の健康状態等の確認

調理従事者等は臨時職員も含め，定期的な健康診断，および月に1回以上の**検便検査**を受ける[6]．検便検査には，**腸管出血性大腸菌 O-157** の検査を含める．10月～3月までの間は，月1回以上または必要に応じてノロウイルスの検便検査[7]を実施するよう努める．

さらに，毎日の作業開始前，調理従事者等は自らの健康状態や同居する家族の健康状態を衛生管理者に報告する．衛生管理者はその結果を確認し，記録する．下痢，嘔吐，発熱等の症状がある，手指等に化膿創がある調理従事者等は，調理作業に従事しない．

また，次の調理従事者等は，検便検査によってノロウイルスを保有していないことが確認されるまでの間，食品に直接触れる調理作業を控えるなどの適切な措置をとる．

---

[6] 学校給食衛生管理基準（文部科学省）では，調理従事者の健康管理に対して，「大量調理施設衛生管理マニュアル」よりも厳しい基準が設定されている．学校給食従事者は，日常的な健康状態の点検とともに，年1回健康診断（当該健康診断を含め年3回定期的に健康状態を把握することが望ましい），毎月2回以上の検便検査（赤痢菌，サルモネラ属菌，腸管出血性大腸菌 O-157，その他必要な細菌等）を行う．

[7] ノロウイルスの検便検査方法は，遺伝子型によらず，おおむね便1gあたり10^5オーダーのノロウイルスを検出できる検査法を用いることが望ましい．検査結果はノロウイルスゼロを証明するものではないことから，検査結果が陰性であった場合でも，検査感度によりノロウイルスを保有している可能性をふまえた衛生管理が必要である．

手順		
1	水で手を濡らし石けんをつける	
2	指, 腕を洗う. とくに, 指の間, 指先をよく洗う (30秒程度)	
3	石けんをよく洗い流す (20秒程度)	
4	使い捨てペーパータオル等でふく (タオル等の共用はしない)	
5	消毒用のアルコールをかけて手指によくすりこむ	

次の①〜⑤の場合, 手順1〜3を2回繰り返す
① 作業開始前および用便後
② 汚染作業区域から非汚染作業区域に移動する場合
③ 食品に直接触れる作業にあたる直前
④ 生の食肉類, 魚介類, 卵殻等の食品等に触れた後に, 他の食品や器具等に触れる場合
⑤ 配膳の前

図 3-17 手洗いの方法
[厚生労働省:大量調理施設衛生管理マニュアル 別添2 標準作業書1「手洗いマニュアル」(平成9年3月24日付け衛食第85号別添, 最終改正:平成29年6月16日付け生食発0616第1号)を参考に筆者作成]

- 検便検査の結果, ノロウイルスの病原体保有者であることが判明した.
- 下痢や嘔吐等の症状によって受診した医療機関で, ノロウイルスを原因とする感染性疾患による症状と診断された.
- 家族にノロウイルスによる感染性胃腸炎が疑われる有症者がいるなど, 同一の感染機会があった可能性がある.

図 3-18 に調理従事者の健康状態や衛生の確認の流れを示す.

4) 検食(保存食)の保存 (☞ p 96)

検食として, 使用した原材料および調理した料理をそれぞれ 50 g 程度ずつ清潔な容器に採取し, 密封した状態で −20℃以下で2週間以上保存する. なお, 原材料は洗浄, 殺菌を行わず, 購入した状態で, 調理済み食品は配膳後のものと同じものを保存する.

5) 廃棄物の管理

調理施設内で生じた廃棄物や返却された残渣は, 非汚染作業区域に持ち込まず, 作業場に放置せずに適宜集積場に搬出する. 廃棄物容器は, 汚臭, 汚液が漏れないように管理し, 作業終了後は速やかに清掃する.

6) 献立, 作業工程表の作成[8]

衛生的リスクやその管理方法は, 食材の種類や調理法によって異なるため, 献立作成の段階で, 施設・設備の設置状況や人員等の能力を考慮し, 無理がない衛生的な調理作業となるよう配慮する必要がある.

調理従事者等を配置する際は, 作業工程や作業動線に配慮し, **汚染作業区域**から**非汚染作業区域**への移動を極力行わないようにし, 調理従事者は1日ごとに作業の分業化を図ることが望ましい. さらに, 調理終了後速やかに喫食されるよう提供開始時間から遡って作業工程を設定するなどの工夫も必要である.

---

[8] 学校給食衛生管理基準では, 作業工程表のほかに, 二次汚染を起こす可能性の高い食品(肉, 魚, 卵など)と, 加熱済み食品や非加熱調理食品などとの交差を防ぐことを目的に, 食品の動線を示した作業動線図を作成するよう規定している.

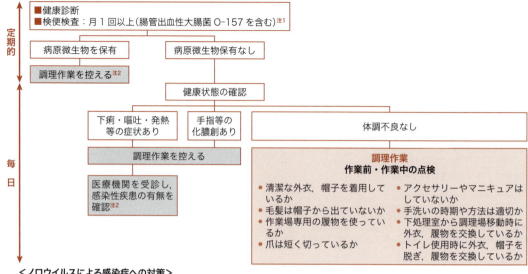

図 3-18 調理従事者の健康状態や衛生の確認の流れ

[厚生労働省：大量調理施設衛生管理マニュアル（平成 9 年 3 月 24 日付け衛食第 85 号別添，最終改正：平成 29 年 6 月 16 日付け生食発 0616 第 1 号）を参考に筆者作成]

❺ 衛生管理の実際

> 計画を立案し，実施した結果を点検・記録し，必要な改善措置を講じる

ⓐ 衛生管理の計画

「大量調理施設衛生管理マニュアル」に基づき，衛生管理方法を計画する．表 3-18 に，ほうれん草のお浸しを例に，調理工程中に想定される危害とその管理方法を示す．給食施設では日々異なる献立が提供されており，献立ごとに調理工程中のリスクを想定したうえで，その管理方法を決定し，重要管理点（CCP）やその管理基準を設定しなければならない．また衛生管理事項には，毎日行う事項と定期的に行う事項（表 3-19）があり，衛生管理を計画する際には，管理の対象と目的，実施のタイミングを明確にする必要がある．

1) 食品の衛生管理

安全な原材料の確保，食品中に存在する可能性のある食中毒菌等の増殖防止，除去または低減を目標に，原材料の購入・保管，調理（加熱・冷却等），調理済み食品の保管や配食の衛生的な管理方法等について計画する．また，各料理の CCP とその管理基準を設定し，管理基準を逸脱した場合の措置について計画する．

表 3-18 調理工程中に想定される危害と管理方法

【ほうれん草のお浸しの例（調理：クックサーブ方式，提供：調理終了後30分以上を要する場合）】

作業区域		調理工程	想定される危害	一般的衛生管理			重要管理点(CCP)		
				調理従事者	器具等	食品	CCP No.	管理基準(CL)・モニタリング方法	基準逸脱時の改善措置
汚染作業区域	検収室	検収	●病原微生物等の持ち込み ●異物混入 ●業者，包装を介した汚染 ●調理従事者を介した汚染	●マスク，専用白衣，靴の着用 ●手指の洗浄・消毒	●検収用バットの使用	●ほうれん草の品質，鮮度，品温(10℃前後)，異物の混入，生産地，数量等の確認			
		材料保管	●病原微生物の増殖 ●器具等を介した汚染		●野菜用の検収用冷蔵庫に保管	●ほうれん草：10℃前後で保管			
	下処理室	下調理（切さい，洗浄）	●病原微生物等の残存，増殖 ●異物混入 ●調理従事者，器具等を介した汚染	●マスク，専用白衣，靴の着用 ●手指の洗浄・消毒	●野菜用下処理用シンク，まな板，包丁，容器の使用	●流水で3回洗浄			
		材料保管	●病原微生物の増殖 ●器具等を介した汚染		●野菜用の下処理用冷蔵庫に保管	●ほうれん草：10℃前後で保管			
準清潔作業区域	主調理室（加熱コーナー）	加熱（回転釜でほうれん草をゆでる）	●病原微生物等の残存 ●調理従事者，器具等を介した汚染	●マスク，専用白衣，靴の着用 ●手指の洗浄・消毒	●主調理用の器具の使用		CCP 1	●CL：中心温度75℃，1分間以上の加熱 ●ロットごとに，加熱後のほうれん草を網ですくい，中心温度計で中心温度を測定	中心温度75℃1分間以上の加熱に達するまで加熱を延長
清潔作業区域	主調理室（調理済み食品・盛りつけコーナー）	急速冷却（ブラストチラーでほうれん草を冷却）	●病原微生物の増殖		●調理済食品用の容器で保管	●急速冷却：60分以内に10℃以下			
		調味・混合	●病原微生物の増殖 ●調理従事者，器具等を介した食品の汚染	●手指の洗浄・消毒 ●使い捨て手袋の着用	●調理済食品用の器具の使用				
		盛りつけ	●病原微生物の増殖 ●調理従事者，器具等を介した食品の汚染	●手指の洗浄・消毒 ●使い捨て手袋の着用	●調理済食品用の器具の使用				
		保冷	●病原微生物の増殖		●調理済食品用冷蔵庫の使用	●10℃以下で保管 ●2時間以内の喫食			

2) 施設・設備，器具類等の整備・管理

　清潔な食品取り扱い環境を確保することを目標に，施設・設備，器具類を整備し，維持管理を行う．交差汚染等による二次汚染防止のため，衛生管理を目的とした作業区域の設定，設備の配置，器具類の使い分けを明確にし，

表 3-19 衛生管理の実施項目

	食　品	調理従事者	施設・設備，機器
定期的	・食材の納入業者の衛生管理体制に関する情報収集 ・在庫食品の管理	・健康診断 ・検便検査(月に1回以上) ・衛生管理，食中毒防止に関する知識・技術の周知徹底	・貯水槽の専門業者による清掃(年1回以上) ・水道事業により供給される水以外の井戸水等の水質検査(年に2回以上) ・ネズミ，昆虫の発生状況の巡回点検(月に1回以上)，駆除(半年に1回以上) ・施設・設備，機器の保守点検 ・施設・設備の清掃(床面から1m以上の内壁，天井，窓等)
毎日	・検収(品質，鮮度，品温，異物混入等の点検) ・原料品の保管 ・流水での十分な洗浄 ・殺菌(非加熱調理食品) ・加熱調理食品の加熱(中心温度の確認) ・急速冷却(冷却が必要な場合) ・調理後から喫食までの温度，時間管理 ・保存食(原材料，料理)の採取 ・検食	・健康状態の確認(手指の切り傷，化膿創の有無，下痢，嘔吐，発熱の症状の有無等) ・身支度(下処理場から調理場への移動の際には外衣，履物の交換等) ・手洗いの励行	・使用水の遊離残留塩素濃度の確認 ・冷蔵庫，冷凍庫内の温度確認 ・用途別，食品別の専用器具の使用 ・調理場の温度・湿度の管理 ・業務終了後の施設・設備の清掃(床面，排水溝，床面から1m以内の内壁) ・業務終了後の調理器具，容器等の洗浄，消毒 ・厨芥の処理

作業区域内，作業区域間の食品と作業者の移動の流れ(動線)を計画する．

3） 調理従事者の衛生管理

清潔な食品取り扱い環境を確保するために，身支度や手洗い等の基準を明確化し，調理従事者の清潔や衛生を管理する．また，定期的な健康診断や検便検査を計画するとともに，調理従事者が食中毒菌等に感染していることが判明した場合やその疑いがある場合の対応措置について計画する．

また，提供後，食べるまでの時間が管理できない場合や，盛りつけを利用者自身が行う場合には，利用者の衛生管理も重要である．そのために，手洗い場所の整備や，利用者の衛生に関する意識を高め，個人の衛生管理を徹底するための情報提供等を行う必要がある．

b 衛生管理の実施

衛生管理を実施し，その結果を点検，記録して保存する(表 3-19)．実施項目のうち，毎日実施する事項には，調理従事者の体調確認，調理工程中の食品の温度，保存食の採取等があり，定期的に実施する事項には健康診断，検便検査，害虫駆除等がある．

実施状況の記録は，過去に遡って衛生管理の適否を判断する際の根拠となり，提供した食事が安全であることを証明する重要な証拠になる．適正な点検，記録のため，点検項目が時間や温度などの客観的な指標である場合，使用する計器類の定期的な精度確認(**校正**)が必要である．人の観察によって点検する項目の場合，検収時の点検は，見た目やにおい等から食品の鮮度や品質を鑑別できる者が実施する必要がある．

調理後には，提供する食事と同じものを**検食***として保存(☞ p 93)するだけでなく，供食前に施設長や給食責任者が喫食し，料理の出来栄え等ととも

***検食**　検食には次の2種類がある．①使用した原材料および調理した料理をそれぞれ冷凍し保存する保存食(☞ p 93)，②食事提供前に実際に食べて，衛生的な異常の有無等について点検するための食事．

に，外観，味，におい等から，衛生的に異常がないかを確認し（**検食**），**検食簿**に記録する．

C 衛生管理の評価・改善

衛生管理が計画どおりに適切に実施され，機能しているかどうかを評価し，どのような衛生教育や，調理作業の手順・方法の見直しが必要かを明らかにし，必要な改善を行う．衛生管理状態の検証と見直しを行うことにより，衛生状態をより一層向上させ，食品の安全をより確実なものとすることができる．

評価には，日々の点検記録を用いる．また，定期的に衛生検査（微生物検査や清浄度検査等）を行うことによって，衛生管理の是非や効果を客観的に評価する．さらに，調理従事者からの**アクシデントレポート・インシデントレポート**（☞ p 176），利用者からのクレームや意見等の情報を収集し，評価に用いる．適正な評価のためには，これらの情報収集の仕組みをつくることも重要である．

インシデント＊とは，**アクシデント**＊には至らないがヒヤリとしたり，ハッとしたりした出来事である．インシデントレポートを作成し，分析することが大事故の防止につながる．アクシデント・インシデントレポートの収集のためには，その書式を作成するとともに，調理従事者にアクシデントやインシデントの発生を報告する意義や目的を周知することが重要である．

また，給食施設による自主的な評価のほかに，都道府県等が定める食品衛生監視指導計画に基づき，**食品衛生監視員**＊による監視指導が行われる．その際，食品衛生監視員は，**食品衛生監視票**＊を用いて，施設・設備の構造や，食品や設備の取り扱い方法，調理従事者について評価する．保健所の栄養指導員からも，これらの衛生管理について確認・指導を受けることもある．食品衛生監視票の監視項目を表 3-20 に示す．

6 衛生管理体制

> 円滑で効率的な施設の衛生管理のために衛生管理体制の確立が必要である

給食施設の**運営管理責任者**（調理施設の経営者または学校長等）には，安全な食事を提供する義務がある．運営管理責任者は，現場の**衛生管理責任者**（施設の衛生管理に関する責任者）を指名し，運営管理責任者，衛生管理者および調理従事者等の役割と責任を明確にした衛生管理の組織体制づくりを行う．管理栄養士がこれらの役割を担うことは多い．

調理施設の整備，調理機器や食品の取り扱い等，調理従事者等が果たすべき役割は，各施設の衛生管理マニュアルや，**衛生管理点検表**として整備する．衛生管理者または調理従事者等はこの点検表に従って実施状況を点検・記録し，その結果を運営管理責任者に報告する．

＊**インシデント**　「ヒヤリハット」とも呼ばれる．事故になる手前で気がついて対処した事項．たとえば，「作業台の上に髪の毛を見つけた」「ソフト食を調理中に魚の骨の混入を見つけた」等．これらの内容，原因，対応，解決策等について報告したものをインシデントレポートという．

＊**アクシデント**　利用者，給食業務従事者，施設に起きた事故（食中毒，異物混入，誤配膳，けが等）．事故内容，原因，対応，解決策等を報告したものをアクシデントレポートという．

＊**食品衛生監視員**　国，都道府県，政令指定都市および特別区の保健所における食品衛生の専門家．食品衛生法に基づき，食品衛生上の危害を防止するために，営業施設等への監視指導を行う．任用資格である．

＊**食品衛生監視票**　食品衛生法の第22条，第23条，第24条に基づき，食品衛生監視員が営業施設等の食品衛生の監視指導を行う際に用いるチェックリスト．

表 3-20 食品衛生監視票の監視項目

監視項目				基準点数		監視項目			基準点数	
A. 施設の構造等	1	施設は適当な位置にあり，使用目的に適した大きさおよび構造か		12	3	D. 管理運営[*1]	14	施設およびその周辺が，定期的な清掃等により，衛生的に維持されているか	40	4(5)
	2	床，壁，天井は，清掃しやすい構造・材質であるか，施設内の採光，照明および換気は十分か			3		15	そ族[*2]および昆虫の繁殖場所の排除，施設内への侵入を防止する措置（駆除を含む）を講じているか		4(5)
	3	施設内に適当な手洗い設備およびその他の洗浄設備があるか			3		16	食品は，相互汚染や使用期限切れ等がないよう適切に保存されているか，弁当屋，仕出屋にあっては検食を保存しているか		5
	4	食品を取り扱う場所の周囲は清掃しやすい構造で，かつ適度な勾配があり，適切に排水できるか			3		17	未加熱または未加工の食品とそのまま摂取される食品を区別して取り扱い，設備，機械器具または食品取扱者を介した，食品の相互汚染を防止しているか		5
B. 食品取扱設備，機械器具	5	食品の種類およびその取り扱い方法に応じて十分な大きさおよび数の設備，機械器具があるか		18	3		18	食品を，その特性に応じ，適当な温度で調理・加工しているか		5
	6	動かし難い設備，機械器具は，食品の移動を最小限度にするよう適当な場所に配置されているか			3		19	施設設備および機械器具の清掃，洗浄および消毒を適切に行っているか		4(5)
	7	設備，機械器具は，容易に清掃できる構造か			3		20	食品衛生管理者または食品衛生責任者を定めているか		4(5)
	8	機械器具を衛生的に保管する設備があるか			3		21	施設および食品の取り扱い等に係る衛生上の管理運営要領を作成し，食品取扱者および関係者に周知徹底しているか		5
	9	機械器具は常に適正に使用できるよう整備されているか			3		22	科学的・合理的根拠に基づき，期限表示を適切に行っているか		4(0)
	10	食品を加熱，冷却または保管するための設備は，適当な温度または圧力の調節設備があり，かつ常に使用できる状態に整備されているか			3	E. 食品取扱者	23	下痢，腹痛等の症状を呈している食品取扱者を把握し，適切な措置を講じているか	15	5
C. 給水および汚物処理	11	給水設備は適当な位置および構造で，飲用適の水を供給できるか，使用水の管理は適切に行われているか		15	5		24	食品取扱者は，衛生的な服装等をしているか（帽子，マスクをしているか）		5
	12	便所は衛生的な構造で，常に清潔に管理されているか			5		25	食品取扱者は，作業前，用便直後に手指の洗浄消毒を行い，手または食品を取り扱う器具で髪，鼻，口または耳に触れるなど不適切な行動をしていないか		5
	13	廃棄物および排水は適切に処理されているか，廃棄物の保管場所は，適切に管理されているか			5	F. その他	26	「食品衛生法第3条第2項の食品等事業者の記録の作成及び保存に係る指針（ガイドライン）」（平成15年8月29日付け食安発第0829001号）に基づき，関係記録（原材料に関する記録，製造管理に関する記録，製品または加工品に関する記録等）の作成および保存を適切に行っているか		
							27	製品の期限設定の一覧を備えつけているか		

[*1]：「D. 管理運営」の基準点は，飲食店営業等で「22. 科学的・合理的根拠に基づき，期限表示を適切に行っているか」の確認を必要としない場合には，括弧内の点数を使用する．
[*2]：ネズミ等．

[厚生労働省：食品衛生監視票について（平成16年4月1日食安発第0401001別添，最終改正：平成19年12月12日食安発第1212007号）を参考に筆者作成]

7 衛生教育

食事の安全確保のためには，調理従事者等の教育・訓練が不可欠である

すべての調理工程は人の作業を介して行われ，調理従事者の作業の慣れによる油断や，知識不足による判断の誤りは，食中毒等の事故発生につながる．衛生的で安全な食事を提供するには，調理従事者が衛生管理の重要性を認識し，それを実施する正しい知識をもち，日々の作業で行動に移すことが不可欠である．

衛生教育の目標は，調理従事者が一般衛生管理事項を理解し遵守できること，HACCP システムにおける重要管理点（CCP）を確実に管理し，管理基準を逸脱した場合の措置を適切に判断し行動できること，さらに，これらの結果を適切に点検，記録できること等である．運営管理責任者は，**職場内教育**（**OJT**，朝礼時の申し送り，勉強会の実施等），**職場外教育**（**OFF-JT**，衛生管理講習会への参加等）（☞ p 171）を通じ，調理従事者等に対して，衛生管理や食中毒防止に必要な知識・技術の周知・徹底を図る．

8 衛生検査

食品や食品を取り巻く環境の汚染状況や清浄度を客観的に評価する

衛生検査は，調理工程中の危害要因分析や，日頃の衛生管理の検証のために行われる．検査方法にはさまざまな種類がある．**微生物検査**を日常の調理工程の中で実施する場合，信頼性の高さに加え，できるだけ安価で，簡便な操作で迅速に結果を得られることも重要である．微生物検査の簡易・迅速検査法には，**乾式フィルム培地法***，**表面付着菌検査法（スタンプ法，レプリカ法）***，**バイオルミネッセンス法（ATP法）*** などがある．各検査の特徴をふまえ，使用目的に合った方法を採用する．**食器洗浄テスト**は，食器のでんぷん，脂肪，洗剤等の残留物を検査し，食器類の洗浄が確実に行われているかを評価する．検査の種類と方法を表 3-21 に示す．

***乾式フィルム培地法** プラスチックフィルムあるいは不織布などに培地成分を乾式状態でコーティングしてあり，培地の調整が不要．試料液を接種後培養して微生物等の発育集落数を数える．

***表面付着菌検査法（スタンプ法，レプリカ法）** 既製の寒天培地面を検査材料表面に圧着し，微生物を培地面に移しとり，それを培養して発育集落数を数える．再現性はふき取り法の1/5〜1/30といわれる．

***バイオルミネッセンス法（ATP法）** 細胞中のATP（アデノシン三リン酸）でルシフェラーゼを発光させ，その発光量を測定する．感度が高く短時間で結果が得られる．施設や手指の清浄度の確認に適している．

表 3-21 食器洗浄テストの種類と方法

検査	試薬	検査方法	呈色反応
でんぷん性残留物検査	希ヨード液，または0.1N ヨウ素液	①食器の表面全体に試薬を行き渡らせる ②流水で軽く水洗いし，着色の有無を確認する	青紫色
脂肪性残留物検査	0.1％クルクミンアルコール溶液，またはパプリカアルコール溶液	①食器の表面全体に試薬を行き渡らせる ②流水で軽く水洗いし，着色の有無を確認する	クルクミン：暗所紫外線照射で蛍光緑黄色 パプリカ：オレンジ色
たんぱく質性残留物検査	0.2％ニンヒドリンブタノール溶液	①食器の表面全体に試薬を行き渡らせる ②①の溶液を白色の磁性蒸発皿に移し，湯煎し，溶液を蒸発させる	赤紫色〜青紫色
中性洗剤残留物検査（メチレンブルー法）	1％メチレンブルー溶液およびクロロホルム原液	①食器に水 50 mL を加え，5 分程度置き，洗剤成分を溶出させる．水を加え 100 mL にする ② 5 mL を共栓試験管にとる ③②に 1％メチレンブルー溶液を 5 mL 加え，よく混ぜる ④③にクロロホルム原液 5 mL を加え，栓をして振とうする	青色（クロロホルム層）

G 提供管理

学習目標
1. 供食サービスの目的を理解しながら，栄養管理のプロセスを整理しよう．
2. 衛生管理と，盛りつけ作業の留意点および料理の温度管理を関連づけて理解しよう．

1 供食サービスの管理

品質管理された料理を提供し，喫食されるまでの過程のサービスをいう

供食サービスとは，栄養管理のプロセスの中で生産された料理を提供し，喫食されるまでの過程におけるサービスのことをいう．供食サービスの目的は，これらの過程の中で，施設の条件に応じて設定された品質基準を満たすよう品質管理され，かつ衛生管理された食事の提供，栄養教育の一環としての利用者の知識や態度レベルに応じた情報を提供することである．食事の品質基準には，食事の盛りつけ量，またそれによる熱量・栄養素量の確保，温度，形状などが含まれ，これらの品質基準を満たすようなサービスが必要となる．供食サービスは，利用者の満足度によって評価される．利用者の満足度を高めるためには，利用者の動線や食環境まで配慮したサービスが供食サービスに求められる．

2 サービス方式 (☞ p 79)

サービス方式には，セルフサービスとフルサービスの2つがある

セルフサービスとは，利用者自身が料理を盛りつける，またはすでに盛りつけてある料理を選択して膳組を行う．喫食後は，下膳コーナーまで利用者が食器を運び，残食処理を行い食器の仕分けをする場合とトレーごと置いておくだけの場合とがある．

●セルフサービス

フルサービスとは，食卓まで従業員が食事を運び，喫食後もトレーごと従業員が下膳する方式である．

●フルサービス

3 盛りつけ方式

対面カウンター盛りつけ方式と事前盛りつけ方式がある

盛りつけ方式は，サービス方式および給食施設の設備によって異なる．大きく分けると，2つに分類することができる．利用者の目の前で盛りつける**対面カウンター盛りつけ方式**と，利用者に見えない場で盛りつける**事前盛りつけ方式**である．対面カウンター盛りつけ方式は，カウンター配膳方式によるものである．事前盛りつけ方式は，食缶配膳方式，病棟（パントリー）配膳方式，中央配膳方式などによるものがある（表3-22）．

●対面カウンター盛りつけ方式
●事前盛りつけ方式

表 3-22 盛りつけ方式

盛りつけ方式	配膳方式	配膳場所
対面カウンター盛りつけ方式 利用者の目の前で盛りつける	カウンター配膳方式	厨房(調理した場所)で配膳を行う
	カウンターのない対面盛りつけ方式(※学校給食の食缶配膳方式)	厨房以外の場所(教室)へ料理を運び，そこで配膳を行う
事前盛りつけ方式 利用者に見えない部分で盛りつける	中央配膳方式	厨房(調理した場所)で配膳を行う
	病棟(パントリー)配膳方式	厨房以外の場所(食堂，ミニキッチン等)へ料理を運び，そこで配膳を行う

a 対面カウンター盛りつけ方式

利用者と対面しながら盛りつけを行い，料理を提供または膳組をして食事をカウンター等から提供する方法．セルフサービス方式で用いられる．この盛りつけ方式は，対面することで利用者が調理または盛りつけ風景や調理従事者の姿を直接見ることができる．その結果，利用者が厨房内や調理従事者の衛生管理，清潔感について評価することができる．事業所給食で，この方式は多く取り入れられている．学校給食で一般に用いられている食缶配膳方式も，対面カウンター方式に含まれる．料理を人数分食缶に入れて盛りつけ場所(教室)まで運び，教室で給食係の児童・生徒によって盛りつけが行われ，給食係以外の児童・生徒と対面して提供される．

b 事前盛りつけ方式

事前盛りつけ方式には，中央配膳方式と，病棟(パントリー)配膳方式の2つがある．

1) 中央配膳方式

厨房内で調理従事者がすべての料理の盛りつけを行う．厨房内に配膳ラインを設け，トレーの上で器に盛りつけた料理を組み合わせて膳組を行う．膳組した食事は，温蔵冷蔵配膳車やカートに入れ，利用者の手元に届けられる．食事の種類が多い場合は，食札をトレーにおき，利用者の名前と食種を明確にしている．

2) 病棟(パントリー)配膳方式

食堂またはミニキッチンへ，厨房でつくられた料理が食缶や容器に入れて運ばれる．そこで調理従事者によって，料理が器に盛りつけられる．盛りつけられた料理は，食堂またはミニキッチンで膳組をされ，利用者に提供される．中央配膳方式に比べると，盛りつけ後の食事が利用者の手元に届く時間は短い場合が多い．そのため，厨房から食堂またはミニキッチンへ料理を運ぶ食缶または容器は，保温性または保冷性があると，利用者へ届くまでの温度管理が可能である．

c 盛りつけ作業の留意点

盛りつけは料理のイメージを大きく左右する．そのため以下の食器選択，盛りつけ，温度管理，作業時間，衛生管理の5つのポイントについて留意する．

1) 食器選択

料理と盛りつけ量に合った容量の器を選択する．食べやすさや見た目からも器の高さにも留意して選択する．トレー上での食器の組み合わせ，大きさや見栄え，柄を確認する．温冷蔵配膳車を使用する場合は，料理が乾燥するため，汁椀や茶碗以外の主菜や副菜の食器にも蓋を使用する．とくに主菜に蓋をすると，皿の外回りにかぶせるように蓋をするため，器に蓋がかぶるようになり一回り大きくなる．そのため，蓋も組み合わせた食器の大きさで食器選択を検討する．食器の購入を検討する場合は洗浄，保管時の食器の占有面積も考慮する．保管スペース，食器消毒保管庫等のスペースを確保するために，食器かご1かごあたりに何枚入るかの確認も必要である．食器の材質や特徴を調べて選択する．

主な**食器の材質と特徴**について表 3-23 に示す．食器の材質は，合成樹脂とその他の材質に大別される．合成樹脂は，**熱硬化性樹脂**と**熱可塑性樹脂**に

表 3-23 主な食器の材質と特徴

		材質	略号	耐熱温度	比重	漂白剤 酸素系	漂白剤 塩素系	電子レンジ	備考
合成樹脂	熱硬化性樹脂	メラミン	MF	120℃	1<	○	×	×	表面が硬くて割れにくく，耐熱性にも優れている．適度な重量感がある．熱伝導率が低いため，料理が冷めにくく，熱いものを入れても，手や唇に熱さを感じさせない
		不飽和ポリエステル（ガラス繊維強化）	FRP	120℃	1<	○	×	○	ガラス繊維で補強されているため，強度があり耐熱性にも優れている
	熱可塑性樹脂	ポリプロピレン	PP	120℃	1>	○	×	△	軟らかく割れず，軽い
		シクロオレフィンポリマー	COP	120℃	1<			×	
		ポリカーボネイト	PC	120℃	1<	○	○	△	耐熱性に優れ，表面硬度も高く強靭．メラミン食器に似た材質感がある
		ポリエチレンナフタレート	PEN	120℃	1<	○	○	△	
		ポリアミド	PA (FRTP)	210℃	1<			×	耐熱性，曲げ強度，耐衝撃性，表面硬度に優れている．ハイロン箸に使用されている
		ABS 樹脂（アクリルニトリル・ブタジエン・スチレンからなる熱可塑性樹脂の総称）	ABS	70℃	1<	○	○		衝撃に強く表面強度，耐熱性に優れている．塗装特性に優れているので，業務用漆器の下地として多く使用されている
		耐熱 ABS 樹脂（アクリルニトリル・ブタジエン・スチレンからなる熱可塑性樹脂の総称）	ABS	120℃	1<	○	○		ABS 樹脂と特性は同じであるが，耐熱性に優れている
その他		ステンレス	-	350℃	1<	○			錆びず，光沢があり，耐汚染性に優れ，取り扱いが容易
		アルマイト			1<	○			
		陶器	-		1<	○	○	○	
		強化磁器	-	1,000℃以上	1<	○	○	○	アルミナを配合し，強度を増している
		強化ガラス		150℃	1<	○	○	○	

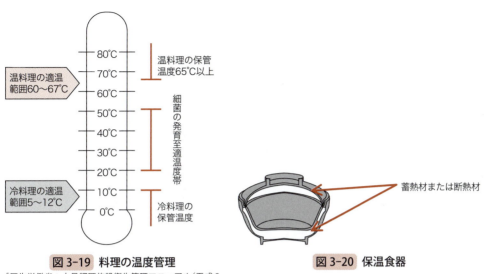

図 3-19 料理の温度管理

図 3-20 保温食器

［厚生労働省：大量調理施設衛生管理マニュアル（平成9年3月24日付け衛食第85号別添，最終改正：平成29年6月16日付け生食発0616第1号）を参考に筆者作成］

分けられる．熱硬化性樹脂は，加熱すると重合を起こして高分子の網目構造を形成し，硬化して元に戻らなくなる樹脂で，硬くて熱や溶剤に強い．熱可塑性樹脂は，ガラス転移温度または融点まで加熱することによって軟らかくなり，目的の形に成形できる樹脂である．食器の材質によって，耐熱温度や電子レンジの使用の適否も異なる．ポリプロピレンは比重が小さく軽いので，水にも浮かぶ．粥の場合，強化磁器を使用すると重量が重く，器も熱くなり，手で器をもって食べにくいため，合成樹脂の食器が使用されている．

2) 料理の器への盛りつけ

料理はなるべく高さをつけ，細高に盛る．清潔感を出すためには，料理による器の汚れもふき取る．料理の品質管理にも影響するため，ばらつきのないよう均一に1人分の分量を盛りつけるためには，計量し確認することが必要である．しかし盛りつけごとの計量は作業効率の低下につながるため，均一に適量盛りつけるための方法の検討や技術訓練が必要である．

3) 温度管理

料理の温度は，おいしさの要素でもあり，また食品衛生の観点からも重要である．盛りつけ時の温度管理は病原菌増殖を抑えた安全な食事提供に欠かせない．「大量調理施設衛生管理マニュアル」では，温料理は65℃以上，冷料理は10℃以下で保存することが望ましいとしている．料理の温度管理をするために，ウォーマーテーブル，コールドテーブル，保温庫，冷蔵庫，温冷蔵配膳車などの機材や保温食器がある（図3-19）．

a) 保温食器

保温食器は，二重構造になっており，器の内側と外側の間に蓄熱材または断熱材が入っており，熱を逃がさずに一定の温度に保つ機能が高い（図3-20）．そのため食器全体が他の食器に比べて肉厚である．材質は合成樹脂が使用されている．

b) 温冷蔵配膳車

温冷蔵配膳車とは，1枚のトレーで温蔵・冷蔵を同時に行いながら搬送・配膳を行える配膳車である．

温冷蔵配膳車で器ごと温料理を保温する場合，トレーや食器も保温時間によってはかなり高温になるため，利用者が食器やトレーを触って火傷をする可能性がある．設定温度と保温時間を調整し，料理の中心温度と食器の温度に配慮する．また機材によっては料理が乾燥するため，器へ蓋をする，ラップをかけるなどの工夫や提供までの保管時間を短くする時間管理が必要である．温冷蔵配膳車にトレーをセットする場合，温蔵と冷蔵の料理の入れ間違いがないか，注意し確認する．また事前にスイッチを入れ保温保冷ができているか確認を行う．時間に追われている際に，温冷蔵配膳車の特定の列だけ温蔵と冷蔵を逆に入れてしまうミスが起こりやすい．衛生学的に危険な状態になるとともに，料理の品質が低下し，利用者の不満が募ることにもなる．危機管理のうえでも必ず確認する必要がある．また温冷蔵配膳車に食事を入れた後，食種による料理の組み合わせに間違いがないか，また利用者とその食事が合っているか食札と膳組のチェックを行う．とくに病院給食や高齢者福祉施設の場合は食種が多く，そのうえ，食種が同じであっても刻み等の形態が異なる場合があり，個人対応による複雑な食種および食形態による膳組ミスがないか留意する必要がある．

c) 再加熱カート

再加熱カートとは，温冷蔵配膳車にチルド保存機能，再加熱機能を搭載したカートである．レディフードシステムで調理後，急速冷却し盛りつけを行った後に冷蔵ないしは冷凍したものを食器ごとに再加熱カートにセットし，カートの中で再加熱し，そのまま搬送することができる配膳車である．クックチルシステム（☞ p 68）で使われることがある．再加熱時は食品の中心温度が75℃以上，1分間以上になるよう調整されている．

4) 作業時間

給食の提供時間までの限られた一定の時間に，盛りつけを行うことが要求される．盛りつけ作業時間は，盛りつけ作業従事者の人数と作業能力，盛りつけ作業の工程数によって異なる．時間内に盛りつけるために，従事者の作業能力を把握したうえで，盛りつけ作業に従事する人の数および配置を検討する．料理を単に器に盛りつける単純な作業と，料理において複数の食材を別々に盛りつける作業で工程数が多くなり，時間がかかる（**表 3-24**）．

5) 衛生管理

衛生管理のため，生食の料理を盛りつける場合は手袋を着用し，毛髪等の異物が混入しないように留意する．

対面カウンター盛りつけの場合，多くが利用者と対面であるため，清潔感については直接判断される．そのため盛りつけ時に，調理従事者の手指が器の中の料理に触れないよう留意する．

表 3-24 ピーク時の調理従事者の盛りつけ能力調査例(事業所の場合)

作業内容	1分間の処理能力
①ご飯盛りつけ(丼に 240 g のご飯を盛る)	11～15個
②味噌汁盛りつけ(汁椀に 160 mL の汁を盛る)	13～17個
③カレー盛りつけ(ご飯を盛っておき,ルーのみかける)	15～16個
④炒飯(ピラフ)の盛りつけ(スープ皿に盛り,グリンピースをふりかける)	7～9個
⑤うどん,そば盛りつけ	
・うどん,そばに湯を通してふる.2個のざるを使用	6～12個
・きつね(揚げ玉),ネギ,なると(青菜),汁をかける	6～8個
⑥ラーメン	6～12個
⑦煮物などの盛りつけ	
・酢豚	10～12個
・けんちん煮	12～13個
・豚汁(さつま汁)	12～15個
⑧副食の配膳車からの移動サービス(運搬サービス)	15～20個

[定司哲夫:変革の給食ビジネス,柴田書店,1997 より引用]

表 3-25 人的マナー

a. お辞儀の仕方

	動作上の注意	備考
会釈	頭を軽く(15度)下げる	利用者を迎える
礼	頭を(30～45度)下げる	感謝をもって丁寧に迎える,または喫食後のお礼
敬礼	頭を深く(90度)下げる	敬意を表すお辞儀,苦情等で陳謝するとき

b. 接客の用語

サービスの6大用語	いらっしゃいませ,かしこまりました,少々お待ちください,お待たせしました,おそれいります,ありがとうございます
よく使う用語	申し訳ありません,ごゆっくりどうぞ,お下げいたします
使ってはならない用語	命令調の言葉,お客様の言葉の訂正,返事の繰り返し

[佐藤修三:給食マネジメント論,第8版,鈴木久乃ほか(編著),第一出版,p127-128,2014 より許諾を得て転載]

❹ 利用者サービス

人的サービス(従業員の接客等)と物質的サービス(食環境整備等)がある

　利用者サービスには,大きく分けると人的サービスと,食環境整備等による物質的なサービスの2つがある.

1) 人的サービス(表 3-25)

　人的サービスは,無形のサービスで,清潔感のある身だしなみで利用者に対して挨拶や声掛け,配食やカウンター・席等への誘導,混雑時の誘導等がある.人的サービスの充実を図るためには,従業員教育が必要である.

　利用者からよい印象や好感を得られるよう,接客態度に十分気を配らなければならない.接客には,笑顔で迅速かつ正確に対応し,正しい姿勢で生き生きとした立ち居振る舞いが求められる.また利用者に対するお辞儀の仕方,話し方,言葉遣いなど基本的な技法やマナーにも配慮する.利用者を食堂に迎えるときは,軽く頭を下げ,苦情等への陳謝には深く頭を下げる.話し方は,明るく微笑みをもった表情で,はっきりと明るく,さわやかにきびきびと話すと好印象を得られる.逆に,命令形の言葉や返事の繰り返しは印象を悪くするので,使用しないようにする.

　接客態度は,誰もが同じ態度で利用者に接することができるよう,マニュ

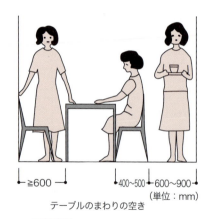

図 3-21 食事に必要なスペース
食卓の周囲には椅子を引いて立ち上がることのできる余裕や，後ろを人が通行したり，配膳するための空間が必要である．
[日本建築学会（編）：建築設計資料集成 3，単位空間 I，丸善，p175，1980 より引用]

アルを作成し，それに従って感性を磨き訓練しスキルアップしておく．

2）物質的サービス

物質的サービスは，食環境整備や利用者が料理にたどりつきやすい食堂内の動線等の有形のサービスをさす．食環境整備には，食卓へのおしぼりやペーパーナプキンの設置，見やすい位置への栄養表示等の栄養情報の提供，快適な食堂の室温湿度の設定，明るさなどがあげられる．

a）食堂・食卓の環境整備

食堂の室内環境は，明るさ，室温湿度，防音，防火，衛生状態を考慮し，落ち着けるよう整備する．天井の高さや通路の広さは，人に余裕を与え，空間の心地よさを認識させる．設計する際には，人の大きさ（人体計測値）と歩く・座る・かがむという人の動きから決まる寸法の**モジュール***を決定する．

室内の家具をはじめとする台所・浴室・廊下・階段などの寸法は人間の体や動作をもとに決められることが多い．その基本寸法をモジュールと呼び，すべての動作はこのモジュールの倍数でつくられる．日本におけるモジュールは畳の寸法であり，この畳モジュールにより部屋の広さまで決定されている．モジュールを決定する基礎となるものは，人間の機能的動作より生ずる動作寸法である．

モジュールを決定するとき，まず人を考え，ある程度の余裕をもち，決して平均値ではないことを考慮する．通路の場合，1人で通るか2人で通るか，また1人が物をもって通るかによって，モジュールは異なる（図 3-21）．食堂のテーブルの大きさを考えると，トレーの大きさが 50 cm×35 cm（横 50 cm×縦 35 cm）と仮定した場合（図 3-22），2人掛けのテーブルで図 3-23 のようになる．モジュールを考えると，1.1 m×2.25 m となり，2人で必要な床面積は 2.475 m² となる．この場合の1人あたりの必要な食堂床面積は，約 1.2 m² となる．よって，食堂の面積は1人1 m² 以上が望ましい．

b）食堂の広さにかかわる法的根拠

各給食施設ごとに，下記のように定められている．病院においては，患者

*モジュール　空間寸法に規則性をもたせるために設定した寸法のこと．

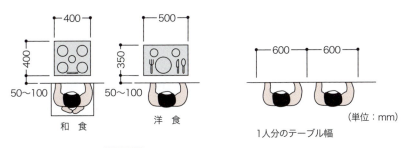

図 3-22 和食・洋食の1人分のスペース
[日本建築学会(編):建築設計資料集成 3, 単位空間Ⅰ, 丸善, 1980 より引用]

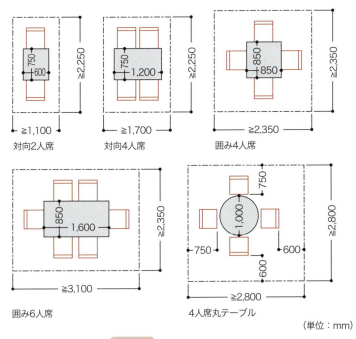

図 3-23 座席と必要スペース
[日本建築学会(編):建築設計資料集成 3, 単位空間Ⅰ, 丸善, p174, 1980 より引用]

すべてが食堂で食べるわけではなく,絶食者やベッド上で喫食する人がいるために1人あたりの床面積が狭い.また介護老人保健施設では,足が不自由であったり車いす利用者がいることもあり,1人あたりの床面積が広い.

- **介護老人保健施設**:介護老人保健施設の人員,施設及び設備ならびに運営に関する基準(最終改正:平成24年3月30日,厚生労働省令第53号):1人につき 2 m² 以上
- **事業所給食**:労働安全衛生規則第 630 条第 2 項:1人 1 m² 以上とすること
- **病院(入院時食事療養)の食堂加算**:医療法,健康保険法,入院時食事療養(Ⅰ)による,1日につき算定:病床 1 床あたり 0.5 m² 以上の食堂に適用

最終的な食堂の必要床面積は,法的根拠をもとに特定給食施設の特性に合わせて総利用者数と回転数から食卓や椅子の数を考慮して算出する(図 3-23).机の大きさは,その机を使用する人数分のトレーの面積に,調味料

表 3-26 照度基準

場　所	照度(lx)	照度範囲(lx)
陳列棚・サンプルケース	1,000	700〜1,000
テーブル面・レジ台・厨房	500	300〜700
エントランス・トイレ	200	150〜300
通路・階段	100	70〜150

[浅原和美：三訂 フードコーディネート論, 日本フードスペシャリスト協会（編）, 建帛社, p108, 2012 より引用]

表 3-27 色温度から受ける感じと光源

色温度	受ける感じ	光　源
＞5,300 K	涼しい	昼光色蛍光灯, 昼光色 LED 電球, 青空
3,300〜5,300 K	中間	白色・昼白色蛍光灯, 白色・昼白色 LED 電球, マルチハロゲン灯
＜3,300 K	暖かい	一般電球, 電球色蛍光灯, 電球色 LED 電球, ハロゲン電球

[浅原和美：三訂 フードコーディネート論, 日本フードスペシャリスト協会（編）, 建帛社, p109, 2012 より引用]

やペーパーナプキンやおしぼりが置ける面積を考慮して決定する.

c) 照　明

明るさは，おいしさの要素でもあり，サービスに満足する要素でもある．表 3-26 に照度の基準を示す．照度とは，光を受ける面の明るさの度合いで，単位は lx（ルクス）で表す．一般的に食堂の照度は 500 lx，サンプルケースでは 1,000 lx 程度がよい．色温度は，K（ケルビン）で表す．色温度から受ける感じと光源を表 3-27 に示す．色温度が低くなれば赤みがかって暖かく，高くなれば青みがかり涼しい印象を与える．

H 給食運営の評価

学習目標

1. 給食運営の評価に必要な情報について整理しよう.
2. 給食業務に必要な帳票と法規や法令を関連づけて理解しよう.
3. 給食業務に必要な帳票の目的について理解しよう.

給食業務を滞りなく実施するためには，必要な情報を収集・分析して正確に記録し，活用できるよう保管しておくことが必要である．監督官庁等の監査に備え，必要な書類等を適切に保管・整備しておく．業務を無駄なく効率的に実施するために，**必要な情報が必要なときに容易に活用できるよう管理する**ことが事務管理の目的である．現在は，多くの特定給食施設で給食業務の事務管理が IT 化され効率化されている．食材料費，食材，献立，栄養情報，人事管理，利用者情報の管理が，IT 化されていることが多い．

❶ 給食業務に関連する情報

関連法規, 利用者情報, 運営管理の情報など最新情報を常に収集・分析する

給食業務を円滑に実施するため，質の高い情報を効率的に収集・分析する必要がある．

表 3-28 給食業務に用いられる主な帳票類

区　分	内　容	主な帳票
栄養・食事管理	対象集団の特性を評価し、給与栄養目標量を算定。定期的な見直しが必要	人員構成表、給与栄養目標量算出表、食品構成、献立作成基準、食事せん、約束食事せん、予定・実施献立表
食材料管理	予定献立と予定食数をもとに食材料を発注。注文した食材料が確実に納品され、的確に管理されているか確認	予定食数表、発注・納品書（伝票）、検収記録簿、食品受払簿（在庫台帳）、食材料消費日計表
調理・提供管理	食事形態別食数をもとに調理、一定の基準に従った調理と安全を確認	献立表、食数表、レシピ、仕込表・調理表、温度管理記録表
人事管理	施設特性に沿った公平な勤務計画と出退勤管理	勤務計画表、出勤簿
安全・衛生管理	調理従事者、食材料確保、調理工程等の安全・衛生管理上の点検を行う	細菌検査結果表、健康診断結果、機器等点検記録簿
施設・設備管理	常に正常に作動し、効率よく安全に稼働するよう管理	厨房等の図面、設備機器のマニュアル
評価	栄養・食事管理や品質管理の状況を評価。会計・原価管理を評価	検食簿、残菜記録簿、栄養出納、栄養管理（施設）報告、嗜好調査、食材料費日計表、貸借対照表

主な情報を以下のように整理することができる．

①関連する法令等：常に最新情報を入手し，整理しておく．
②利用者に関係する情報：栄養・食事計画に必要な利用者の情報は，各種調査等を通じて定期的に把握し，整理しておく．個人情報の取り扱いには細心の注意を払う．
③給食の運営管理に関係する情報：施設・設備や調理機器や食材料に関する情報は，収集整理しておく．食中毒や感染症に関する情報は，最新情報を入手し対策を講ずる．

❷ 給食の諸帳票の種類

必要な情報の有効活用のため，帳簿と伝票を用いる

　事務管理の業務において，必要な情報を収集・分析・記録・伝達・保管して活用するには，帳票（帳簿と伝票）を用いる．帳簿は，事務管理上必要な事柄や会計などを連続的に記入する帳面であり，データを累積・分析し，給食業務の資料として活用する場合に用いられる．伝票は，業務上の収支計算や取引の伝達や責任の所在を明らかにする紙片で，情報を伝達する手段として用いられる．給食業務に用いられる主な帳票類は表3-28のとおりである．

❸ 情報管理

給食業務の円滑な実施のため，ITを活用して事務管理の効率化・合理化を図る

　今日，インターネットをはじめとする情報通信ネットワークや情報処理システムは，社会経済のあらゆる面で利用が拡大し，IT（information technology：情報技術）社会はますます発展している．ITへの取り組みは，業種を

問わず企業の成長を左右しかねない重要なポイントであり，給食業界においても同様である．給食業務を円滑に実施するためには，膨大な情報を常に活用できるよう整理して保管しておく必要があり，多種多様な帳票類の管理を含め，事務管理を迅速かつ効率的に正確に行うためには，ITの活用が欠かすことのできないものとなっている．

保存されたデータを活用し，昨年度と現在のデータの比較を行い，給食の食材費や栄養量，食数，栄養指導件数，給食利用者の栄養状態を比較し，評価することができる．また，これらのデータを活用して，栄養管理報告書を作成し，給食運営の評価を行い，業務の見直しにも応用できる．

a ITの給食業務への活用

給食部門では，利用者情報の収集，献立作成，栄養計算，食材料の発注，在庫管理，支払い，原価管理，メニュー開発などの事務管理に，業務別または一連の業務を連動させてコンピュータが導入されている．トレーサビリティの関係では，検収時の原材料情報の保存も義務化されている．

給食業務のIT化によるメリットとしては，**事務管理の効率化・合理化**により，①献立作成業務の迅速化，②食種別食数管理の正確化・迅速化，③食材料の発注・支払い管理の正確化・迅速化などの日常業務の事務処理能力が向上し，業務の効率化が図られ，経費節減につなげることができる．さらに，④各種情報やデータの保管と活用が容易にできる，⑤各種統計資料をグラフ化・図式化することで視覚化が可能になる．医療機関において導入が進んでいるオーダリング・電子カルテなどの情報システム化とオンライン化により，⑥利用者情報の共有化による食事の個別対応の迅速化，⑦業務が効率化されることにより発生する時間を活用して，**利用者サービスの向上**につなげることが可能となる．

しかし，IT化だけでは対応しきれない業務もある．在庫管理に関しては，調理で失敗したり，使いすぎる，または指示された分量どおりの量を使用しなかった場合に在庫量にズレが生ずる．そのズレについては，手計算または手作業で修正する必要がある．とくに調味料の在庫管理のIT化は困難である．

b IT活用時の留意事項

IT化の際には，以下のことに留意する必要がある．

①特定個人が識別できる情報は，すべて個人情報でありプライバシー保護に十分注意する．
②利用者制限をかけるなど情報セキュリティーを高める対策を講じる．
③算出された数値等で業務が進むことから，誤った情報は入力しない．
④情報のき損に備えデータバックアップを日常業務に織り込む．

練習問題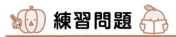

3-A, B, C
以下の説明文について，正しいものには○，誤っているものには×をつけなさい．
(1) 給食運営計画の基本的考え方は，利用者の要求を満足させることである．
(2) 給食における食材料は，給食原価および給食の運営全般に関与する．
(3) 在庫下限値を定め，保管棚の手前に提示した．
(4) 検収は，決められた1人の担当者が必ず行う．
(5) 期首在庫量は，前月末の期末在庫と同量である．
(6) 給食における労務計画は，最大業務量の時間帯の所要人員を雇用する．

3-D
次に示す作業区域と厨房機器の組み合わせについて，正しいものには○，誤っているものには×をつけなさい．
(1) 汚染作業区域——ポテトピーラー
(2) 清潔作業区域——スチームコンベクションオーブン
(3) 準清潔作業区域——ウォーマーテーブル
(4) 汚染作業区域——洗米機
(5) 清潔作業区域——ブラストチラー

3-E
1. 調理工程管理に関する記述である．正しいものには○，誤っているものには×をつけなさい．
(1) 調理工程は食品の変換プロセスに調理員の動作を組み込んだものである．
(2) 調理工程は料理の品質をつくり上げる調理操作の順序と時間を考慮する．
(3) 調理作業計画は，調理機器を無駄なく運転するようにする．
(4) 作業動線は作業スペース削減のため交差するようにする．
(5) 労働生産性に基づいて人件費の算出を行う．

2. 大量調理の品質管理についての記述である．正しいものには○，誤っているものには×をつけなさい．
(1) 加熱調理の温度上昇速度は少量調理に比べ大きい．
(2) 洗浄により野菜の吸水が多くなると料理の食味を向上させる．
(3) 調理法共通の調味条件は原材料の正味重量に対する調味割合で行う．
(4) 揚げ物は油の温度を一定にすることが標準化につながる．
(5) 大量調理の標準化は施設の調理機器に応じて行う．

3. 給食における生産・提供システムについての記述である．正しいものには○，誤っているものには×をつけなさい．
(1) 単独調理場方式はレディフードシステムである．
(2) 共同調理場方式はコンベンショナルシステムである．
(3) 病院の院外調理はカミサリーシステムである．
(4) 食堂に隣接する厨房で調理し提供しているカフェテリア方式の社員食堂はカ

ミサリーシステムである．
(5) 高齢者福祉施設で休日分の食事を平日につくり，冷凍保存し再加熱して提供している方式はセントラルキッチンシステムである．

3-F
衛生管理について，正しいものには○，誤っているものには×をつけなさい．
(1) 食中毒が発生した場合，速やかに調理場の消毒を行う．
(2) HACCPは，食品の製造過程における危害要因の発生を予防することを目的とした衛生管理の手法である．
(3) ノロウイルス汚染のおそれのある食品を加熱調理する場合，中心温度が75℃で1分間以上加熱されていることを確認する．
(4) 手指に化膿創がある調理従事者は，調理作業に従事しない．
(5) 食器のたんぱく質性残留物テストには，0.1％クルクミンアルコール溶液を用いる．

3-G
提供管理について，正しいものには○，誤っているものには×をつけなさい．
(1) 中央配膳方式とは，利用者の目の前で，料理を器に盛りつける方式である．
(2) 対面カウンター盛りつけ方式でカウンターから料理を選択して自分でテーブルまで運ぶ事業所給食は，フルサービスである．
(3) ポリプロピレン樹脂は，比重が軽く，水に浮く．
(4) メラミン食器に汚れが付着した場合は，塩素系漂白剤を使用する．
(5) 温冷蔵配膳車で温料理を保管する場合の設定温度は，65℃である．

ディスカッションテーマ

(1) 安全で良質な食材料を安定して仕入れるにはどうしたらよいか話し合ってみましょう．
(2) 利用者が満足する料理の提供と料理の標準化に果たす管理栄養士の役割について話し合ってみましょう．
(3) 衛生管理の徹底を図り品質管理された食事を提供するためにはどうしたらよいのか話し合ってみましょう．
(4) 次のような場合，管理栄養士はどのようなことを確認し，どのような対策を立てるべきか，考えてみましょう．
　事業所の給食運営を受託している給食会社の管理栄養士である．衛生管理者として，A社従業員食堂に勤務している．アクシデントレポートを解析したところ，異物混入によるお客様からのクレームが最も多く，営業時間の後半に集中していた．異物混入としては毛髪が最も多かった．インシデントレポートとして，毛髪の混入はほとんどなかった．

4 給食の経営管理

学習目標

1. 経営管理とは何か理解しよう．
2. マーケティングの基本的な要素を理解しよう．
3. 給食施設の経営における委託化の目的などを理解しよう．
4. 委託給食組織における管理栄養士の役割を理解しよう．

A 経営管理概論

① 経営管理の概要

経営管理とは，経営資源を活用し経営目的を達成するための活動である

　経営(management)とは，ある組織において，事業目的を達成するために，継続的・計画的に意思決定を行って実行に移し，事業を管理・遂行することである． ●経営

　組織は，共通の目的に向かって協働する人の集団と定義される．企業のように営利活動を実行するための経済的組織体と，行政や大学のような非経済的組織体に分類されるが，いずれの組織も，人，物，設備，資金，ノウハウ(方法)などの経営資源(resource)を有効かつ効率的に活用し，経営目標の達成を目指している．そのため，経営目標とは各組織体の理念に基づき目指すべき方向と到着すべき地点を示すものである．具体的には収益，市場における地位，生産性，およびそれらを導くための技術革新などがある． ●経営資源

　また，経営とは，経営資源である人に働きかけて協働的な営みを発展させ，その他の経営資源を効率的に活用し，環境への適応能力と創造性を高めて企業の目標を実現する活動でもある．経営管理には，意思決定・リーダーシップ・動機づけなどの機能があるが(☞p 123)，これらが適正に機能するようにマネジメントすることが求められる．経営にとっての意思決定とは，情報収集を行い，現実の制約および将来の予測に基づいて，組織としての方針を合理的に選択・決定していくことである． ●経営管理

② 経営管理論

経営管理論は経営資源の効率運用，生産力増強のためさまざまに発展してきた

a 経営管理論の変遷(図4-1)

　経営管理は，工業化の進行・資本主義の発展や経済の拡大により，企業が経営資源を効率的に運用し，生産力を増強することを目指すようになり生ま

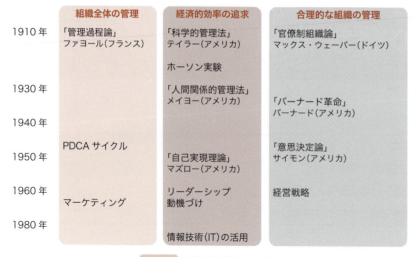

図 4-1　経営管理論の変遷

れてきた考え方である．

　1900 年代初頭にアメリカの技術者・テイラーが「**科学的管理法**」を提唱した（☞同頁**b**）．同時期に，フランスの経営者・ファヨールは経営管理を計画，組織，指揮，調整，統制の 5 要素と定義する「管理過程論」を提唱した．一方，ドイツの社会学者・マックス・ウェーバーは，組織の支配形態を分析し，合法的・合理的な組織は官僚制組織であるとした．また，機能的側面から組織構造という概念を考え出し，「官僚制組織論」を提唱した．これらの 3 人の研究が，経営管理論の出発点といわれている．

　テイラーの「科学的管理法」は人間的側面を軽視する面があり，人間関係や人間のもつ欲求，とくに自己実現欲求に注目するメイヨーの「**人間関係的管理法**」に発展した．「人間関係的管理法」はその後，従業員の満足と安定感を確保することで生産能率を確保できると考えるマズローの欲求 5 段階説（自己実現理論）（☞ p 123）などへと発展した．その後，「官僚制組織論」は，バーナードによって組織全体を分析する考え方（「**バーナード革命**」）が提唱され，後にサイモンの「意思決定論」につながった．1960 年代以降，経営管理の理論は，組織行動学に基づいたリーダーシップ，動機づけ（モチベーション），組織文化や企業間関係などさまざまな理論が議論されている．さらに 1950 年代よりマーケティング論が議論され，1980 年代後半から情報技術（information technology：IT）が経営管理に活用され，生産現場の品質管理やコストダウンへの寄与が始まった．

b　経営管理における「知識」のあり方

　アメリカでは，1903 年にテイラーが，著書『工場管理』で生産現場の科学的工程管理を提唱したことにより「**科学的管理法（テイラーシステム）**」が普及した．テイラーシステムとは，労働効率を科学的に検証し，生産性を向上させ，賃金に反映させるための管理システムである．その後，主にライン

(現場)を対象としたテイラーシステムから，人間を尊重し，自己実現の欲求を満たすような「人間関係的管理法」が生まれ，マズローの欲求5段階説に基づいた「自己実現理論」を経て，従業員の経営への参加意識を高める「動機づけ」をすることで，職場環境の改善に向けた提案や職場の不満を吸い上げるなど，「経営管理」は人間活動を対象としたものとみなされ「人々を通して物事を行わせる技能」と定義された．

さらに，ドラッカーは『ネクスト・ソサエティ』で，「これからの社会は知識社会で知識が資源となり，知識労働者が中核の働き手となる」と述べている．知識労働者は，組織が目指すことを自分の責務とし，自己実現することを目指している．「知識」を得ることが容易となった現代において，1人1人が与えられた環境の中で，自己実現のための「知識」を活用できるようにすることが経営管理に求められている．

c 情報技術(IT)の進化

2000年以降，インターネットの普及により，顧客は製品の品質や価格についての情報の取得や比較が容易にできるようになった．また，機能の優れた製品でも顧客のニーズに合わなければ売れない．そのニーズが多様化してきているが，それらニーズの情報(顧客の生の声，事実を反映した情報)発信や収集もインターネット上のブログやTwitterが活用されるようになった．よい評判も悪い評判もインターネット上に拡散され，瞬時に広まる社会環境となっている．

さらに，商取引も，企業と顧客間(Business to Consumer：B to C)，企業と企業間(Business to Business：B to B)ともに，インターネットを利用することが一般的になっているため，経営管理にはITの活用が不可欠である．

❸ 経営管理の戦略

> 経営戦略には，企業戦略，事業戦略（競争戦略），機能戦略がある

a 経営戦略

経営戦略とは，特定の組織が自らの経営目標を達成するための方策である．企業を取り巻く環境は，経済などのシステムが国を超えて動くグローバリゼーションの進行や，ITの発達や，技術革新による産業構造の変化，情報処理の低コスト化，広域化，迅速化を実現し，急激に変化している．そのため，経営戦略や組織変革を展開する経営管理の役割が重要になってきている．

ドラッカーは，組織全体に共通した将来像(vision)，共通した理解，統一された方向性と努力を得るため，自らの事業のありかたについて定義しておかなければならないとしている．つまり，企業の進むべき方向と事業領域で存在理由となる**使命(mission)**を明確にする必要があり，経営戦略は使命(mission)を組織全体の共通認識とすることから始まる．

多くの企業は，社会的な責任を明確にするために企業(組織)の存在理由を使命(mission)として掲げている．例として，「安全と安心を保証する商品・

●経営戦略

●使命(mission)

ブランドを人々に届ける」「品質，サービス，安心・安全，高付加価値の追求」などがある．

 コラム 給食経営の使命（mission）

　経営の使命（mission）とは，将来像（vision，企業が目指す，あるべき姿）を実現するために，「企業」がどのように社会に貢献するかである．給食は，特定集団を対象にした栄養管理を伴った食事提供を行っている．対象は，学校（小学校，中学校，幼稚園など），病院や福祉施設（保育所，児童養護施設，老人ホームなど），工場あるいは事業所，寮・寄宿舎，自衛隊・刑務所など多様であり，それぞれ一定の特定多数人のために食事を提供している．給食事業とは，利用者の健康の保持・増進，および回復に寄与することが第一義である．さらには，品質や衛生の管理の徹底により，安心・安全の担保が最重要課題である．そのため，給食経営の使命（mission）とは，「安全・安心な食事（給食）を通して，利用者の健康保持・増進を図り健康寿命の延伸に寄与すること」となる．

b 経営戦略の構造

　経営戦略は，**企業戦略**と**事業戦略**，**機能戦略**の3つに分類され，それぞれは企業の成長を目的とした全体的な枠組みを設定する構造になっている（図4-2）．

　①**企業戦略**：経営ビジョンを策定し，それを浸透させ，事業を成長させるために，経営資源の配分や，事業の取捨選択を行う（選択と集中）もので，**成長戦略**とも呼ばれる．

　②**事業戦略**：企業が業務を行ううえで，個々の事業ごとに定めるもので，事業を成長・成功させるための戦略である．事業の成否は競争という表現を用いることから**競争戦略**とも呼ばれ，事業の状況を判断し，競争を継続するか撤退するかの選択も行う．また，企業戦略によって策定された事業別の目的による戦略の中心となるのは，特定の製品市場で競争相手とどう戦うかという競争戦略であり，市場戦略ともいう．市場のシェアを拡大し，競争相手より優位に立つための競争力のある製品開発などが含まれる．

　③**機能戦略**：事業戦略を支える研究開発，生産，物流，マーケティング，営業，財務，人事などの機能部門の戦略である．企業戦略や事業戦略は基本戦略と呼ばれ，機能戦略は**下位戦略**と呼ばれる．基本戦略は下位戦略の展開

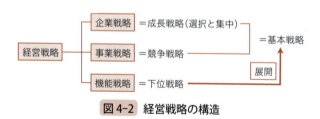

図4-2 経営戦略の構造

を通して実現される.

また，基本戦略(企業戦略・事業戦略)は以下に示すように分類される.

> ①**市場浸透戦略**：現有の製品を既存の市場により浸透させるために立てる戦略.
> ②**市場開拓戦略**：現有の製品を新しい市場に向けて販売していくために立てる戦略.
> ③**製品開発戦略**：新製品を開発し，既存の市場に販売するために立てる戦略.
> ④**製品多角化戦略**：新製品を新しい市場に向けて開発し，販売していくために立てる戦略.

いずれの戦略も成長のために市場における全体としてのシェア(占有率)を高めることを目指している．そのため，企業は，自社のもつ資源(製品や技術)の市場での強みや弱みを正しく判断する必要がある．また，いずれの戦略にも販売促進や広告宣伝が重要となり，そのため，経営管理にはマーケティングが重要となっている.

c 企業戦略(成長戦略)
1) 選択と集中の戦略
市場自体の大きな成長が見込めない分野では，コストを抑え利益を最大化する効率的な経営のために，不採算の事業を撤退したり他社に譲渡することがある．最近の傾向としては多角化戦略［☞同頁c 3)］よりも自社の競争力のある事業領域を**ドメイン**(**事業活動領域**)として特定し，経営資源を選択して集中し競争力を高める戦略をとる場合が多い.

2) アウトソーシング
一方で，組織体や企業がその本来の業務以外の業務を外部の組織体や企業に委託することを**アウトソーシング**(outsourcing)と呼ぶ．自社にない機能を外部から補うというのがアウトソーシングの考え方で，組織のスリム化とコスト削減に貢献する．同時に，自社の競争力の源への経営資源の投入を可能にすることにより，競争力を高めるための戦略的経営手法である(表4-1).

●アウトソーシング

福利厚生の一環であった給食事業は，企業や自治体からアウトソーシングされるようになった．専門業務を有する受託運営企業が高い技術やノウハウをもつようになっている．給食受託企業も，その事業規模の拡大により社会的地位も向上し，下請け事業というよりも対等なビジネスパートナーとしての認識も生まれてきた.

3) 多角化戦略
企業の成長戦略の1つで，新しい事業分野へ進出することをさす．既存事業の関連性をもとに技術関連多角化，市場関連多角化，非関連多角化に区別される．一般的には，既存経営資源を有効に利用できる分野への多角化が高い成果をもたらすことが多い．事業の多角化によって企業内部の未利用の余剰資源の利用や経営資源を他事業と共有することでリスク分散を図れるという長所がある.

企業が成長をするために新規事業分野へ進出する場合，経営多角化戦略を

表 4-1 業務のアウトソーシングの特徴

①労働集約
- 単純作業あるいはルーチンワークである
- 時期・季節による繁忙や労働時間(シフト制・24時間対応)など業務量の変動が激しい
- 業務の専門化が進み,人材の採用や育成も専門化されている

②専門化(特殊性)
- 専門知識や技術,資格が不可欠
- 技術革新や規格変更などが頻繁に起こる
- 企画力やアイデア等,創造的な個人の感性に業務の質が左右される
- 社員間で知られたくない社内秘情報を取り扱う
- 人材育成に時間を要する

③経済効率
- 業務に必要な資材,設備が安価に購入できる(スケールメリットをもたせる)
- 適正な報酬管理ができる(単純業務なら低水準,専門性が高い場合は高水準に)

とる場合がある.経営多角化のためのやり方には,以下のような方法がある.

①自社内での研究開発(research and development:R&D)を行う.
②合弁・提携などにより必要とする他社の資本,技術,販売網,人などを利用する.
③合併・買収(mergers and acquisitions:M&A)により複数の企業が一緒になることによって,自社にない技術や市場をすばやく入手する.

　自社内の研究開発には,企業にとって時間と費用を要し,かつ,経営ノウハウの蓄積のない未経験の分野に進出するということで失敗する可能性も高く,リスクが高い.そのため,リスクを軽減しようと合弁・提携や合併・買収が選択されることが多い.合弁・提携と合併・買収の際は,市場での成長とともに,企業内で重複する機能と資源を一本化することによる効率的な経営を行う必要がある.

d 事業戦略(競争戦略)
1) 5つの競争要因(表 4-2)

　競争戦略とは,製品を市場で流通させることで成立する事業で,その製品が競合する市場でシェアを奪い合う戦略である.1980年にアメリカのマイケル・ポーターが提唱した.1960年代以降の高度経済成長の時代は,市場は拡大を続け,企業は大量生産・大量消費を事業戦略の柱としてきた.しかし,1990年代以降のバブル経済崩壊後は,少子高齢化という人口構成の変化とあいまって市場全体の大きな成長は止まり,その後,国内では,市場は縮小傾向となっている.ポーターは,3つの内的要因「買い手の交渉力」「供給企業の交渉力」「競争企業間の敵対関係」に,2つの外的要因「新規参入業者の脅威」「代替品の脅威」を加えた5つの競争要因から,業界の構造分析を行う**ファイブフォース分析**という手法を示した.

2) 競争上の優位性獲得

　また,ポーターは,競争戦略の類型として,①コスト・リーダーシップ戦略,②差別化戦略,③集中戦略を示した.

表 4-2 5つの競争要因

内的要因	買い手の交渉力	売り手(販売する企業)に対して，価格の値下げや品質の向上などを要求する力の強さ．企業が生産した商品に対する購買力が強いと，値引きを要求され，収益が上がらない．防衛のためには，製品の差別化，ブランド力，認知度などが重要になる．
	供給企業の交渉力	部品や原材料などの供給業者からの要求の強さ．供給業者の交渉力が強くなるのは，その原料の入手の困難性が高くなる場合，買い手側は高い価格を受け入れざるを得なくなる．
	競争企業間の敵対関係	市場における企業間の競争状況．その業界における同業他社の競争は，同程度の規模の企業がひしめいている場合や装置型産業で固定費が多いにもかかわらず供給過剰な場合には，競争が激化する．一方で，寡占化が進んでいれば，競争は穏やかなものになる．
外的要因	新規参入業者の脅威	既存の市場・業界に新たな企業が参入することで，競争が激化する脅威．新規参入が容易な(参入障壁が低い)業界では，いったん業界の収益性が上がったとしてもすぐに参入者が増加し，競争の激化により収益性が下がってしまう．
	代替品の脅威	既存の製品・サービスの市場が，顧客にとって同様のニーズを満たす既存の製品・サービス以外のものによって奪われる脅威．ある業界の製品・サービスに対して，より費用対効果の高い代替品が出現すると，市場を奪われ，結果，収益性が低下する．

①**コスト・リーダーシップ戦略**：競合他社より低いコストで生産・販売する戦略である．市場シェアが拡大すれば原材料の購買量や製品の生産量が増大し，製造・販売コストが下がる．海外への工場移転によるコスト低減もこの戦略に含まれる．

②**差別化戦略**：ほかより認知上の価値が高いことを実現する戦略である．提供する製品・サービスの価値を価格ではなく，製品のデザイン，サービス，技術，機能，味，ブランド，広告，包装などで差別化する．製品価値の信頼性が増大することで，価格競争をする必要がなくなる．

③**集中戦略**：企業の資源を特定のターゲット，製品，流通，地域などに集中する戦略である．利用者の年齢・性別・所得・ライフスタイルなどで細分化(セグメンテーション)し，競合他社より優位に立つことを目指す．

競争戦略は，市場が成熟し，シェアを拡大するためには競合からシェアを奪うことを目的とする場合に有効である．また，それぞれの戦略には，製品の市場の成熟段階をプロダクト(製品)・ライフサイクル［☞同頁3)］の観点から検討することも必要である．

3) プロダクト・ポートフォリオ・マネジメント(図 4-3)

プロダクト・ポートフォリオ・マネジメント(product portfolio management：PPM)とは，経営資源を最適に配分することを目的として，ボストン・コンサルティング・グループが1970年代に提唱したマネジメント手法である．プロダクト(製品)のライフサイクルをもとに企業全体の利益を最大化することを目指したものである．

製品ライフサイクルとは，製品が市場に導入されてから廃棄されるまでを，売上高と利益の関係でとらえたものである．企業を取り巻く環境の変化の速さや技術革新，消費者ニーズの変化で，製品のライフサイクルは年々短くなってきている．

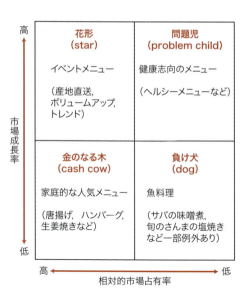

花形 (star)	・市場成長率が高く，相対的シェアも大きいので利益率が高く流入する資金は大きい ・市場で成長を維持するには投資（広告宣伝，販売促進，設備）が必要 ・製品ライフサイクルでの成長期にあたる．将来は「金のなる木」になる可能性がある
金のなる木 (cash cow)	・市場の成長は低いが対競合のシェアが高いので，シェアを維持するのに必要な資金より売上が多い ・金のなる木からの収益を「花形」あるいは「問題児」を支援するための資金とする
問題児 (problem child)	・市場成長率は高いが，相対的シェアは小さい ・売上を上回る投資が必要．製品開発，広告宣伝，販売促進などの投資によりシェアを拡大し続ける必要がある ・「花形」になる可能性があるが，失敗すると「負け犬」となる
負け犬 (dog)	・市場成長率は低く，相対的シェアも低い．売上も投資も少ない ・「負け犬」をいつまでも保持しているのは経営上の負担が大きい

図 4-3 プロダクト・ポートフォリオ・マネジメント（PPM）の 4 つのマトリックス

　PPM においては，製品・事業の特徴を 4 つのカテゴリー（**花形，金のなる木，問題児，負け犬**）に配置して管理する．その 4 つのカテゴリーに対する投資と売上のバランスをとることによって，現在と将来のキャッシュフローへの影響を考え，利益を最大化しようとする．

　4 つのマトリックスの市場成長率は，その製品・事業の市場の年間成長率であり，相対的市場占有率とはその製品・事業分野で最大のシェアを占める競合企業に対する相対的シェアをいう．企業全体の成長戦略を見据え，次の「金のなる木」を育てるため，現在の「金のなる木」の資金を「花形」や「問題児」の研究開発や広告宣伝に投資する．「負け犬」は速やかに市場から撤退する方向で考えるなど，どのタイミングでどのような戦略をとるかは，経営管理における重要な意思決定である．

　給食の場合，製品は提供しているメニュー（献立）となる．**図 4-3** のマトリックスは事業所給食施設における献立分析の一例である．「金のなる木」にあたるのは，ハンバーグや生姜焼きなど，一般的に家庭で食べ慣れた献立であり，売り上げもしくは選択率が安定している．「花形」は，産地直送や外食でのトレンドなど，メニューに付加価値をつけて提供し，定着を目指している．一方で，いわゆるヘルシーメニューは，ニーズはあるものの販売実績が伴わないことが多く経営上「問題児」となることが多い．社会的な健康志向を背景に成長する可能性もあるため，提供を取りやめるのではなく，販売促進の工夫が重要となっている．また，給食では，販売実績の管理により「負け犬」となるメニューは多くない．魚料理は全般的に販売実績が少ないものの一定のニーズはあり，占有率（販売実績）を小さくしても安定的に提供する献立としている．

表4-3 経営管理が必要な5つの機能

①計画(planning)	経営の短期的ないしは中長期的な目標を設定し，それに向けた具体的な実行計画を企画すること．予算策定や中長期的な経営計画，経営戦略などを立案
②組織化(organization)	計画を遂行するために業務を分担し，権限と責任を明確にすること．業務に必要な能力や資格を定めることも含む
③人材の配置(staffing)	実行のための人材の採用と配置をすること．採用，教育訓練も含む
④指揮(direct)	組織の活動を全体として円滑に動けるようにすること．実行管理，動機づけ，改善の調整など
⑤統制(control)	進捗状況を確認し，管理すること．組織内コミュニケーションを図ることが重要になる

4) 内部環境・外部環境の分析

経営管理における経営の強み・弱み分析は，**強み**(strength)，**弱み**(weakness)，**機会**(opportunity)，**脅威**(threat)の頭文字から，**SWOT(スウォット)分析**とも呼ばれる手法がとられる．事業環境変化に対応した経営資源の最適活用を図る経営戦略策定方法の1つで，強みと弱みは企業の内部環境分析，機会と脅威は外部環境分析である．外部環境を分析する目的は，新しいビジネスの機会を発見することであり，脅威とは，適切な対応をとらないと外部要因によって企業の競争力が低下することである．

④ 経営管理の機能

> PDCAサイクルにより，経営の計画，組織化，人の配置，指揮，統制を管理する

a 経営管理が対象とする機能

経営は，組織における情報処理，意思決定，実行の3つの機能を管理することが重要である．情報処理・意思決定は，組織の方向性をさし，管理者は，業務の遂行(実行)のために，意思決定・リーダーシップ・動機づけが必要になる．そのため，経営管理は，**計画**(planning)，**組織化**(organization)，**人材の配置**(staffing)，**指揮**(direct)，**統制**(control)の5つの機能を管理することになる(表4-3)．これらを管理するうえで，マネジメントサイクルとして**PDCAサイクル**が活用される．品質管理を構築したウォルター・シューハート，エドワーズ・デミングらが提唱したPDCAサイクルは，ドラッカーが提唱した「目標管理」を実行するうえでも有効とされている．

●PDCAサイクル

b 計画(planning)

経営管理は，企業の進むべき方向と事業領域で存在理由となる使命(mission)を明確にし，計画(経営方針)を策定することから始まる．

具体的な経営方針に盛り込まれるものは，①収益性(自己資本収益率，売上経常利益率，販売比率，売上原価率など)，②市場占有率(売上高がその商品市場での売上総額に占める割合)，③技術革新，④生産性(生産量に対する人的・物的資源のコストの割合)，⑤設備・原材料の調達(従業員の賃金，人材育成なども含む)，⑥資金調達などがある．

それらの経営計画は，予算作成，生産や販売計画など具体的な達成すべき数値を含む必要がある．また，短期(月，四半期，半期，年単位)，中・長期

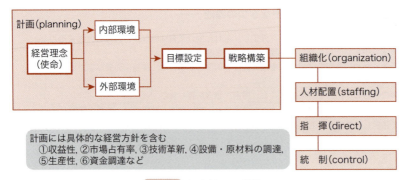

図4-4 経営管理の機能

のものまであるが，それぞれ進捗管理を行い，修正を繰り返す(図4-4).

c 組織化(organization)

　経営における組織とは，計画された目標に対して，複数の異なる役割をもつ従業員がその目標を達成するために，円滑に業務を遂行するために，必要となる．

　たとえば，給食施設では，利用者に対して安全な食事を提供するために多数の従業員が共同で業務を遂行する．管理栄養士は，従業員のもつ技能や知識・経験などを理解し，組織として円滑に業務を遂行する調整役としての役割がある．そのために，管理栄養士が権限と責任を明確にする組織化を理解することは重要である．

　また，組織化にあたっては，**責任と権限の原則(権限・責任一致の原則)**のほか，**専門化の原則，統制範囲の原則，命令一元化の原則，権限委譲の原則**を考慮する必要がある(☞ p 167).

d 組織のスリム化

　企業の競争力を高めるためには，組織構造をスリム化することが効果的である．ビジネスプロセスの短縮化を目指したものを，**組織の再構築(リ・エンジニアリング)**という．これにはITの発展が大きく貢献している．組織のスリム化には，具体的に以下のようなものがある．

> ①事業部ごとに分散していた材料・原料の調達部門の一元化や，営業・販売部門の統合などで重複する業務を減少させる．
> ②社内の情報管理をIT化することによって，情報伝達のスピードと広がりを向上させる．
> ③ITの活用により，現場からの情報の吸い上げや指示の確認など顧客対応を迅速化させる．
> ④経営トップの理念や価値観が下位の管理者に直接伝わるようにさせる．

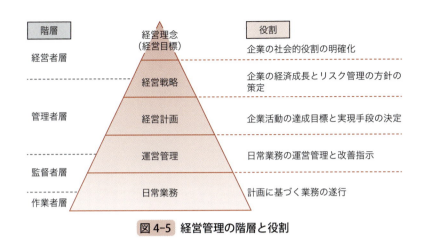

図4-5 経営管理の階層と役割

e 管理者の役割（図4-5）

1) 管理者の3つの要素

組織を円滑に運用させるためには，管理者（マネージャー）が，**意思決定・リーダーシップ・動機づけ**の3つの要素を的確にこなすことが必要である．経営管理の視点では，マネージャーには，経営者（社長，取締役など），中間管理者（部長，課長など），現場管理者（係長，主任，班長など）があり，それぞれの地位で役割を果たす．マネジメントの3つの要素は管理する階層によって変わり，経営者は意思決定が多く，組織全体の動機づけ（方向性）を示す．中間管理者は経営方針をもとに，それぞれの職務において動機づけを行う．

2) 経営管理における動機づけの理論

経営管理における動機づけとは，組織（管理者）が個人から最大の貢献を得るため，働くための動機を与え行動を促すことであり，その管理が求められる．

a) 人材の配置（staffing）（☞ p 169）

管理者の役割として，その組織に必要な人材を採用し，適材適所に配置し，必要な教育・訓練を行う必要がある．また，それぞれの業務の成果を適正に評価することで組織は円滑に運営される．

b) 指揮（direct）

管理者は，配置された人材を適切に指揮することが必要である．その指揮者（管理者）は，企業理念に基づいて，魅力ある目標を設定し，その実現のための手段の提示と動機づけを行うリーダーシップが求められる．

c) 統制（control）

管理者は，指揮と同時に，提示した計画の実行を管理することで，組織の円滑な運用が行われる．「報告制度を提示して実行させる」「業務の標準化を行い，その運用を管理する」「業務の成果を判定し，評価を行う」「業務の運営状況に合わせて計画の変更や目標の再設定などを行う」などが行われる．

マズローの欲求5段階説では，個人の「動機づけ」には，人間の欲求に5つの段階があり，低次から高次へと段階的に変化していくとされている（図4-6）．高次の「自己実現の欲求」は，権威による命令・統制では実現がで

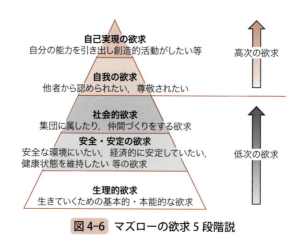

図4-6 マズローの欲求5段階説

きない.また,ハーズバーグは動機づけの要因を①仕事の達成,②やりがいのある仕事,③重い責任,④成長と発展とし,その土台には環境的要因として①会社の方針と管理,②人間関係,③監督の質,④賃金,⑤労働条件などが整っていることが必要としている.

5 経営管理の評価

> 経営管理は,経営計画の数値達成,社会的責任によって評価される

a 経営管理の評価

経営管理は,経営者層の策定した経営計画の達成度をもって評価される.経営計画は,収益性,市場シェア,生産性,設備投資資金調達などを経営方針に基づいて作成されるものであり,収益,市場シェアなどの具体的な数値達成の結果を評価する.

しかし,現在の企業経営は利益のみでは評価されない.企業が**社会的責任**(corporate social responsibility:CSR)を果たしているか否かが重要な視点となっている.

ドラッカーによる経営管理の果たすべき役割は以下の3つである.

①企業の場合は経済的効果を果たすこと.経営資源を活用し利益をあげること.
②組織の構成員が生産的な仕事を通じて生き生きと働けるようにすること.
③社会的責任(CSR)を果たすこと.

CSRとは,企業が利益を追求するだけでなく,企業活動が社会へ与える影響に責任をもち,あらゆる利害関係者(消費者,投資家等,および社会全体)からの要求に対して適切な意思決定をする責任をさす.CSRは企業の自発的活動として,企業自らの永続性を実現し,また,**持続可能な社会**を築いていく活動である.そのため,十分な利益を上げている企業が,その利益を得るために虚偽の情報提供を行った場合などは,社会的責任を追及され,結果的に市場から排除されることも起こる.

コラム 企業の社会的責任（CSR）と持続可能な社会

Corporate
Social
Responsibility

現在CSR活動の中心は，**コンプライアンス***や**コーポレートガバナンス***など企業の存続にかかわる問題の対処にある．しかし，企業の社会的責任には，持続可能性（サステナビリティ）も重要なキーワードとなっている．そのため，企業は，地球環境の悪化や先進国と途上国の貧富の差など，経済の発展に伴う弊害に対して，有限な地球環境や資源，人権の尊重なども考慮のうえ対処する必要がある．持続可能な社会とは，地球環境や自然環境が適切に保全され，将来の世代が必要とするものを損なうことなく，現在の世代の要求を満たすような開発が行われている社会である．

*コンプライアンス　法令遵守．企業が法律や社会的規範，企業倫理（モラル）を遵守すること．「ビジネスコンプライアンス」ともいう．

*コーポレートガバナンス　企業統治．投資家や株主，従業員などのステークホルダー（利害関係者）の利益を守るため，企業経営を統制し，監視する役割をもたせる機能．不正防止や長期的な企業価値の増大に向けた仕組み．

b 経営管理の評価の視点

経営計画の達成度評価には，企業活動の中の「質」と「量」により，さまざまな視点がある．たとえば，収益性という「量」を評価視点とするのであれば，予算と実績の進捗を管理する．「質」であれば，品質管理におけるロス管理や，労務における労働災害の発生なども含まれてくる．

①**品質管理**：製品・サービスの質を定められた基準に維持する．
②**原価管理**：原価を適正に保つ．
③**予算管理**：予算と実績の乖離をチェックする．

❻ 給食施設の経営管理

> 管理栄養士は，経営管理の手法を給食施設で応用展開する能力が求められる

給食施設は，利用者の健康の保持・増進，あるいは回復のための栄養管理をする施設とされており，その管理は，施設や組織の「経営」という視点よりも食事を提供する機能の「運営」管理を行うことが重要とされてきた．しかし近年，少子高齢化により労働人口が減少する一方で，安心・安全に対する社会的な要求は非常に高くなり，また，給食施設を設置する企業や病院，自治体そのものの経営の健全化に向けて，とくに固定費である人件費の縮小が求められている．

給食施設の運営は，機能面だけではなく，食事提供のための原材料の調達，人材の配置や提供されるサービスにかかる経費などの経済面も合わせて評価する必要があり，経営管理の理解やその応用が必要となってきている．

給食施設は，専門の給食受託企業への業務委託（アウトソーシング）が中心となってきている．また，受託給食企業は，原材料調達などでコストを見直し，利用者の利便性の向上などの経営管理を行っている．さらに，受託給食企業そのものも，企業買収や合併（M&A）の実施や海外市場の開拓など，企業規模の拡大を目指している．

管理栄養士は，食のスペシャリストとして従来の栄養に関する専門知識だけではなく，栄養・食事管理サービスを効率的かつ安全に運営するためのシステム構築とそのマネジメントを行うために，経営管理や生産管理の理論や手法を給食に応用展開する知識と技能が求められる．そのためには，消費者ニーズや市場環境の変化，さらに地球環境についての幅広い理解と配慮が不可欠である．

B マーケティング

1 マーケティングとは

商品・サービスをより効果的に販売するための総合的活動である

　マーケティング（marketing）は，さまざまな定義や説明がなされている．たとえば，日本マーケティング協会では，「マーケティングとは，企業および他の組織がグローバルな視野に立ち，顧客との相互理解を得ながら，公正な競争を通じて行う市場創造のための総合的活動である」としている（日本マーケティング協会，1990年）．ドラッカーは「マーケティングとは顧客の創造とその維持である」としている．

●マーケティング

　多くの場合，マーケティングは，広告・宣伝あるいは，マーケティング・リサーチと混同して使用される．しかし，マーケティングとは，商品・サービスをより効果的に販売していくことであり，コンセプトづくり，価格設定，プロモーション，流通，販売などのすべてに関与し，複数の手法や活動を統合的に展開することによって実現する．これらマーケティングに用いられる一連の手法や活動は，**マーケティング・ミックス**と総称される．

a マーケティング・リサーチ（市場・消費者調査）

　マーケティング・リサーチは，製品（市場）の現状を把握し，消費者の求めていることや消費者の行動の理由を探ることである．また，プロモーション（広告・宣伝）の効果の測定や改善点，競合との差異など，具体的な課題を調査することもある．さらに，商品の販売実績，利用者の購買行動の観察，競合企業の観察などから直接データを得る場合や，給食経営では，国民健康・栄養調査などの既存のデータを活用することもある．

　データの入手手段は，アンケート調査，グループインタビュー，個別面談，インターネット調査などがある．また，販売実績は，**POS**（point of sales：販売時点）**データ**が重要な根拠データとして活用されてきている．とくに，小売事業者はPOSデータを有効活用することで，発注や在庫管理を効率化したり，売れ筋商品や販売傾向などを見つけたりすることができる．

b 市場評価

　マーケティング・リサーチの結果をもとに**市場評価**を行う．SWOT分析（☞

p 121)は，企業の経営戦略を立案する際に，全体的評価をするために用いられる分析方法の1つであるが，マーケティング戦略の立案にも用いられる．

c 商品開発

消費者のニーズに合った商品開発をする「**ニーズ型**」と，新しい技術により新製品や新規事業を生み出す「**シーズ型**」がある．開発は，以下の手順をとる．②と③は並行して検討されることが多い．

①商品コンセプトの整理
②事業化した場合の経済性の検討：マーケティング戦略
③製品化（試作品，テスト販売など）
④市場導入

d ブランド（商標）

顧客が商品を入手する場合，顧客にとって，より信頼性の高いものが選ばれる．商品の**ブランド**（**商標**）が顧客に認知される最たるものである．そのため，企業はブランドの価値を高めることを重要視している．ブランドは，企業と顧客との間に築かれた共感や傾倒という情緒的価値の関係性をもち，企業の製造する商品に対して，過去の製品の品質や機能に対する信頼や満足感から構築される．商品の機能や価格での差異化が難しい場合は，ブランドのもつ心理的満足感（イメージ）で差別化できる．

ブランドは，特定の業者・製品・サービスを認識させ，他と区別するためのものである．

①商品やサービスの生産・提供者を明確にする
②保証：購入者が期待する品質を保証する機能
③意味：消費者が好意的に連想するメッセージ

❷ マーケティング戦略

> 販売の準備・計画・運用の具体的方法，マネジメント・プロセスをさす

マーケティング戦略とは，絶えず変化していく市場に事業や商品を適応させるマネジメント・プロセスのことである．

マーケティングにおいて，「戦略」は長期的・全体的展望に立った販売の準備・計画・運用の方法をさす．また，「戦術」は，その戦略の具体的な方策とその遂行をいう．

戦略を立案するためには，マーケティングを通じて企業戦略の現状分析と市場志向型戦略の策定，評価，選抜を行う．

各業界特有の状況に応じて戦略が異なる場合があるものの，最も一般的な戦略分類は市場シェアや市場影響力に基づく市場支配力によるもので，リーダー，チャレンジャー，フォロワー，ニッチの4種類である．

表 4-4 4P と 4C

4P：事業者視点	4C：消費者(利用者)視点
製品(product)：料理，メニュー，店舗コンセプト，ブランドなど	顧客価値(customer value)：購入することで得られる価値．満足度や欲求の充足，課題解決につながるなど
価格(price)：原価，販売価格など	顧客コスト(customer cost)：購入金額以外にも購入にかかる時間や手配への負担など
流通(place)：店舗の立地，商圏，食材の調達，配達エリアなど	利便性(convenience)：購入への手軽さや利便性．営業時間や立地．通信販売やE-コマースの場合は，機能・金額などの必要な情報や，決済手段・配送手段など
販売促進(promotion)：広告宣伝，PR，チラシ，DM(ダイレクトメール)など	コミュニケーション(communication)：購入のための情報の入手しやすさ．対面販売やメディアの露出時の情報開示．Webサイトの機能やデザインなど

a ターゲットの設定

マーケティング戦略にまず必要なことは，**ターゲット(対象)** を決めることである．市場を細分化(セグメンテーション)し，商品を，誰に，どのような場合に，どのように利用してもらうのかを決める．市場が成熟している状態では市場全体(マスマーケット)を狙うのは広告宣伝費などのプロモーションのコスト効率が悪いとされているため，以下の方策をとる．

> ① セグメンテーション(segmentation)：消費者をグルーピングして，市場を区分けし，それぞれに対応した市場対策をとる．
> ② ターゲティング(targeting)：各セグメント(区分)の規模，成長性，収益性などを評価して，標的とするセグメントを決定する．
> ③ ポジショニング(positioning)：標的にとって，効用をできるだけ大きくする位置を明確にする．

b マーケティングの4つの要素(表4-4)

企業が消費者に製品を理解してもらうための具体的戦術としてのマーケティング・ミックスの諸要素は多岐にわたるが，**製品(product)**，**価格(price)**，**流通(place)**，**販売促進(promotion)** の **4P** と呼ばれる4つのカテゴリーに分類される．フードサービスにおけるマーケティングの4Pは表4-4に示すように考えられる．また，4Pを消費者視点で再定義したものを4Cと呼ぶ．**4C** とは，顧客にとっての価値(customer value)，顧客が費やすお金(customer cost)，顧客にとっての利便性(convenience)，顧客とのコミュニケーション(communication)の4つの要素を表す用語である．

c プロモーションの手段(AIDMAの法則)

●プロモーション

プロモーションの手段としてのコミュニケーションは，商品あるいはサービスを消費者に「知って」もらい，「欲しい」と手にとり，「買いたい」と感じてもらうような道筋をつくることである．**AIDMA**(注意-関心-欲求-記憶-行動)とは，1920年代にアメリカのサミュエル・ローランド・ホールが示した消費者の心理のプロセスを示した略語である．また日本では，2004年に広告代理店により提唱された **AISAS** がある(図4-7)．

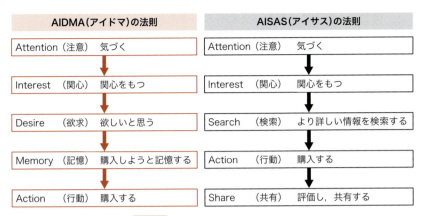

図 4-7 AIDMA と AISAS の原理

d 販売戦略

実際の販売戦略には，流通を刺激する**プッシュ戦略**と消費者を刺激する**プル戦略**の2通りある．どちらか一方ではなく両者の組み合わせによるプロモーション戦略が多くみられる．

> ①**プッシュ戦略**：製造業者やメーカーが卸業者・小売業者などの販売者に働きかけて優先的に販売してもらう戦略．
> ②**プル戦略**：広告宣伝やPRに力を入れ，顧客に選択を促す戦略．

e プロモーション戦略

プロモーションには，消費者にその商品の利点・価格・購入場所を教える方法と，企業の主催するイベントやセミナーなどの文化活動を通して消費者との心理的なつながりを構築する方法がある．前者は主に**広告***・**宣伝***であり，後者は**PR***の役割である．また，試食販売など人的コミュニケーションによっても行われる．製品のパッケージの情報や小売店店頭でのポップ(POP)やチラシもまたコミュニケーションの手段となる．このように，あらゆる手段で企業から発信される情報を**マーケティング・コミュニケーション**という．

最近では，ターゲットが明確な場合には，インターネットによる情報発信が重要になってきている．さらに，消費者に伝えたい情報が届くように，テレビ，新聞，店頭，PC，モバイル端末(スマートフォン・タブレット)にソーシャルネットワーク(Facebook, Twitter など)を統合し，最適化した情報提供の環境を構築していくことが必要になっている．

f 流通チャネル

流通チャネルとは，商品がメーカーから消費者へと流通する経路におけるあらゆる個人や事業者をさす．製造工程を円滑につなぐ，内部の流通チャネルと，商品を店頭に届ける外部流通(ロジスティックス)チャネルに分けられ

***広告** メディア(TV，新聞，雑誌，ラジオ，インターネット)のスペース，時間などを有料で購入し，自社の製品の情報を提供すること．

***宣伝** メディアに情報を提供し，記事あるいは番組という形で取り上げてもらうよう働きかけること．最近では口コミの利用が重要視されている．

***PR** パブリック・リレーションズ(public relations)の略で，企業や団体が社会とよい関係を構築するための活動をいう．混同されやすいパブリシティはPRの1つで，プレスリリースやインタビューへの応対などを通じて，メディアに報道として自社に関する内容を取り上げてもらう活動のことをいう．

る．さらに外部流通チャネルは，消費者と接する店舗や小売業者と卸売業者に分けられる．

❸ マーケティングと給食事業

> 給食の利用者に対するABC分析，嗜好調査等と受託先への満足度調査がある

a 利用者のニーズ・ウォンツ

マーケティングでは，利用者が求めている**ニーズ**と**ウォンツ**を把握することが必要である．ニーズ＝必要性，ウォンツ＝欲求とされており，ニーズとは，生活の中で不足したものを求める漠然とした衝動・潜在的なものであり，ウォンツは，顕在化されており，具体的に表現されることが多い．たとえば，「料理は量が多いものが望ましい」というウォンツは，「空腹を満たす」というニーズに対しての要求となる．

レストランで食事をする場合，商品である料理の味，量，質（栄養量），盛りつけ，メニューの種類とインテリア，照明，BGMなどの食環境，そして，接客や営業形態などのサービスの状態など，すべての機能を総合して，店が選択されている．本来，食事は，生命の維持が最大の目的とされているが，栄養の補給という物理的な「機能」よりも，「すぐに料理が食べられる」「すてきな雰囲気の中でおいしい料理を食べたい」などの「効果」を選択すると考えることができる．この効用が**顧客ニーズ**と呼ばれる．この顧客ニーズに応える店づくりが「**付加価値**」の創造である．他店と自分の店とを差別化することがキーポイントとなる．

b 顧客の新規獲得と固定客化

新たな顧客の獲得は，事業を発展させるうえで不可欠である．しかし，まず，顧客との接点には広告宣伝が用いられ，新規顧客を獲得するコストは，既存顧客が繰り返し購入するリピート購入を促すコストの何倍もかかる．したがって，新規顧客の獲得とともに既存の顧客との関係を維持していくことが重要である．既存顧客との関係を維持し，固定客化するために，友の会やサークルなど顧客の組織化，マイレージプログラム，メンバーカード，スタンプなどの特典や情報の提供による顧客の「囲い込み」が行われる．

一般の飲食店では，不特定の対象者に，利用者の嗜好と食事予算を想定した食事提供をしており，利用者の嗜好，料理の選択，食べ残し，食事環境や雰囲気づくりなどはすべて「選ばれる」ことを最優先に考えられている．そのために，利用者の来店動機，味の評価や苦情の聞き取り，材料の仕入れ価格，同業他店の情報の入手などのマーケティング・リサーチを積極的に行っている店舗もある．

c 給食事業のマーケティング

給食事業は，事業所，工場，病院，高齢者施設，福祉施設，学校などで，それぞれの施設利用者である特定の対象者に食事を提供している．その内容

は，健康の保持増進，治療，成長促進など対象に合わせた内容となっており，一般の飲食店とは大きく異なっている．

1） 利用者に対するマーケティング

給食事業では，利用者の献立内容や嗜好などの要望よりも，給食の目的が優先されやすくなる．さらに，食材費が低価格で食品の選択幅も少なく，献立内容を変更することが難しいため，料理のマンネリ化を招きやすい．そのため，提供された料理の販売実績からABC分析によって献立評価を行う．

ABC分析とは，管理対象を販売実績の高い順にABCの3つのグループに分類して分析する方法である（☞ p 157）．販売実績の中での割合が高いAグループを重点的に管理することが，全体を管理するうえで効果的になる．献立変更は，とくにCグループに属するものから変更をしていくことになる．

また，給食利用者に対するマーケティング・リサーチとして，味つけや温度などの嗜好調査を実施されることが多い（図4-8）．従来は，「顧客満足」についての感覚が薄いと考えられてきたが，最近の給食経営では，利用者の声が重要視される傾向にあり，嗜好調査においてCS（customer satisfaction）ポートフォリオのような分析も用いられるようになってきている（図4-9）．

図4-8 嗜好調査表

2) 受託先に対するマーケティング

給食事業の委託化が進んでいることから，給食事業者にとっては，受託元が顧客となる．そのため，給食事業に対する満足度調査も実施されている（図4-10）．

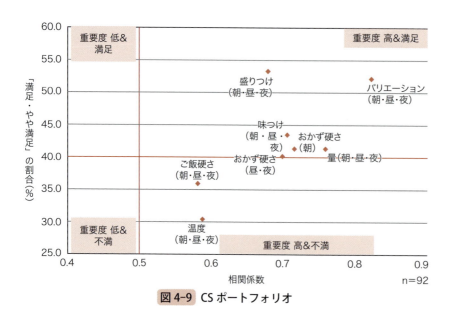

図 4-9 CS ポートフォリオ

	店舗運営満足度調査					
お客様のご意見をお聞かせください．						
		あてはまるものに○印をご記入お願い致します．				
	具体的内容	評　価				
		満足	やや満足	どちらともいえない	やや不満	不満足
1	メニュー構成はご満足いただけていますか？	5	4	3	2	1
2	メニューのバラエティ，ボリュームはいかがですか？	5	4	3	2	1
3	彩り，季節感を感じるメニューになっていますか？	5	4	3	2	1
4	料理は適温の状態で提供されていますか？	5	4	3	2	1
5	料理はおいしいですか？	5	4	3	2	1
6	汁物のお味はいかがですか？	5	4	3	2	1
7	品切れとなっている料理はありますか？	5	4	3	2	1
8	身だしなみ（ユニフォーム等）に清潔感はありますか？	5	4	3	2	1
9	明るい笑顔と節度ある言葉遣いで接客がおこなえていますか？	5	4	3	2	1
10	「いらっしゃいませ」など，お声がけができていますか？	5	4	3	2	1
11	おすすめメニューなどのご説明（ご案内）はありますか？	5	4	3	2	1
12	お客様をお待たせしないような臨機応変な対応が実施されていますか？	5	4	3	2	1
13	適切なクレーム対応はおこなわれていますか？	5	4	3	2	1
14	定期的な清掃，整理整頓がおこなわれていると感じられますか？	5	4	3	2	1
15	地区の管理担当者の巡回指導は十分おこなわれていますか？	5	4	3	2	1
お客様コメント	店舗に対するご意見					
	本部に対してのご意見，ご要望など					

図 4-10 店舗運営の満足度調査

C 給食の経営管理と経営形態

1 給食運営の経営形態

●経営形態

> 外部委託が主流であり，人材管理，品質向上，経済性などのメリットがある

a 直営と外部委託の違い

日本の給食の運営は「直営」や「準直営」といった形で長い間行われてきた．「直営」は，組織体や企業が福利厚生のために給食施設を設け，給食部門を組織の一部門として，自らの従業員を使って給食の運営を行うことであり，「準直営」は組織体や企業の子会社・系列会社などに運営を任せることをいう．給食施設は，利用者の健康の保持・増進を図る施設として，その管理の専門性も高くなってきており，「直営」や「準直営」の組織では，給食運営の管理者の育成が難しくなってきている．

また，調理に携わる従業員は，調理業務が専門職ではあるが，ルーチンワークと位置づけられ，企業内での教育や評価も難しくなってきている．一方で，組織や企業の経営管理では，経済効率性が要求されている現在，人材などの限りある経営資源を本来の業務に集中させ，企業の存続と成長を図る戦略がとられている．そのため，給食業務の外部**委託**が主流となっている．給食の外部委託のメリットは表4-5に示すとおりである．

●委託

b 給食の受託組織

●受託

給食の**受託**企業（組織）は，①給食受託専門会社，②企業の子会社・系列会社など，③地域または協同出資組合等の協同組合，に分類され，それぞれを**委託**，**準委託**，**協同組合**と称している．委託側と受託側が**契約**（**コントラクト**：contract）を結び，その契約をもとに受託側が給食経営業務を行うことから，その事業を，コントラクトフードサービス（contract food service）と称する場合もある．委託側を**依頼者**（**クライアント**），受託側を**受託者**（**受託企業**），または**運営管理者**（**運営企業**）といい，両者の契約により給食管理・運営業務が成り立っている．

表4-5 給食業務における外部委託のメリット

人材管理	・人材の採用や配置など適正な人員確保がしやすい ・専門性の高いスタッフの動機づけや評価を適正に行える ・教育研修や人材育成の質が高くなる
品質向上	・食品衛生に関する専門性が高く，「安心・安全の担保」ができる ・健康の保持・増進に対する食環境整備の質が高くなる ・外部の専門情報を取り込みやすくなる ・新しいメニューや調理技術などが導入されやすくなる
経済性	・専門企業による購買により食材料費等のコストダウンを図ることができる ・設備のメンテナンスや投資などの提案を受けやすくなる
その他	・委託先企業を競争させることも可能となるために，運営に緊張感が生まれる

c 受託給食企業の組織

受託給食市場の拡大とともに，大手の受託給食企業を委託先としたアウトソーシングの流れが促進されたが，それと並行して周辺事業への多角化，合併・買収(M&A)も頻繁に行われるようになり，日本の大手受託給食企業の売上規模拡大が目立つようになった．

そのために，大手の受託給食企業の組織は複雑化している．企業の組織編成はその企業の特性を引き立たせ，他企業との差別化を図るためにも重要である．また，受託給食企業の事業の範囲は多分野にわたることが多く，それにかかわる法律や対応するための経営手法，対象者，顧客ニーズ，サービス機能などが異なるため，業務を円滑に滞りなく進めるための組織とシステムが整備されてきた．たとえば本社に管理・サポートおよび新規開発部門を，事業部門には受託した施設を運営管理する組織があげられる．事業部は物理的・地理的なエリアによって分ける方法と，クライアントごとによって分ける方法，もしくは併用する方法等がある．

d 委託の形態

1) 委託業務の範囲による区分

委託業務の範囲により，形態としては「**全面委託**」「**部分委託(一部委託)**」の2種類に大別される．委託業務の範囲の違いにより，給食の業務である献立作成や食材の発注，調理，盛りつけ，配膳，清掃，衛生管理などの範囲が決定されるが，委託側と受託側の運営の責任の所在を明らかにするために，委託-受託間において適切な契約を行う．また，業務範囲は給食施設ごとに適用される法律と関連が深く，それぞれにかかわる法律を熟知して運営する必要がある．

2) 委託契約の種類

給食運営における委託契約の方式は，**固定管理費制**，**補助金制**，**単価制**，の3つのパターンが一般的である(図4-11)． ●契約

a) 固定管理費制契約

利用者からの食事代のすべてを材料費にあて，人件費・諸経費などは，固定的に運営管理費として委託側が負担する．利用者は安く食事をすることができるが，その分，委託側が負担する金額も大きい(福利厚生費)．利用者の日々の変動が売上に影響しにくい．

b) 補助金制契約

利用者からの食事代を契約時に双方で決定する．運営管理費は，食事代は食材料費以外に運営管理費の一部に充当し，不足部分を委託側が負担する．補助金は，毎月固定される以外にも，変動補助金の契約もある．利用者は，固定管理費制ほどではないが，安価で食事をすることができる．

c) 単価制契約

利用者が支払う食事代で材料費・人件費・諸経費・利益をまかなう．受託側の販促活動(喫食率を上げる)等の営業努力が重要となる．

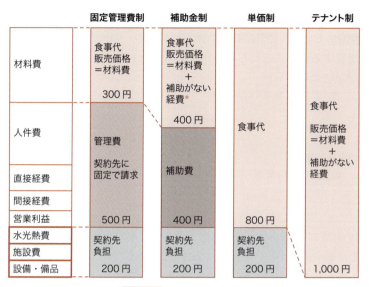

図 4-11 委託契約の種類
＊：直接および間接経費のうち補助がない経費．

d）テナント制契約

利用者が支払う食事代から，材料費・人件費・諸経費・利益・家賃・水光熱費・備品・設備等すべてをまかなう．経費すべてが運営業者負担となる契約であるため，給食業務委託契約ではなく，通常はレストラン分野の契約である．

景気低迷や社会構造の変化による福利厚生のあり方の見直しなどにより，組織体や企業の手厚い補助が減額される傾向にあり，委託契約は，固定管理費制契約から単価制契約に移行する傾向がある．

3）委託化の検討と委託先の変更

給食事業の委託化は，新しく施設を建設した際に給食施設を新設する場合や，既存の建物の給食施設を改装するタイミングで行われることが多い．また，その際に，直営から委託への変更だけではなく，既存の委託先から他の委託先への変更も検討されやすい．

委託先の変更の理由には，委託コストの見直しや，利用者の満足度が低いことなどがあげられる．利用者の声やアンケートによる数値結果をもとに行われることが多く，また近年では，定期的に委託先を見直すためのコンペティションを行う例も増えている．

4）委託化のプロセス

委託化には，委託側の組織体や企業がその目的や期待する成果などについて十分なコミュニケーションをとった後で，それぞれの部署の合意を得ておくことが大切である．そのために，委託に出す現状の業務内容の洗い出しを行うとともに，今後，改善していきたい新システム等も考慮に入れ，業務範囲や委託条件等の明確化を慎重に進める必要がある．そのために，委託する業務の「仕様書」を作成する必要がある．

5) 契約の締結

委託する企業が決定したら，両者間において「**委託契約書**」が交わされる．契約は通常委託する側を「甲」，受託する側を「乙」として作成され，以下のような項目が互いに確認される内容となる．

> ①委託の目的と業務の内容
> ②貸与設備の明細と管理責任
> ③経費の負担区分
> ④衛生管理と事故が発生した場合の責任と保証
> ⑤提供されるサービス（食事の種類，価格，提供時間等）
> ⑥報告義務（運営内容，人員構成など）
> ⑦契約の期間や解除の条件等

なお，契約書本文に記載しにくい詳細については，通常別途「覚え書」や「確認事項書」という形式で詳細を確認する例が多い．また，(公社)日本給食サービス協会や(公社)日本メディカル給食サービス協会などの業界団体では，その会員企業の給食受託事業に関して，火災，労働争議，業務停止等の事情により，その業務の全部または一部の遂行が困難となった場合，給食業務の代行保証を受けることができる．その場合，委託契約書には「丙」として，関係する団体を記載する場合もある（**図 4-12**）．

e 給食業務受託側が留意すべき運営管理上のポイント

運営を円滑に行うためには，以下のような点に留意することが重要である．

①**コミュニケーション**：委託側と受託側は，随時コミュニケーションをとることが重要であるが，とくに定期的なミーティングは有用である．委託側の食堂担当者が主となって，委託側の管理者，担当部門スタッフ，利用者代表モニターと受託側の本部担当者，運営施設の施設責任者，管理栄養士，調理師などのメンバーにより，定期的に「給食運営委員会」を開催することも有効である．

②**顧客ニーズの把握**：メニューの出数把握はもちろんのこと，利用者への聞き取り調査やアンケート調査などの方法で，常に顧客ニーズを把握していなければならない．

③**教育**：調理技術やサービス，衛生水準の維持や向上のためには，定期的な集合教育や職場内教育（OJT）での社員教育が重要である．

④**提案**：運営の改善や新しいメニューの導入，新たな調理機器の導入とそれに伴う調理オペレーションシステムの開発など，受託側は常時新たな提案を心がける必要がある．

⑤**危機管理対応**：火災や防犯など，日常的な問題対応のほか，大規模災害や新型インフルエンザなどの対応のために危機管理対応のシステムを明確にしておく必要がある．

f 給食受託企業の所属する主な団体

給食受託企業の所属する協会には，(公社)日本給食サービス協会，(公社)日

食事提供業務委託契約書（例）

○○○○○○○○○（以下「甲」という。）と□□□□□□□□□（以下「乙」という。）とは、△△△△△△（以下「施設」という。）における食事提供業務について、次のとおり契約を締結する。

（目的）
第１条　甲は、利用者の食事に対する質的向上を図るため、乙に対し給食業務を委託し、乙はこれを受託するものとする。
第２条　乙は、食事業務に当たり、施設給食の趣旨を十分認識し、別紙１の「業務委託共通仕様書」に基づき誠実に委託業務を遂行する。
第３条　甲は、甲の施設内に設置する給食委員会に乙を参加させるなど乙と定期的に食事内容について協議を行う。
第４条　乙は、甲の施設内における乙の責任者として業務責任者及び火気取り扱い責任者を配置する。

（契約期間）
第５条　委託業務の期間は、平成○○年４月１日から平成○○年３月３１日までとする。

（委託業務の種類）
第６条　甲が乙に委託する業務及び経費の負担区分は、別紙２とする。

（業務の委託料及びその支払）
第７条 甲は、乙に対し業務を履行するため別紙の覚書に定める委託料及び給食材料費を乙に支払う。ただし、経済変動などにより契約金額の変更を必要とする場合は、甲又は乙のいずれかの申し出により協議し改定することが出来る。
第８条 乙は、甲に対し当月１日より当月末日までの給食業務委託料及び食数の実績による給食材料費を翌月１０日までに請求し、甲は乙に対し請求書受理後３０日以内に乙の指定する銀行等の口座に当該委託料を振り込むものとする。

（業務遂行上の注意事項）
第９条　食材の仕入れは、乙の責任において行うものとするが、品質・鮮度等について十分に留意し、適正な給食材料を確保する。
第１０条　乙の食材の保管・管理は、品質管理・衛生管理等に十分留意する。
第１１条　乙の調理・盛り付け・配膳は、献立表を遵守し、所要の栄養量が確保されるようにすると共に、衛生状態等に十分留意する。
第１２条　乙は、別紙１の仕様書に基づき、検査用及び保存用の食事を用意すること。
第１３条　乙は、調理室などの清潔を保つ必要のある場所に、関係者以外の者をみだりに立ち入らせない。
第１４条　甲の乙に対する指揮・監督は、乙の本部責任者、業務責任者に対し行うものとし、乙の従業員個々に対しては行わない。
第１５条　乙は、乙の従業員を指揮・監督し、業務の実行について関係法令その他、甲の定める規範に違反することのないよう十分留意する。
第１６条　乙は、甲が必要とする場合は、委託業務の実施状況その他の書類を提出しなければならない。
第１７条　乙は、甲に対する行政の立ち入り検査に対して協力する。

（従業員）
第１８条　乙は、仕様書に基づき委託業務に必要な従業員を配置しなければならない。
２　従業員の大半は、当該業務について相当の経験を有する者を配置すること。
３　乙は、やむなく従業員を変更しようとする場合は、業務の質の低下を招かないよう配慮すること。
４　甲は、乙の従業員で不適格と認めた場合は、その理由を付し、乙に申し出ることが出来るが、その変更等の権限は乙に属するものであること。
第１９条　乙は、乙の従業員に対する衛生面及び技術面等の研修・訓練を系統的、定期的に実施する。
２　乙は、乙の従業員に対する健康診断及び検便を定期的に実施する。
第２０条　乙は、食事業務に対し事故防止のため、衛生管理に万全を期すとともに、乙の従業員の健康管理に努めなければならない。

（個人情報の保護）
第２１条　乙及び乙の従業員は、本業務を通じて取得する個人に関する情報の取り扱いについては、本契約書附属の「個人情報取扱特記事項」によらなければならない。

（設備の貸与及び保守）
第２２条　甲、乙協議の上、甲は乙に対し給食施設の使用及び給食施設を貸与するものとし、乙は甲に対し、貸与された給食設備について責任をもって管理するものとする。
第２３条　乙が給食設備を持ち込む場合は、事前に甲の許可を得る。
第２４条 乙は、使用を許可された給食設備及び貸与された給食設備に修理等の必要が生じた場合は甲に申し出ることとし、甲がその必要性を認めた時は甲の責任において修理を行う。

（事故に対する対処）
第２５条 乙は、当該職場の秩序を守り、火災・盗難等の防止及び労働安全に努めなければならない。
第２６条 給食施設内で、火災・盗難・労働災害が発生した場合は、乙は速やかに甲に届け出るとともに、監督官庁に通報し、甲及び監督官庁の指示に従う。
第２７条 提供食事に起因すると予想される食中毒等の事故が発生した場合は、甲は速やかに乙に通知するとともに、監督官庁に通報し、監督官庁の指示に従う。

（損害賠償）
第２８条 乙は、委託業務の遂行に当たり、乙の責任で法定伝染病又は食中毒の事故が発生した場合及び契約に定める義務を履行しないため、施設に損害を与えた場合には、損害賠償の責に任ずること。ただし、甲の責任に帰す場合はこの限りではない。
第２９条 乙は、この契約により生じた権利業務を第三者に譲渡してはならない。又、業務の代行を除き、再委託、貸与された施設・設備の転貸しをしない。

（業務の代行）
第３０条　乙は、火災、労働争議、業務停止の事情により、その業務の全部または一部の遂行が困難となった場合の保障のため、あらかじめ業務の代行者として□□□□□□□□□（丙）を指定しておくものとする。
２ 乙の申し出により甲が委託業務の代行の必要性を認めた場合は、丙は乙に代わってこの契約書の規定に従い業務を代行しなければならない。ただし、この場合であっても、乙の義務は免責されるものではない。

（契約の解除）
第３１条 甲または乙が、契約期間中に本契約を解除しようとするときは、３ヶ月前までに相手方に申し出ることとする。但し、次の各項に該当した場合は何等の催告を要すること無く即時本契約を解除することができることとする。
（１）この契約を誠実に履行しないとき又は履行する見込みがないと甲が認めるとき。
（２）この契約の締結又は履行に当たり不正な行為をしたとき。
（３）行政庁の処分を受けたとき。
（４）銀行取引を停止されたとき。
（５）前各号のほか、この契約の条項又はこれに基づく仕様書に違反したとき。

（定めのない事項）
第３３条　前各号に定めのない事項については、甲、乙誠意をもって協議し、決定するものとする。

この契約の成立を証するため、本書３通を作成し、当事者記名押印のうえ、それぞれ１通を所持する。

平成２８年　４月　１日

甲（委託者）　〒000-0000　○○市○○　○丁目○○番○号
□□□□□□□□□□
（役職）　○○○○○○○○○

乙（受託者）　〒000-0000　○○市○○　○丁目○○番○号
□□□□□□□□□□□
（役職）　○○○○○○○○○

丙（代行者）

図 4-12　給食提供の契約書例

本メディカル給食協会,（一社）日本弁当サービス協会などがあり，外食全般の協会として（一社）日本フードサービス協会がある．その他，給食事業に関連のある（公社）日本食品衛生協会や（一社）日本厨房工業会などの団体ともそれぞれ連携をとりながら，教育研修，情報交換，調査研究，食資材の共同購入等，給食業界の活性化，人材育成，業界の普及・啓発などを行っている．

❷ 給食委託の関連法規と現状

a 病院給食（☞ p 194）

医療保険の財源の厳しさが増す一方，病院の栄養部門における管理業務の高度化や患者サービスの充実といったことが病院経営を圧迫する一因となっている．そのため病院における給食の外部委託化は年々増加傾向にある．病院給食の下請け的外部委託化は 1986（昭和 61）年に認められた．外部委託の関連法規として「医療法の一部を改正する法律の一部の施行について（平成 5 年 2 月 15 日健政発第 98 号）」が示された．とくに，「患者等の食事の提供の業務の範囲及び委託方法に関する事項」では，病院が自ら実施しなければならない業務の範囲として委託側，受託側の業務が明確に示された．「病院，診療所等の業務委託について（平成 5 年 2 月 15 日指第 14 号）」には，「受託

者の選定」「受託者の業務の実施方法」「院外調理における衛生管理」「病院の対応」などが示されている.

外部委託の状況は,「平成28年度全国病院栄養部門実態調査」報告書(回答施設数2,936病院)によると,直営施設:約19%,委託施設:約61%,一部委託施設:約20%であった(**表4-6**).

b 保育所給食(☞ p 212)

保育所給食は,1998(平成10)年「保育所における調理業務の委託について(平成10年2月18日児発第86号)」において,給食の安全・衛生や栄養等の質の確保が図られていることを前提に,調理業務の委託が認められた.1998(平成10)年4月1日から適用され,「調理業務の委託についての基本的な考え方」「調理室の設置」「栄養面での配慮」「施設の行う業務」「受託業者」「業務の委託契約の内容」が示されている.さらに「児童福祉施設最低基準等の一部を改正する省令」(平成22年厚生労働省令第75号)において,満3歳以上の児童に提供する食事に限り,公立・私立を問わず,給食の外部搬入ができることとなった.公立保育所において満3歳に満たない児童への食事の提供については,構造改革特別区域(**構造改革特区***)の認定を申請し,認定を受けた場合に限り外部搬入が認められる.外部搬入の条件として,当該保育所内に調理のための加熱・保存等の調理機能を有する設備を備えるものとされている.

c 学校給食(☞ p 218)

学校給食においては1985(昭和60)年「学校給食業務の運営の合理化について(昭和60年1月21日文体給第57号)」により学校給食業務の運営の合理化対策として,パートタイム職員の活用,共同調理場方式,民間委託化が取り上げられた.民間委託の実施については留意事項として次の項目があげられている.

①献立の作成は,設置者が直接責任をもって実施すべきもので委託の対象にしない.
②物資の購入,調理業務等における衛生・安全性の確保については,設置者の意向を反映できるような管理体制とする.
③必要に応じ受託者に対して資料の提出を求めたり,立入検査をする等,運営改善のための措置がとれるように契約書に明記する.
④受託者の選定は,学校給食の趣旨を十分理解し,円滑な実施に協力するものであることの確認をする.

d 事業所給食(☞ p 225)

事業所給食は,企業の効率化とともに,委託化が最も早く進み,現在,直営で給食を実施している施設は非常に少ない.2004(平成16)年には委託比率は97.3%〔現:(公財)食の安全・安心財団〕の高い数値を示し,それ以降ほぼ横ばいが続いており,2017(平成29)年の旬刊福利厚生でも97.1%と報

***構造改革特区** 構造改革特別区域(略称:構造改革特区)とは,「構造改革特別区域法」〔2002(平成14)年〕によって,特定の区域(特区)において全国一律の規制を特例的に緩和する制度.地域経済の活性化が目的とされる.経済や農業,社会福祉,教育などの分野で自治体や企業などの自発的な発案から,政府に認定を申請する.2003(平成15)年4月からスタートし,2018(平成30)年3月までで,産学連携やまちづくり,教育などのさまざまな分野で1300を超す特区が誕生している.

表 4-6 病院給食の外部委託状況

	一般病院	特定機能病院	リハビリテーション病院	慢性期病院	精神科病院	合計
直営	269 (11.5%)	3 (0.1%)	12 (0.5%)	78 (3.3%)	74 (3.1%)	436 (18.5%)
委託	954 (40.5%)	36 (1.5%)	68 (2.9%)	213 (9.0%)	162 (6.9%)	1433 (60.8%)
一部委託	339 (14.4%)	29 (1.2%)	16 (0.7%)	47 (2.0%)	47 (2.0%)	478 (20.3%)
人材派遣	5 (0.2%)	1 (0.0%)	0	0	2 (0.1%)	8 (0.3%)
合計	1567 (66.5%)	69 (2.9%)	96 (4.1%)	338 (14.4%)	285 (12.1%)	2355 (100.0%)

［日本栄養士会：平成28年度全国病院栄養部門実態調査より引用］

告されている．

❸ 給食施設の運営における受託側の管理栄養士の役割

組織の目的に応じた労務，経費，顧客管理など経営上の複眼的視野が重要

　給食運営における管理栄養士（栄養士）の業務は，栄養管理，献立作成・管理，仕入管理，生産管理，労務管理，顧客管理など多岐にわたる．

　給食専門会社では，多岐にわたる管理栄養士（栄養士）業務に対して，本社にサポート部門として配属し，マーケティング，販売促進，衛生管理の指導，購入食材料の商品開発，仕入先の管理，マスターメニューの作成，栄養教育システムの開発，栄養教育媒体の作成，人材育成のための教育などを担当させている．そのため，管理栄養士は，給食の運営管理業務の一連のオペレーションが習得できた後，一部は，本社管理業務，サポート業務にキャリアアップしていくことが多い．本社管理業務などのスタッフ数には限りがあるために，現場での管理能力に加えて，日常業務で企画提案をする能力が求められる．キャリアアップのためにはクライアントと良好なコミュニケーションを行っているなど，上位者からの評価が必須である．また，事業所においても，管理栄養士に食事計画だけではなく，運営管理を任せるようになってきている．そのために以下の役割の発揮が期待されている．

①組織の目的を理解する．
②リーダーシップの発揮：店舗の運営を組織の目的に沿ったものにする．
③店舗運営の経費管理：営業収入，材料費，人件費，利益目標などを理解し管理する．
④従業員の動機づけ：雇用形態の違いによる待遇差も配慮する．
⑤顧客満足度の向上：提供する食事やサービスの質の向上のための教育や管理を行う．
⑥クライアントと所属企業との利害のバランスをとる．

限られた予算の中でのメニューづくりには，顧客満足や厨房の作業効率，原材料コストの変動などを考慮した複眼的視野が必要とされる．組織の中で，管理栄養士は付加価値の創造を考え続けることが重要である．

 練習問題

以下の説明文について，正しいものには○，誤っているものには×をつけなさい．
(1) 経営とは，ある組織において，事業目的を達成するために，継続的・計画的に意思決定を行って実行に移し，事業を管理・遂行することである．
(2) 経営管理は，人，物，設備，資金，ノウハウ（方法）などの経営資源を有効かつ効率的に活用して，経営目標の達成を目指している．
(3) 現在の経営管理論は，1900年代初頭にテイラーが提唱した「管理過程論」やファヨールが提唱した「科学的管理法」などから変遷してきている．
(4) 企業経営は，収益，市場シェアなどの具体的な数値達成の結果を評価する．
(5) 給食施設の管理は，利用者の健康の保持・増進，あるいは回復のための栄養管理をする機能の「運営」管理を行うことが重要である．
(6) マーケティングとは，商品・サービスをより効果的に販売するための広告・宣伝の機能をさす．
(7) 給食事業では，利用者の献立内容や嗜好などの要望よりも，給食の目的が優先されやすくなるためマーケティングを必要としていない．
(8) 給食の委託契約の方式は，管理費制，単価制の2つのパターンが一般的である．
(9) 現在の給食施設の運営は，高い専門性と経営力が求められ，外部委託が主流となっている．

 ディスカッションテーマ

　身近にある給食施設を想定しSWOT分析をしてみましょう．たとえば所属する学校の学生食堂について考えてみましょう．学生食堂の経営の強み，弱み，機会，脅威について話し合ってみましょう．

5 給食の品質管理

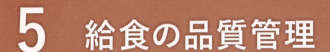

学習目標

1. 給食における品質管理の基本的な考え方を理解しよう.
2. 給食の運営における品質管理の方法を理解しよう.

A 給食における品質管理

1 給食の品質と品質管理

> 給食の品質は質と量で構成され, PDCAサイクルでの品質管理が重要である

　食べ物は形ある「物」(有形)である.「物」には性質があり,それを**品質**という.品質には質と量がある.食べ物の質の構成要素は,味,色,香り,硬さ(テクスチャー),温度など,量の構成要素は大きさ,重量,容量,含有する栄養量などである.こうした,品質の構成要素が「物」特有の性質(品質特性)をつくっている.品質の概念と食事の品質を**表5-1**に示す.

　ものづくりにおいて,品質特性をよりよいものとしていく活動が**品質管理**(quality control)である.同時に,不良な品質のものをつくらないための管理でもある.品質に問題があった場合には,その原因を明らかにし,過程での問題点を明らかにし,問題解決の計画を立て,実行し,再度チェックする.品質管理は**PDCAサイクル**で活動する.

●品質管理

●PDCAサイクル

　給食も,食材料を調理し料理,食事にするものづくりである.栄養・食事

表5-1 品質の概念と食事の品質

品質の概念	食事を製品とした場合
製品の機能・性能を価格で割ったもので,品質を測る(**価値概念**)	・料理の単価や1食の食事の価格,エネルギーや栄養素あたりの価格
品質を,実際の製品設計仕様への一致度として定義し,不良率の低さで測る(**製造品質概念**)	・作業指示書であるレシピに表現された品質の食事がつくられているか ・量,味の濃度,温度などがレシピと一致するか
品質をユーザーニーズとの適合度としてとらえる.あくまでも人間の欲求との関係において決まる,相対的・主観的な概念(**ユーザー・満足概念**)	・喫食者のニーズ,満足度 ・嗜好,味の好み,量の適正さなど製品属性に加え,料理の変化性,サービスの時間的タイミング,配食者の礼儀,食事の情報などが喫食者のニーズになる
品質を製品の客観的属性(性能・機能)の束ととらえ,製品属性パラメータで表示する(**製品属性概念**)	・食事に含まれる栄養素量,味,香り,温度,量,テクスチャーなど ・異物混入がないなど,衛生・安全上の側面も含まれる
分析不可能な美学的・哲学的概念 知覚された個物の背後にある超越的な原型 (**超越論的品質概念**)	・食事の文化的側面 ・伝統,地域性など

[藤本隆宏:生産マネジメント入門Ⅰ生産システム編,日本経済新聞社,2001を参考に筆者作成]

管理の目標・目的の達成に，提供する食事の品質が大きく影響する．それは，利用者の満足度に食事の品質が大きく影響するからである．

❷ 栄養・食事管理と総合品質（図5-1）

給食には設計品質と適合品質（製造品質）があり，合わせて総合品質という

a 設計品質

栄養アセスメントに基づきどのような食事内容にするか，すなわちどのような品質の食事を提供するかを決定する品質の設計が，非常に大きな意味をもつ．この設計された「品質」が提供する食事の目標となる．

すなわち，献立計画や献立作成の段階で，調理および提供の目標とする品質のことを**設計品質**という．設計品質は，提供する食事の量，味，形状等の基準を設定し，具体的な献立として表現される．食事の利用者が満足する製品にすることが求められることから，ニーズに適合している度合いも重要である．

b 適合品質（製造品質）

設計品質に適合（一致）するようつくられた食事の品質を**適合品質**という．これは実際に提供される食事にあたるもので，**製造品質**とも呼ばれる．設計品質がどれほど高品質であっても，設計されたとおりの品質の食事がつくられ，提供されない場合は，適合品質が低下することになる．

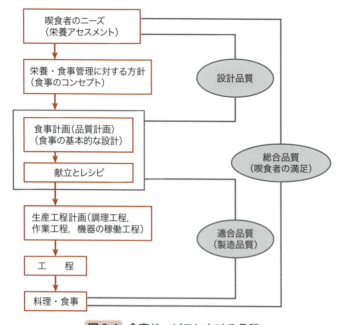

図5-1 食事サービスにおける品質

［鈴木久乃ほか（編）：給食マネジメント論，第8版，第一出版，p229，2014 より許諾を得て転載］

C 総合品質

設計品質と適合品質を合わせたものを**総合品質**という．総合品質は利用者の満足度でもある．食事は提供され，そして摂取されて初めて栄養・食事管理の目標達成の評価が可能となる．したがって，設計品質と適合品質双方がともに良好でなくては，栄養・食事管理上の目標を達成することは難しくなる．給与栄養目標量に合わせた献立作成が目標の到達点ではない．提供された食事が利用者に摂取されるよう，利用者が満足する食事を設計し，実際の摂取される食事に調理されなければならないため，総合品質が高くなるような品質管理が重要になる．

❸ 献立の標準化

> 作業指示書に設計品質を示し，献立を標準化することが重要である

献立作成は品質設計に等しい．**作業指示書**に設計品質を示すことによって，調理従事者に調理作業の目標を伝える．すなわち，何をつくるか（料理名）とできあがりの状態（全体のできあがり量，1人分の盛りつけ量，味の濃度）を明らかにし，つくるための材料（食品名と使用量および廃棄などを除いた純使用量）を示す．調理のたびに味の変動や量の変動がないように，利用者が満足する味や料理のできあがりを数量的に示すことで献立を標準化する．献立が標準化されていれば，問題があった場合にどこを改善すべきか検討することができる．**表5-2**は作業指示書の例である．

●作業指示書

❹ 調理工程と作業工程の標準化

> 設計品質の目標達成には，調理工程と作業工程の標準化も必要である

設計品質を目標に調理を行う．食品の変換のプロセスを示すものが**調理工程**であり，それに伴う人の作業が**作業工程**である．調理工程は食品ごとにフローチャートで表現される．**図5-2**は調理工程表の例である．食品が変化するプロセスだけでなく，同時に衛生管理上の作業場所を示すことによって，厨房内での食品の流れを把握することができる．調理工程に合わせて，使用する加熱機器と人の作業を示したものが作業工程である．時間軸に合わせて示すことで，作業者が作業の予測を立てて取り組むことができる．調理工程と作業工程を標準化するためには，機器の能力，作業者の能力を明らかにし，調理量に応じた作業時間の予測を立てる必要がある．加熱機器の能力は，加熱機器の性能（温度と時間，処理量）によって示される．**図5-3**は作業工程表の例である．

❺ 品質評価の指標と方法

> 給食の摂取量と利用者の栄養状態の把握によって，品質評価を行う

給食の品質評価の指標は利用者の満足度と栄養状態の改善である．満足度

表 5-2 作業指示書の例

料理名：チキンソテートマトソース（主菜）

料理名	食品名	1人分				(200)人分		調味%（%）	調理方法の指示
		純使用量(g)	廃棄率(%)	使用量(g)	価格(円)	純使用量(kg)	使用量(kg)		
チキンソテートマトソース	鶏もも肉皮付き	100				20	100g×200切れ	生肉の0.3%塩分	〈鶏肉〉①魚肉下処理室で，肉に下味をつける ② 10 枚/エナメルパン×20 として並べる ③スチームコンベクションオーブン，コンビモード 220℃，15 分 ④ 75℃ 1 分以上を確認(歩留まり 80% が目標) ⑤焼き上がり後，ホットパンに移し，温蔵庫で保管 〈トマトソース〉①にんにく，たまねぎは皮をむき，3 回洗浄 ②にんにくはフードプロセッサでみじん切り ③たまねぎはみじん切り ④トマト缶は消毒後缶をあけ，必要量を計量 ⑤調味料を計量 ⑥ソトワールにバターを溶かし，低温でにんにくを炒める ⑦⑥にたまねぎを加え透き通るまで炒める ⑧トマトを入れ，沸騰したら調味料を入れる ⑨ソース量 80% になるまで煮込む ⑩できあがり量を確かめ，ホテルパンに移す ⑪ウォーマーテーブルで保温
	食塩	0.3				60(g)	60(g)		
	こしょう	0.01				2(g)	2(g)		
	バター	5				1	1		
	にんにく	1	15	1.2		0.2	0.24		
	たまねぎ	30	10	43		6	8.6		
	ダイストマト(缶)	50				10	10		
	コンソメ	1.5				0.3	0.3	具の0.8%塩分	
	食塩	0.1				20(g)	20(g)		
	砂糖	1				0.2	0.2	具の1.3%糖分	
	こしょう	0.01				2(g)	2(g)		

できあがり（計画：目標，実施：結果）		品質管理基準		保冷・保温・盛りつけ
盛りつけ重量　145g/人		下調理		<保温・保冷方法>
調味% 塩分(肉)0.3% ソース1%				肉：温蔵庫
				ソース：ウォーマーテーブル
				<使用食器>
				ミート皿
温度や外観		本調理	肉は 75℃ 1 分以上の加熱を確認(焼き上がり 80℃)	<盛りつけ方法(場所・器具)>
65℃以上で保温			肉の歩留まり 80% を目標	提供時にソースを肉にかける(65 mL 片口レードル 1 杯)
			ソースは材料の 80% 重量まで煮込む(1 人分の目標 65g)	<盛りつけのポイント>
その他				トマトソースは肉の手前半分にかける
		その他		

は，摂取量で示される．また，栄養状態の改善につながれば，適切な食事が提供され，摂取されている証である．したがって，摂取量の把握と栄養状態の把握が，品質の評価となる．摂取量の把握方法として，摂取量を調べる，ないしは食べ残した量を調べる方法がある．これらを調べるには，提供量が明らかになっている必要がある．提供量は，料理全体のできあがり量と，盛りつけ予定量，盛り残し量によって把握できる．摂取量を測定する方法には，秤量法，観察による目測法などがある．利用者本人の自己申告，食事介助者

料理名：チキンソテートマトソース

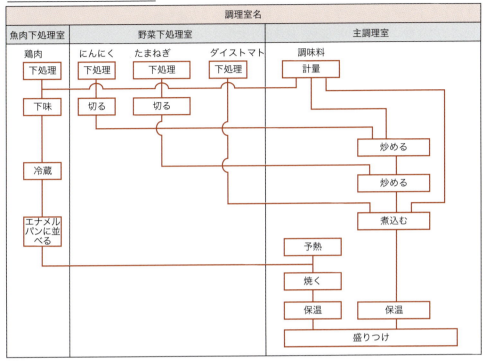

図 5-2 調理工程表の例

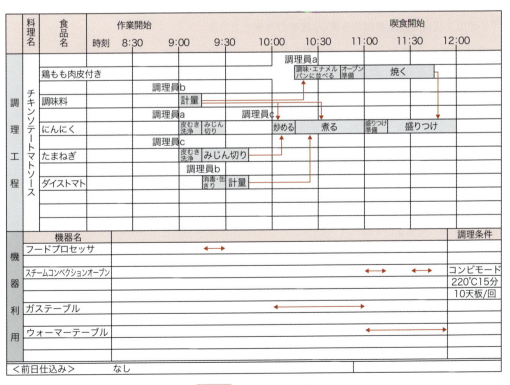

図 5-3 作業工程表の例

が行うなど，利用者の状況に応じて方法を選ぶ．摂取量以外にも，量や味，硬さ，食べやすさなどをインタビューやアンケートを用いて調べる方法もある．これには1回ごとの食事についての評価や，継続的な食事について定期的に評価を求める方法がある．

利用者の満足度は必ずしも提供された食事の品質だけで評価されるものではない．食事提供のすべてがかかわる．食事の時間，食事をとる場（空間，温度や明るさ，清潔さ），衛生状態，提供者の態度などである．無形のサービスの質も評価の対象となる．有形，無形にかかわらず，満足度は利用者が負担した費用に応じて評価される．したがって，定期的に利用者の要望を調べる，意見箱などを設置して気づいたときに意見を提出できるようにするなど，利用者ニーズを把握することが提供する食事のみならず食事提供（サービス）を含めた品質評価となる．

提供する側での評価としては，適合品質を調べる方法がある．予定どおりのできあがり量になったか，予定どおりの盛りつけ量になったか，量を測定する，味の濃度・温度を測定するなどで確認する．また，検食して確認し，検食簿に評価，記録する方法がある．

B 品質改善とPDCAサイクル

❶ 品質の変動要因

> 品質低下の原因を品質の変動要因から探り，改善の方策を立てる

総合品質の評価結果から，問題がどこにあったかを明らかにして改善する．設計品質（計画）の問題であれば，献立の見直しになる．適合品質（実施）に問題があれば，調理工程や作業工程上に問題が存在する．どこに問題があったか，できあがり量，盛りつけ量，検食簿の結果などから品質が低下した原因を探ることになる．

品質の変動要因としては次のものがある．

①食数の変動
②発注量と検収量のずれ
③納品された食品の質（水分含有量など）
④予定の廃棄量と実際の廃棄量のずれ
⑤蒸発率（蒸発量）の変動
⑥調理作業指示の遵守の有無
⑦盛りつけ誤差

これらのどれに起因する問題で適合品質が設計品質と比較して低下しているかを検討し，その点を改善する．また，適合品質自体に問題がないとすれば，もともとの設計品質に問題があったことになるため，献立の食品の種類や量，調味割合，加熱調理条件等の設計を改善することが必要となる．適合品質の改善には，調理従事者の教育を伴うことが多い．また，設備の能力，

とくに加熱機器の能力を把握し文書化しておくことも必要である．

問題点は，調理従事者とともに話し合い，改善の方策を考えていくことも重要である．調理従事者からの意見をもとに，施設・設備や人員，技術に応じた改善方策を決定していくことは，調理従事者のエンパワーメントを活用することになる．そのためにも，利用者にとって給食の品質がどのようにあるべきかを共有できるようにしておくことが重要である．

評価は，次の計画を立てるために不可欠であり，改善は次の計画でもある．このように PDCA サイクルに沿って品質管理を行うことで，継続的に品質が改善し，品質は向上していく．

❷ 品質保証

> 利用者に給食の栄養成分値の情報提供を行い，品質保証を図る

品質保証(quality assurance)とは，利用者の立場になり，提供する食事を通して利用者の満足度を保証し，信頼を得ることである．食品の表示に代表されるように，食物の栄養成分表示は，消費者が食物を選択する際に用いる情報の1つである．利用者が健康の保持・増進に適した食物を選ぼうとするときに活用できるように，成分表示を法制化している．給食においても，健康増進法施行規則(第9条)の中で，食事の栄養成分表示を義務づけている．

●品質保証

提供する食事に表示する成分値は「日本食品標準成分表」を用いて計算して求める．一般的には食品の生材料での成分値に対して，純使用量(使用量から廃棄量を除いた，正味の重量)によって計算される．しかし，調理をする過程で栄養成分含有量は変動するため，調理による変動を考慮した栄養成分値での情報提供が望ましい．「日本食品標準成分表」に収載されている調理による変動を考慮した成分値は，給食の調理方法や調理条件と異なるものであり課題は残るが，品質保証という点からも，成分値の算出方法について標準化が必要である．

C 顧客満足と評価

❶ 顧客満足度を評価する目的

> 顧客満足度の評価によって，品質管理が適正に行われているかが評価される

給食の品質の最終的な評価は，顧客の満足度によって行われる．先に述べたように，品質には設計品質と適合品質があるが，計画段階での品質(設計品質)が実際に提供された食事やサービス(製造品質)の中に実現されることで，品質管理が適切に行われているかが評価される．品質を最終的に評価するのは，その利用者である喫食者である．顧客は，ここでは給食利用者(喫食者)とする．この利用者による評価が総合品質の評価となる．

この場合の総合品質とは，有形である食事の品質のみならず，無形の食事

環境や衛生的な状態，またサービスする人の態度や価格などすべてを含む．総合品質は，給食利用者がその品質に満足しているか否か，その度合いによって評価される．利用者の期待を超えた食事やサービスの提供であった場合に，満足度は高まる．またここには，支払う費用に見合った価値があるか否かの評価も含まれる．

顧客満足度を評価する目的は，提供される食事，サービスの品質が適切であるか否かを評価するものであり，この結果によって，給食経営全般の改善点を明らかにする．

❷ 顧客満足度評価の計画

> 定量的・定性的評価など，利用者の満足度評価の計画を立て，改善につなげる

顧客による評価は，利用者に負担をかけることになるので，簡便で短時間でできるよう計画すると同時に，評価結果の推移なども把握できるようにあらかじめ設計しておくことが必要である．

a 定量的評価
1） 質問紙法（アンケート）
質問紙（アンケート）を用いて，利用者から自記式で回答を得る．事業所給食施設などではイントラネットなどを利用して行われる場合もある．また，自記式で行えない場合には，インタビューなどの方法もある．嗜好調査，満足度調査などという．いずれも評価項目を決定し，3段階，5段階などの尺度を用いて評価してもらう．

利用者の負担を考慮し，定期的に実施するなど実施時期をあらかじめ計画し，事前に予告して実施するなど，利用者の協力が得られるような対応も必要である．給食施設の種類に応じて，実施についての許可を施設責任者に得ることや，他職種の協力が必要な場合もある．

2） 摂取量調査（残菜調査）
提供した食事がどの程度食べられたか，摂取量を評価の対象として行う．摂取量を測定することはできないため，残菜量を測定し，盛りつけ量（提供量）からの差し引きで摂取量を求める．量を実測する場合と，目測で摂取量割合として測定する場合とがある．全部食べきれない場合にはさまざまな要因が考えられるが，量や味などが適さない場合にも，残すという行動によって評価されているととらえる．

b 定性的評価
インタビュー方式により，利用者に質問して回答を得る．どのような内容を聞き取るのか，あらかじめ項目を決めておくことが必要である．また，意見箱などを設置して，気づいたときに意見を提出できるような情報収集方法もある．いずれも質的な評価法であるため，どのような内容の意見が多く出されているかを分析する．また少ない意見でも，適切に改善につなげていく

ことが大切である．意見を得るには，それなりの時間が必要であるため，インタビューをする人の業務の時間確保，利用者の時間確保など，計画的な実施が必要である．

　各種委員会などで意見を聴取することもできる．給食委員会などでは，給食利用者の代表，他職種の参加によって，多様な意見を得て，給食の目標の見直し，具体的な問題点の把握，改善方法のアイデアを広く検討する機会となる．定期的な開催を計画し，開催日，開催時間，参加者をあらかじめ決定し，運営していくことが必要である．

c 改善活動

　満足度調査の結果は，協力してくれた利用者にフィードバックすることが必要である．また，提供された意見に対して，具体的にどのような対応（改善）を行うのかを知らせていくことが必要である．

D 栄養管理の品質

　給食の品質は最終的に栄養管理の質につながる．利用者の栄養状態の保持・改善というアウトカムには給食の質が寄与していることから，栄養管理のPDCAサイクルの中で，栄養補給としての給食の品質が評価されることになる．適切な栄養状態の維持や栄養状態の改善が認められれば，おのずと給食の質も適切であったと評価される．

  練習問題

1. 以下の説明文について，正しいものには○，誤っているものには×をつけなさい．
   (1) 食事の品質管理は，栄養管理の目標達成に影響する．
   (2) 品質管理のマネジメントサイクルは，PDCAサイクルである．
   (3) 作業指示書によって，調理従事者に設計品質を示す．
   (4) 設計品質に問題があれば，調理工程上に問題が存在する．
   (5) 適合品質の低下に調理従事者の技術は関与しない．

2. 1人70gの精白米とし，飯の炊きあがり倍率を2.3倍となるよう炊飯している．160gで飯を盛りつけているが，いつも最後に飯が不足する．品質管理についてどのような点に課題があるか．最も適切なものを選びなさい．
   (1) 設計品質に問題がある．
   (2) 適合品質に問題がある．
   (3) 総合品質に問題がある．
   (4) 品質管理上何も問題はない．

ディスカッションテーマ

　練習問題2．の場合，品質管理上の課題を解決するために，どのようなことを行うべきかについて考えてみましょう．

6 給食の財務・会計管理

学習目標

1. 財務計画，貸借対照表，損益計算書などの財務・会計管理の基礎的事項を理解しておこう．
2. 特定給食施設における給食サービスの費用構成を理解しよう．
3. 原価意識を従業員で共有し，財務管理に取り組む管理栄養士の職務を理解しよう．

　給食経営における財務・会計管理は，給食にかかわる人件費（労務費）や食材費および給食費の詳細を把握し，資金の流れを通して組織活動を総合的にとらえ，計画・統制し，効率化を図ることである．財務・会計の詳細な情報は，経営管理者の意思決定や業績評価を促し，従業員の原価意識を醸成する貴重な資料であり，給食経営を担う管理栄養士，栄養士は，財務・会計の基礎的事項を理解しておくことが大切である．給食産業が社会的な認知度を増し，多くの企業とパートナーシップを組んでいくためには，外部に向けた収益構造の公開も重要なポイントである．

A 給食経営

　「給食経営」とは「**給食の目的を達成するために，経営者・管理者および作業者が協働して，効率的に動くため資源を統合し，調整する全般的な活動**」である．資源となる**人**（給食従業員・業者），**物**（食材料），**金**（人件費・食材料費・給食費）を基盤に，**施設・設備・情報・時間・方法**などを統合采配し，仕事の目的を効率的な活動によって達成する一切の行為である．食の安全を確保し，給食利用者の食に対する欲求を充足させて経済効率の向上を図り，総合的な顧客満足度を高めるために，給食への経営的感覚の導入は不可欠である．

　従来の給食管理者の業務は，献立作成，材料の購入，調理作業，食事の提供業務に重点が置かれ，経営的側面からの検討が十分に行われていないなど，施設ごとに格差があった．とくに給食は，福利厚生的サービスの色彩が強く，一般企業に求められる投資活動と財務活動のバランスにおいて営業活動を展開して利益を追求する義務が少ないこともあって，会計・財務管理などには深く取り組まれてこなかった．

　しかし，最近の給食を取り巻く環境は著しく変化しており，事業所等における従業員食堂では一般の飲食店との競争が激しくなり，利用率の低下により収入の減少をきたしている．また，病院等における食事療養の例を見ても，独立採算制が強く求められる状況にある．「よい食事を提供する職人気質」では通用しなくなってきている．つまり，給食管理者に求められる要素とし

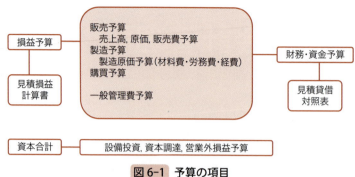

図 6-1 予算の項目

て，**効率的な施設・設備**への投資活動，顧客を満足させる商品開発としての**献立研究**，食材料費に加えて人件費，水光熱費・減価償却費等の経費を含めた**原価管理**，併せて貸借対照表，損益計算書，**キャッシュフロー***計算書などの財務諸表などを意識して，給食全般を**財務・会計・予算管理の視点から考える**ことが重要になってきている．

予算管理は経営管理の総合的管理手法の1つであり，目標達成のために財務計画を策定し各部門の諸活動を調整，統制することをいう．予算の策定は，経営者が提示する予算編成方針に基づいて各部門において予算案を作成し，各部門の予算を総合的に調整して決定する．予算は実施に伴い必要な調整を行い，予算実績対比，差異の要因分析，改善策の検討へとつなげる経営管理のPDCAサイクルに沿って実践される（図6-1）．

*キャッシュフロー 仕入れ，経費，売上といったお金の流れを示す情報をいう．

❶ 給食の原価構成

> 給食の原価の3要素は，①食材料費，②人件費（労務費），③経費である

原価とは，製品の製造，販売，サービスなど事業目的のための費用であり，「**直接費**」と「**間接費**」に分ける場合もある．給食における直接費は料理をつくるための食材料費，人件費，経費で，間接費は販売，サービスなどにかかる費用である（図6-2）．

a 直接費
1）材料費（食材料費）

給食に供する飲食材料の購入費をさす．主食用として米類，麺類，パン類．生鮮食材料の魚類，肉類，野菜，果物．加工品として冷凍食品，缶詰，乾燥品や調味料など．また，お茶，コーヒー，ジュースなどの嗜好飲料などである．また，料理の一部として利用されるアルミカップのような使い捨ての食器は材料費として計上することが多い．

2）人件費（労務費）

給食の提供にかかわる労働力に支払われる費用をさし，給食をつくる人件費（労務費）を「直接人件費（労務費）」，販売・サービスにかかわる人件費（労務費）を「間接人件費（労務費）」としておのおの直接原価と間接原価に区分

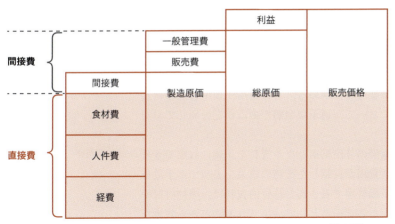

図 6-2　原価の構成
利益を追求する場合の例.
[日本給食経営管理学会(監)：給食経営管理用語辞典，第2版，第一出版，p37，2015 より許諾を得て一部改変し転載]

する場合もある.
　人件費としては，次のような分類が考えられる.

①賃金，賞与，退職引当金
②諸手当：住宅手当，家族手当，役職手当，通勤手当
③福利厚生費：社会保険費用，レクリエーション費用，運動・保養施設費用など

3）経　費

　材料費と人件費に含まれない給食提供にかかわるすべての費用をさす.

①水光熱費：ガス，電気，水道料金
②消耗品費：洗剤，文具，その他日常使用する消耗品費
③衛生管理費：調理従事者の検便，健康診断の費用，水などの衛生検査費，クリーニング費用
④施設・設備費：建物，設備，機器類にかかわる費用，またこれらの修繕にかかる費用で通常は耐用年数に応じた複数年にわたり減価償却費として計上する
⑤什器・食器費：新規メニューに連動しての新規購入，破損による補充費用
⑥減価償却費：固定資産(建物，設備，機器類)の償却費

b　間接費

1）一般管理費

　給食を生産するために直接かかる費用ではなく，組織全体を運営・管理するために要する費用をさす．間接的にかかる人員の給与，賞与，諸手当，福利厚生費や間接部門の事務所を運営・管理するための諸費用，経費(交際費，旅費，交通費，通信費，水光熱費，原価償却費等)がある．

2）販売費

　販売業務に関して要した広告宣伝費や販売促進費，販売手数料などの費用をさす．

❷ 原価管理

> 正確な原価計算を行い，原価の低減を図り，効率的な給食運営を目的とする

原価の計算は，製造，販売，サービスなどに要した**材料**，**労働力**，**経費**のすべてを使用目的に応じて分類整理して求める．その費用が使用目的の給食に対する貢献度とのバランスにおいて，適正な金額であるかを評価しておくことが重要である．

原価管理で大切なことは，原価の算出根拠となる資料を正確に収集できるシステム構築と併せて，項目別費用が貢献した業務の成果を表現する手段を講ずることである．さらに，原価管理で表された基礎的資料は，**損益計算**や**予算計画**など給食経営全般にわたるデータとして活用されることから厳重な取り扱いを要する．

●原価管理

ⓐ 原価計算

正確な原価計算を行うためには，項目別に次のような給食部門で把握できる資料の収集体制を整えておく．

> ① 食材費の計算根拠の資料：献立表，発注書・納品書・請求書・食品受払い簿
> ② 人件費の計算根拠の資料：業務日誌，勤務簿
> ③ 経費の計算根拠の資料：経費には多種の項目が含まれることから使用目的を明確にして支出することが前提であり，その内容に沿って整理する．施設・設備台帳（減価償却費），電気・ガス・水道料金（大規模施設の場合には別途下水処理に要する費用），消耗品購入伝票，衛生検査台帳，クリーニング費用など

原価計算の期間は通常1ヵ月を単位として行うが，使用目的に応じて半年，1年に及ぶこともある．最近では週別あるいは日別での原価を計算し，原価意識の高揚を図っているところもある．

コラム　減価償却とは

●減価償却

減価償却とは，施設・設備などの資産が，時間経過に伴って失われる経済価値の程度を評価するものである．資産の耐用年数に応じて毎年の償却限度額を定めて会計処理をする．耐用年数は購入する物品により決められている．

減価償却の方法には定額法，定率法，生産高比例法，リース期間定額法がある．平成19年度税制改正により，2007（平成19）年4月1日以降に取得した減価償却資産については償却可能限度額および残存価額が廃止されて，残存薄価額1円となった．

　償却例：耐用年数10年，購入価格40万円の機械の減価償却（定額法）
　　　毎年の償却額＝購入価格÷耐用年数
　　　∴ 400,000 ÷ 10 ＝ 40,000
　　　10年後の償却額 40,000 － 1 ＝ 39,999

表 6-1 購入契約の方法

契約方式の種類		内容	特徴
競争契約方式	一般競争入札方式	●契約締結に必要な条件を一般に公示し，不特定多数の参加希望者が入札する	●大量購入・備蓄が可能な価格変動の少ない常備品などに用いる ●最も公正な方式になるが，手続きが複雑で時間や経費がかかる
	指名競争入札方式	●あらかじめ契約を希望する業者を複数指定し，指定した業者に購入条件を提示したうえで入札を行う	●大量購入・備蓄が可能な価格変動の少ない常備品などに用いる ●時間や経費がかかる
相見積契約方式		●複数の業者にあらかじめ仕様書として購入条件を提示し，見積書を提出させ，選定する	●価格以外の条件も含めて比較検討できる ●一般によく用いられる
随意契約方式		●競争入札方式をとらず，任意の相手と随意に行う契約 ●卸売市場での直接買いつけや，納入業者に規格，数量などを指定し，納品時に価格を決定する	●価格変動の大きい食材料，生鮮食品，購入量の少ない食品などの購入に向く ●競争原理が働くように考慮する必要があり，取り引き先は複数用意する
単価契約方式		●品目別の単価を決定する方式	●使用頻度が高い，使用量が多いといった食品の購入に適す．価格変動の少ない食品の購入に用いる

表 6-2 固定費と変動費

固定費	施設・設備費，正規職員の人件費，水光熱費(基本料金)，減価償却費など	売上の増減にかかわりなく発生する費用
変動費	食材料費，パートタイマー・アルバイトの人件費(時給制の給与)，水光熱費(基本料金以外)	売上の増減に関係して変動する費用

b 購入契約の方法

　給食の原価構成において，人件費と並んで大きな比率を占めるのが食材料費であり，原価管理の主要な部分となる．そのために食材料や商品提供に関連する消耗品などの購入については，適切な購入契約方法を検討する必要がある．

　食材料の購入契約は，食材料の種類，使用量，使用頻度および施設の立地条件に合った方法を選定する．購入契約の方法を表6-1に示す．

c 原価管理のための分析手法

1) 損益分岐点

　損益分岐点とは，売上高線と総費用線の交点で，その分析により原価と操業度および利益の関係がわかる．損益分岐点が高いということは，多くの費用を投入して初めて利益が生ずるわけで，経営効率は悪いことになる．総費用は固定費と変動費の合計である(**表6-2**)．

●損益分岐点

　損益分岐点売上高の計算式，損益分岐点の計算事例，損益分岐図の作成方法について以下に示した．

損益分岐点売上高の計算式

　損益分岐点売上高＝固定費÷(1－変動費÷売上高)

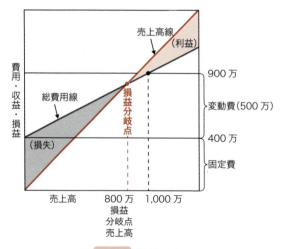

図6-3 損益分岐図

損益分岐点売上高の計算事例
　売上高：1,000万/月，変動費：500万，固定費：400万
損益分岐点売上高の計算
　400（万）÷｛1－500（万）/1,000（万）｝＝ 800（万）

損益分岐図（図6-3）の作成方法
①正方形の図表を描く．縦軸に費用・収益・損益の金額目盛，横軸に売上高の金額目盛をとる．
②左下隅の0点から右上隅に対角線（売上高線）を引く．
③縦軸に固定費の目盛をとり，横軸に水平になるように固定費線を引く．
④固定費に積み上げるように（横軸に水平になるように）変動費線を引き，売上高との交点をとる（図6-3，黒点）．
⑤この変動費の点（図6-3，黒点）から売上高0の固定費線に向けて直線（総費用線）を引く．
　この総費用線と売上高線の交点（図6-3，赤点）が損益分岐点売上高となる．

　損益分岐点売上高を売上高が上回れば上回るほど利益が生じ，下回れば損失が生じることになる．損益分岐点売上高は低いほど利益の出やすい構造になる（図6-3）．

　損益分岐点分析は，原価と操業度（主として食数）および利益の関係分析であり，原価，販売価格あるいは食数の設定に寄与するものと考えられる．目標利益の達成には売上高の増加と総費用の抑制を図ることが必要であり，施設・設備の投資金額，人員配置計画を売上高に応じた適正な範囲に設定することが大切である．併せて，通常の運営において変動費の抑制に向けて食材料の合理的な購入および消費と経費の節減を徹底することが大切である．結論としては，原価意識の高揚と売上高の増加につながる方策を講じることに集約される．

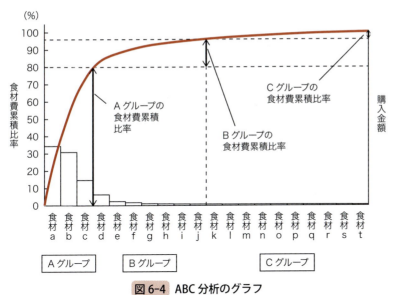

図 6-4 ABC 分析のグラフ

[長田早苗:給食経営管理論,第 2 版,三好恵子ほか(編),第一出版,p111,2017 より許諾を得て転載]

2) ABC 分析(図 6-4)

多種の商品やサービスに対して重要度の高いものから重点的に管理・分析するために,ABC の 3 区分に分けて分析する手法である.在庫管理,食材料原価の低減,メニュー分析などに用いられる.

●ABC分析

> **食材料原価の低減のための分析方法の事例**
> ①ある一定期間において購入金額の大きい食材から順に並べる.
> ②各食材の購入金額構成比を算出して,累計していく.
> ③累計した数値に基づき,
>   A グループ:各食材料の購入金額構成比の累計が 80%までの食材.
>   B グループ:各食材料の購入金額構成比の累計が 80%を超え 95%までの食材.
>   C グループ:各食材料の購入金額構成比の累計が 95%を超える食材.
> ④A グループの食材料を重点的に管理して,食材料納入業者とコスト低減の交渉を実施する.C グループの食材料のアイテムを絞るなど,食材料費の低減,在庫管理業務の省力化を図る.

B 財務管理

財務管理とは「企業活動を資金の流れに基づいて把握し,その効率化を図るべく計画・統制する総合的管理」(広辞苑,第 7 版)とある.給食では「食事の提供による利用者の栄養管理」という企業活動を給食費用の側面からとらえて,給食業務を効率的に行うために,計画・統制する給食経営管理活動の全般に及ぶものである.

財務計画とは,資金の状況から**施設・設備の費用**,商品である食事をつくる材料を購入する費用,従業員に支払う**人件費**,**経費**への資金配分,そして

売上目標を設定し，効率的な運営により利益を追求する計画の作成であるといえる．給食の場合，通常，売上目標となる食数があらかじめ決まっている例が多く，食数から施設・設備への投資，人件費は比較的狭い範囲で予測されやすい．費用の多くを占める食材料費は，刻々と変化する食品流通の状況をふまえ，利用者の要求を満足させる客単価の設定に合わせて決められるものであり，給食における財務計画の重要な位置を占める．つまり，給食における財務計画とは，施設・設備管理，労務管理，生産，食材管理などの各部門別に計画された内容をお金の側面から統合して，計画を作成することである．

ここでは，財務管理に用いられる諸表を中心に説明する．本来，財務諸表とは企業の決算で会計期間の経営・財政状況を外部利害関係者に開示するための計算書類をさし，代表的なものとして「貸借対照表」と「損益計算書」があり，「キャッシュフロー計算書」と合わせて財務三表といわれる．給食部門では財務諸表は主として，給食経営の計画，評価のために使われる．また，委託者側の立場で給食部門の委託契約を行う場合などは，給食会社の経営状態を評価する情報としてもっておかなければならない．

❶ 貸借対照表（balance sheet：B/S）

バランスを見て，財政状態を判断する

貸借対照表は，表の左側に資産(借方)，右側に負債・資本(貸方)を配置する（図6-5）．つまり現有する資産がどの程度あり，その出所はどのような費目であるかを示している．多くの資産をもっている会社でそのほとんどが自己資本であり，負債が少なければ財政状態が健全な会社といえるわけである．「資産＝負債＋資本」のバランスを見て財政状態を判断するため，バランス

●貸借対照表

借方	貸方
(資産の部)	(負債の部)
流動資産：(現金化しやすい資産) 現金・預金／商品／貯蔵品／など	支払手形／買掛金／借入金／退職給与引当金／など
固定資産：(長く使える資産) 土地／建物／営業権／など	(資本の部) 資本金／剰余金
資産合計	負債・資本合計

図6-5 貸借対照表の構成

シートとも呼ばれる．
　貸借対照表の主な科目の意味を以下に示す．

> ①資産の部（借方）
> ⅰ）流動資産：1年以内に現金化される資産である．当座資産と棚卸資産に分けられる．
> 　●当座資産：現金，預金，売掛金，短期貸付金などのとくに現金化しやすい資産をさす．
> 　●棚卸資産：商品，原材料，貯蔵品などで近い将来に生産活動や営業活動等により現金化される資産をさす．
> ⅱ）固定資産：生産・営業などの事業活動の基盤となる固定的な資産をさす．
> 　●有形固定資産：土地，建物，機械設備など
> 　●無形固定資産：営業所有権，権利金など
> 　●投資：出資金，長期貸付金，補償金など
> ②負債の部（貸方）
> ⅰ）流動負債：支払手形，買掛金，前受金，短期借入金など1年以内に返済しなければならない負債をさす．
> ⅱ）固定負債：長期借入金，退職給与引当金などで長期にわたって管理しなければならない負債をさす．
> ③資本の部（貸方）
> 　●資本金：事業を始める段階で準備した金額
> 　●剰余金：事業活動によって得られた利益を留保している金額

❷ 貸借対照表から事業体の能力を評価する

流動比率を用いて事業体の支払い能力を評価する

　流動資産と流動負債を比較して流動負債の金額が多い場合には，1年以内に返済する金額が上回り，資金の余裕がなくなり資金繰りがむずかしくなる．
　流動資産は流動負債に対して多いほうがよいわけであり，**流動比率**から事業体の支払い能力を評価する．流動比率の求め方を以下に示す．

> 流動比率＝流動資産／流動負債×100

　流動比率は一般企業で120％以上，現金取引の多い事業体では少なくとも160〜180％程度は必要といわれている．

❸ 損益計算書（profit and loss statement：P/L）（図6-6）

売上高から費用を差し引いた金額を表し，各段階での利益，赤字を判断できる

　損益計算書で扱う利益の種類と計算内容を以下に示す．

◉損益計算書

> ①売上総利益＝売上高－売上原価
> 　一般に粗利益と呼ばれるもので取扱商品の収益力を示している．

損益計算書
自平成29年4月1日至平成30年3月31日

科目	金額	
Ⅰ 売上高		3,000,000
Ⅱ 売上原価	1,800,000	
売上総利益		1,200,000 ← 売上高－売上原価
Ⅲ 販売費および一般管理費	420,000	
営業利益		780,000 ← 売上総利益－販売費および一般管理費
Ⅳ 営業外収益		1,800
Ⅴ 営業外費用	5,000	
経常利益		776,800 ← 営業利益＋営業外収益－営業外費用
Ⅵ 特別利益		100,000
Ⅶ 特別損失	300,000	
税引前当期利益		576,800 ← 経常利益＋特別利益－特別損失
法人税，住民税および事業税	230,000	
当期利益		346,800 ← 税引前当期利益－法人税，住民税および事業税

図 6-6 損益計算書の例

---

②営業利益＝売上総利益－販売費および一般管理費
　企業の本業から生じる利益であり，事業能力を示している．
③経常利益＝営業利益＋営業外収益－営業外費用
　企業の全般の経営活動の成果としての利益であり，企業の収益力を示している．
④税引前利益＝経常利益＋特別利益－特別損失
　ここでの特別利益および特別損失は通常の営業活動以外で発生した損益である．
⑤当期利益＝税引前当期利益－法人税，住民税および事業税

❹ キャッシュフロー計算書

> キャッシュフロー計算書は，一定期間の現金（現金同等物）の収支の流れを表したものである

　企業は仕入れ代金などの生産費用と商品の売上金によって収支を維持しているが，売掛金の回収が遅れ仕入れ代金の支払時期に現金が不足した場合には，資金繰りの失敗から倒産も考えられる．
　キャッシュフロー計算書は，「営業活動によるキャッシュフロー」「投資活動によるキャッシュフロー」「財務活動によるキャッシュフロー」の3つに大きく分けられる．営業活動によるキャッシュフローは，商品の製造販売に要した支払金額と売上の総額を記載する．投資活動によるキャッシュフローは，固定資産などの取得や売却に要した金額を記載する．財務活動によるキャッシュフローは，株式の発行による収入，社債の償還などによる支出などの金額を記載する．このほかにキャッシュフロー計算書には，現金および現金同等物の増減額，期首・期末残高を合わせて記載する（図6-7）．

●キャッシュフロー計算書

支出	当期	増減
売上原価支出		
売上原価	1,800	
買入債務増加	−80	
棚卸資産増加	10	1,730
販売費および一般管理費支出		
販売費および一般管理費	420	
減価償却費	−20	400
支払利息支出		300
法人税等支払		230
支出計		2,660
営業活動キャッシュフロー		150
計		2,810

収入	当期	増減
売上収入		
売上高	3,000	
売上債権増加	−200	2,800
受取利息収入		10
収入計		2,810

図6-7　営業活動によるキャッシュフローの例

 練習問題

以下の説明文について，正しいものには○，誤っているものには×をつけなさい．
(1) 特定給食施設としての社員食堂は，福利厚生のためであり経営的手法の導入を必要としない．
(2) 給食経営には経済効率および作業効率の向上を図ることが重要である．
(3) 給食の原価は，給食の材料費と調理のための人件費から構成される．
(4) 損益分岐点を高く設定することにより経営効率は向上する．
(5) 売上高に連動して変動する食材料費を変動費という．
(6) 損益計算書において収益性が高い場合には，キャッシュフローにおいてもプラスになる．

 ディスカッションテーマ

　事業所給食施設で従業員食堂を運営受託している給食会社の管理栄養士の立場で，次のことをディスカッションしてみましょう．

　損益分岐点を低くするために，①何を見直すか，②見直すときに提供する食事やサービスの質を落とさないようにするためにどのようなことに留意すべきか．

7 給食経営の組織と人事管理

学習目標

1. 企業経営を念頭に置きながら人事管理の各項目を整理しよう.
2. 給食部門における人事管理について理解しよう.
3. 給食部門における管理栄養士の役割について理解しよう.
4. 教育・訓練と人材育成について理解しよう.
5. 組織の活性化と人事考課について理解しよう.

A 人事管理の意義と範囲

　人事管理とは,企業の経営戦略に基づいて,それに必要な仕事の質と量を組み合わせた組織を,合理的に機能するように**人の面から支援する管理**である.

　狭義には,人の採用,配置と異動,昇進・昇給などの人事のほか,教育・訓練,**人間関係管理**などが含まれる.広義では,労働時間と勤務形態などの労働条件,労働組合との労使関係や福利厚生などの**労務管理**まで含まれる.

❶ 給食施設の人事制度

> 労働生産性を高め,人件費(労務費)率を下げつつ,労働意欲の高い組織をつくる

　給食部門は,一般に数名から数十名の人員で構成されているところが多い.給食部門では,栄養・食事計画から調理,供食に至るまで利用者のQOLの向上を目指した一貫した業務を各専門職が分担して行っている.職務内容も多岐にわたり,日々異なる献立を調理することから適正な業務分担,時間配分がむずかしい状況にある.

　現在の社会・経済情勢の中では,合理的で効率のよい経営が求められ,給食部門の直営・委託の可否,人員の派遣についても議論されている.給食部門は,**労働集約的な業務***が多く,**労働生産性**が低いとみられがちである.そうした中で,給食部門における人事管理は労働生産性を高め,人件費(労務費)率を下げつつ,目的を達成する必要がある.労働意欲が高い組織をつくるために,適正な人員計画,採用・配置計画,各職層の教育・訓練,能力開発,労働条件の整備などに取り組んでいくことが重要である.

***労働集約的な業務** 機械に頼らずに人の手によって行われる労働が中心となっている業務のこと.コストに占める人件費の割合が高く,給食部門のほかに飲食業や介護・福祉などの人的サービス業が該当する.給食部門では対象者が特定されているため,提供する食事を日々変化させ,多様な献立の調理作業を行う必要があり,機械化による効率化がむずかしく,コストに占める人件費の割合が高くなる.

●労働生産性

❷ 採用,労務,報酬

> 必要人員を算定し,採用を行い,合理的な賃金体系のもとに報酬を支払う

　経営者は,職務分析に基づき,職務ごとに必要人員を算定し,その職務を

表 7-1 憲法と労働に関係する主な法令とその概要

憲法第 27 条第 2 項「賃金,就業時間,休息その他の勤労条件に関する基準は,法律でこれを定める.」	
労働基準法	労働条件の最低基準を定め,労働条件の向上を図るための法律.労働契約,賃金,労働時間・休憩,休日および有給休暇等が規定されている
労働安全衛生法	職場における労働者の安全と健康を確保し,快適な作業環境の形成を促進することを目的とする法律.健康の保持増進のための措置として,医師による健康診断の実施などが規定されている
労働者災害補償保険法,男女雇用機会均等法,労働者派遣法,児童・介護休業法など	
憲法第 28 条「勤労者の団結する権利及び団体交渉その他の団体行動をする権利は,これを保障する.」	
労働組合法	労働者と使用者との交渉において対等な立場に立つことを促進し,労働者の地位を向上させることを目的とする法律
労働関係調整法	労働関係の公正な調整を図り,労働争議を予防・解決することを目的とする法律
国家公務員法,行政執行法人の労働関係に関する法律,地方公務員法,短時間労働者の雇用管理の改善等に関する法律など	

遂行できる能力と適性をもつ人を採用する.また,労使関係を安定化するためには,**職務や職種に応じた合理的な賃金体系**をつくり,労働条件を整備する必要がある.関係法令等の定めに沿って労働契約を締結し,労働の対価として報酬を支払う.

労働(勤労)については,日本国憲法で労働条件に関する基準は,法律でこれを定めると規定し,勤労者の団結や団体行動を保障する旨が規定されている.これらに関係する主な法令等は,**表 7-1** のようなものがある.

❸ 従業員の種類

> 従業員の雇用形態は,正社員・非正社員(パートタイマー・契約社員)と,派遣社員がある

多くの企業では雇用形態の違いによって従業員を区分している.雇用形態には,**企業が直接雇用している従業員**として**正社員・非正社員(パートタイマー・契約社員)**と,企業と直接雇用関係がなく,**他の企業に雇用され派遣されている従業員**とがある.このほかに,業務の一部を外部に委託し,**受託した企業の従業員**が同一の職場内で類似の業務を行うことがある.

●正社員
●非正社員

a 正社員

正規雇用者として直接雇用契約を結んでいる社員.賃金支払形態は一般に月給制である.

b 非正社員

a) パートタイマー:一般的に,①所定の労働時間が短い,②稼働日数が所定の労働日数より少ない雇用契約になっている.パートタイマーは,「短時間労働者の雇用管理の改善等に関する法律(パートタイム労働法)」[1993(平成 5)年]の対象である「短時間労働者(パートタイム労働者)」「1 週間の所定労働時間が同一の事業所に雇用される通常の労働者の 1 週間の所定労働

時間に比べて短い労働者」とされている.

たとえば,「パートタイマー」「アルバイト」「嘱託」「契約社員」「臨時社員」「準社員」など,呼び方は異なっても,この条件にあてはまる労働者であれば,「パートタイム労働者」としてパートタイム労働法の対象となる.パートタイム労働法は,パートタイマーであることを理由にして不平等,不利益がないよう雇用者に配慮を求め,援護策を定めている.賃金支払形態は一般に時間給である.

　b) 契約社員：使用者と労働者の間で交わされる契約において雇用される社員.①雇用期間について定めた契約,②高度な技術や専門的な知識をもつ技術者.賃金支払形態は専門性の高さ,雇用期間などにより正社員より高額なことも多い.

　c) 嘱託社員：一般的には定年退職した労働者を引き続き雇用したもの.賃金支払形態は,日給制・月給制がある.

c 派遣社員

労働者派遣法に基づいて,派遣会社に雇用された労働者であって,派遣会社との雇用契約を継続したまま,別の会社(派遣先企業)からの指示命令を受けて,派遣先企業のために労働に従事するもの.賃金は派遣会社より支払われる.

給食部門では,仕事の性質上,集中的に労働力を必要とする時間帯があり,これを合理的に管理するためにパートタイマーの雇用が多くなっている.

B 給食における組織と人事管理

組織とは,事業目的を達成するために,2人以上の人が集まり職務を分担し,相互の関係を有機的に結合したものである.この組織は,経営層,管理層,一般従業員層の階層ごとに職務・責任・権限を明確にしておくことが必要である.また,上下の意思疎通を良好にし,経営スピードを速めるためにも**職務階層をできるだけ少なく,組織を平準化する**ことが望ましい.

❶ 給食の組織と人事構成

> 3つの基本的組織形態のほか,応用的組織形態もある

基本的組織形態として,次の3つに区分することができる.

1) ライン組織(直系組織)

命令系統が直線的に結ばれていて,上司と部下の間だけの命令,報告が行われる単純な組織で,権限の関係が簡単明瞭である.命令が徹底しやすく規律を保ちやすいが,専門家を活用しにくい.規模の小さい組織や経営活動の内容が単純な場合に適している(図7-1a).

●ライン組織

2) ファンクショナル組織(職能別組織)

●ファンクショナル組織

　1人の職員が複数の管理監督者から，それぞれの職能の範囲に応じ，指示命令を受ける組織である．責任と権限が職能により分化されて行使されるため，専門技術を最大限活用できるが，命令の一元化が守られないところがある(図7-1b)．

3) ライン・アンド・スタッフ組織

●ライン・アンド・スタッフ組織

　職能に基づいて専門領域別に区分された組織で，命令一元化の法則を守りつつ，指揮・命令系統の統一と専門技術の活用を図った組織形態である．事業規模が拡大し業務が複雑化してくると，ライン*への支援や助言を行うスタッフ*が必要となってくる．スタッフは直接的な利益の算出には関与せず，ラインに対しその活動を補佐する役割を担うが，指示・命令権はもたない(図7-1c)．給食部門ではライン・アンド・スタッフ組織の場合が多い．

　1)から3)までの基本的組織形態のほかに，以下のような応用的組織形態がある．

*ライン　製造や販売など収益を直接産出する部門や人．

*スタッフ　製造や販売などを通して収益を直接産出しない部門や人．

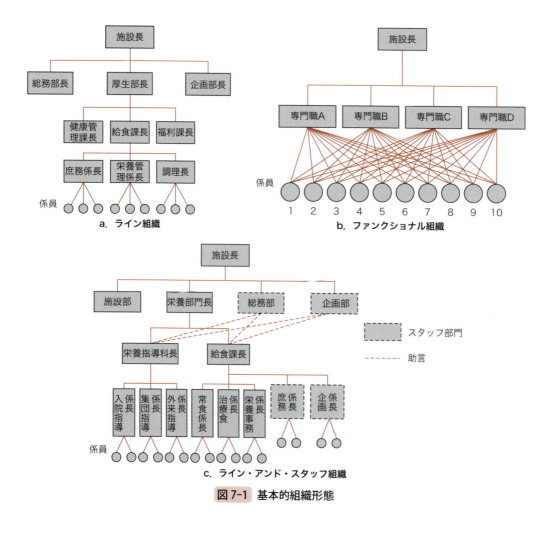

図7-1 基本的組織形態

4) **事業部制組織(カンパニー制組織)**

　製品や地域,顧客別に分割された事業部門が,1つの独立会社と同様に自主的な経営単位としての利益責任をもつ.

●事業部制組織

5) **プロジェクト・チーム(タスクフォース)**

　日常の業務を行う組織とは別に,特定の課題に取り組むための組織.次の基本要件が必要となる：①目的,課題が明確であること,②目的,課題の達成について適切な専門家(ラインの代表としての参加不可)の存在,③年齢,地位関係なく密接なコミュニケーションと活動,④目的達成に必要な権限を付与すること.

●プロジェクト・チーム

6) **マトリックス組織**

　縦軸の職能別組織と横軸の目的別組織を組み合わせ,2つの基軸で編成された井桁のような権限の組織.職能組織との部門に所属し,2人の上司から指示命令を受ける.

●マトリックス組織

　給食部門は,従業員の採用では人事部門と,対象者に対するアセスメントを実施する際には健康管理部門と,食材料や物品の購入では契約部門と,連携を図る必要がある.また,病院においては他の診療部門と連携して栄養サポートチーム(NST)を運営していくことが求められている.給食部門は,**他の関連分野との協働,情報の共有化など連携**していくことが大切である.

❷ 組織の原則

> 事業の効率化を図り,目的を達成するため,組織原則が必要となる

　組織が業務を効率的に遂行するために職務分担を行い,職務相互の関係を合理的に編成することが重要である.組織を最も有効につくりあげ,組織効率を上げるための組織原則として,主なものは次のとおりである.

　①**命令一元化の原則**：指示命令の系統が一元化されていること.
　②**管理範囲の原則**(スパン・オブ・コントロール)：1人の管理者が直接管理できる部下の人数には限界がある.
　③**専門化の原則**(分業の原則)：類似した職務に分割することにより,専門能力が向上して効率的に業務が遂行できる.
　④**権限委譲の原則**(例外の原則)：日常反復的に繰り返される業務(ルーチンワーク)は,その処理を担当者に委任し,管理者は例外事項の対策や管理にあたる.
　⑤**責任と権限の原則(権限・責任一致の原則)**：職務を遂行するには,権限を与えられるとともに責任も生じるが,権限と責任は相応していなければならない.

❸ リーダーシップとマネジメント

> 管理的立場には,リーダーシップとマネジメント能力が求められる

　管理栄養士は,給食部門において管理的立場になることが多い.円滑な人

間関係を構築し，業務を遂行するためには**リーダーシップ**が必要であり，**マネジメント能力**が求められる．リーダーシップとは，組織の目標や課題を達成するために，コミュニケーションを通じて部下の力を最大限に発揮させて，これを無駄なく合理的に活用し，併せて部下の生きがいをつくりだす諸活動のことである．

●リーダーシップ
●マネジメント

❹ 給食の勤務体制と労務管理

> 不公平感が生じない適正な勤務体制が組めるよう，人材の配置，教育を行う

給食部門では，特定多数の人に継続して食事を提供するため，日々異なった食事の提供が求められる．また病院や高齢者施設などでは休業日がないことや，早朝からの勤務の存在，食事提供時など盛りつけ作業が集中する時間帯があることなどから，人員に不公平感が生じやすい．給食部門における人事・労務管理は，これらに対応した不公平感が生じない，適正な勤務体制が組めるよう，人の採用・配置・異動などの人事や従業員の教育・訓練，さらに労働条件や労使関係，福利厚生について管理することが必要である．

❺ 人事考課

> 人事考課は，従業員の仕事を評価し，昇進・昇格，人事異動などに反映させる管理システムである

a 目 的

人事考課とは，従業員の仕事の遂行能力や業績を通して，**会社に対する貢献度を評価**し，昇進・昇格，人事異動などの決定に反映させる管理システムである．評価結果が従業員の昇進・昇格・昇給に反映され，従業員の労働条件にも大きな影響を及ぼし，従業員の労働意欲を大きく左右することから「**客観性**」「**公平性**」「**透明性**」，さらに「**納得性**」を向上させた制度として構築されていることが重要である．

●人事考課

b 評価基準

公平な評価を行うための評価領域として，①仕事を遂行する能力（**能力考課**）や②取り組む姿勢（**情意考課**），さらに③目標に対する達成度（**業績考課**）の3つの領域に分けることができる．組織ごとに各評価領域の評価基準を定め，それを公開し評価結果とともに被考課者に伝えておくことが，納得性を高めるうえで大切である．

c 進め方

人事考課の実施にあたっては，透明性をもって客観的かつ公平に行われる必要があり，①評定者が誰で，②どんな評定方法で，③いつの時点で評定するのかなど評価の進め方も透明性をもつことが重要である．また，評定者が従業員を評価できる十分な能力がもてるよう，訓練することも大切である．

一般的に，年1回，直属の上司が一次評定し，その上の上司が二次評定者

となり，最終的に評定結果が決定されている．

C 人事管理における管理栄養士の役割

　人事管理において管理栄養士は，給食経営の管理者として，また運営の諸過程のサブシステムの管理・統制の責任者として役割を担う必要がある．それぞれの立場において，必要な人材の確保と適材適所の配置，必要な教育・訓練を計画・実施する．経営の責任者は，適正な労働時間，報酬，待遇を維持できる経営を行う．

　給食部門におけるトップ責任者としては，管理栄養士が望ましい．その業務には**総合管理職としてのマネジメント業務**と，**栄養管理業務の専門管理職**の2つの業務を統合し，管理する能力が求められる．

　したがって，管理栄養士には各業務を行う従業員に給食の運営方針・目標を明確に伝達し，おのおののやる気と能力を引き出し，組織の中で機能させる力が求められる．また同様に，さまざまな状況にも柔軟に対応できる適切な判断力が必要となる．組織が機能するには，管理者1人の努力では困難であり，給食業務の各部署との意見交換，相手の立場を理解しようとする努力，態度も必要であり，調整能力も求められる．また，利用者が給食を適切に摂取するための努力・改善も栄養管理業務の範疇に含まれる．

　給食業務は仕事の性質上，集中的に労働力を必要とする時間帯があり，これを合理的に管理するには，パートタイマー（短時間労働者）に頼らざるを得ない．今日の給食業務はパートタイマーを抜きにしては成り立たず，これからもパートタイマーの重要性は増加すると考えられる．パートタイマーが仕事へのモチベーションを高め，生きがいをつくりだせるように，管理栄養士のリーダーシップが今後ますます求められる．

D 給食の人事管理の実際

1 適材適所

> 作業分担の均等化，公平な勤務交替を図り良好なチームワークにつなげる

　従業員の配置は，能力，技能，経験，資格，性格などを総合的に判断して，適材適所に配置することが大切である．さらに，**労働条件の公平性，作業強度の分割**などを考慮に入れたうえでの勤務時間，勤務割当でなければならない．とくに給食業務は作業の性質上，協同作業であること，1日の作業時間，拘束時間が長いことなどを考慮して，勤務時間配分および作業分担の均等化を図らなければならない．特定の人の技能に頼った勤務割りを長期に続けることで生じる不公平な労働過重の偏りには十分に注意する必要がある．**公平な勤務交替**が職場の**良好なチームワークと円満な人間関係**をつくるうえで大変重要である．

❷ 労働生産性

> 給食の労働生産性は，従事者1人または1時間あたりの生産食数で表す

　給食を運営するうえで各職務が合理的に行われているかを数値で評価し，作業改善を講じることが必要である．生産性（productivity）とは能率と同じ概念で，投入量（input）と産出量（output）の比として表す．

> 生産性＝産出量÷投入量

　このように**労働生産性**は投入した労働量とそれによって得られた生産量の割合をいう．給食部門における労働生産性は，生産食数で表し，以下のようになる．

●労働生産性

> 投入量を時間とした場合は，
> 　1時間あたりの生産食数＝生産食数÷生産時間
> 投入量を調理従事者数とした場合は，
> 　1人あたりの生産食数＝生産食数÷調理従事者数

　調理・配食に関する労働生産性の例では，調理従事者1人あたり，または1人1時間あたりの作業時間に対する生産食数で表す．調理従事者数1人あたりの労働生産性を求める場合は，勤務形態にフルタイム労働やパートタイム労働などがあることから，時間外労働時間も含むすべての労働時間を就労総労働時間とする．それをフルタイム労働者の基準労働時間で除し，フルタイム労働者数に換算し調理従事者数としたうえで，1人あたりの生産食数を求める．これらの数字は適正な人件費コスト，適材適所の配置，教育計画の参考にすることができる．また，給食の労働生産性を上げるために，調理設備機器の性能の点検，労働集約型の人員配置および，クックチルや真空調理の新調理システムを取り入れたセントラルキッチンシステムの検討がなされている．

❸ 教育・訓練と能力開発

> 技術・能力の修得のため，OJT，OFF-JTや自己啓発を活用する

　従業員に対して行う教育や訓練の目的は，その職務を果たすために必要な知識を学び，必要な技術，能力を自ら修得することである．
　ホーソン実験やマズローの欲求5段階説などにみられるように，個々の人間性を尊重しながら，**職場への帰属意識（モラール morale）**と**仕事への動機づけ（モチベーション motivation）**をしっかりもたせ，働く意欲を起こさせることが大切である（☞p 123）．

●モラール
●モチベーション

　人材育成するための教育には，**知識教育**，**訓練教育**，**体験教育**，やる気を起こさせる**モチベーション教育**などがあげられる．

表 7-2 教育・訓練の特徴

職場内教育（OJT）	勤務する職場内で行う訓練教育，体験教育である． **例** 新人に熟練者がついて，業務を行いながら教育する． **長所**・職務に直結した教育で具体的，実践的な能力開発ができる． ・継続的，反復的に指導ができる． **短所**・日常業務が中心となり，視野の狭い指導になりやすい． ・上司の意欲や能力の違いによって指導効果が上がらないことがある．
職場外教育（OFF-JT）	各領域の専門家による知識教育が中心で，職場を離れ研修機関等で集合的に学ぶ研修方法である． **例** 保健所主催の衛生講習会に勤務時間内に参加する時間は勤務時間として認められ，経費も雇用側が負担する． **長所**・特定領域について体系的に知識等を習得できる． ・幅広い視野の醸成が期待できる． **短所**・研修内容が即業務に応用できるとは限らない． ・職場を離れなければならず，時間と経費が必要となる．
自己啓発	職務に関連する資格の取得など，自ら能力や技能を高めようとする取り組みである．勤務時間後や休日に行われる研修会，研究会に参加して，自ら学習するものである．経費も自らが負担する．自己啓発を支援することで各職場内に自己研鑽の機運を高めることも必要である． **例** 調理員が調理師免許を取得するために勤務時間外に勉強会に参加する．

a 教育・訓練の方法と内容

　職場における教育・訓練は，従業員がやる気を起こし，職務に意欲的に取り組めるように，計画的・継続的に実施することが必要である．教育・訓練には，**職場内教育**（on the job training：OJT）と**職場外教育**（off the job training：OFF-JT），さらに**自己啓発**がある（表7-2）．

b 給食関連業務に新しく採用する者への職場内教育

　新規採用者に対して，職場の監督者層，中間管理者層，調理従事者等それぞれの職責の者による職場内教育，訓練が必要である．

1） 一般的教育—総務，人事関係者らによる—

- 企業（施設）の組織，経営方針，活動内容などについて認識，周知させる．
- 就業規則，労働条件，賃金，支払い方法などの諸規則を提示する．
- 職業人として集団生活をするための認識を深め，職場の環境に慣れさせる．

2） 給食に特化した教育—給食部門の責任者，衛生・栄養管理責任者（管理栄養士）らによる—

①監督者層，中間管理者層からの教育・訓練は以下を目的とする．

- 企業（施設）の全般的な知識，給食部門の位置づけの理解．
- 管理の原則．
- 組織の把握と組織づくりの技能習得．
- 業務の作業内容の把握と，指導技能．
- 作業を改善する能力．
- 計画・立案能力．
- 人材育成，統率能力．
- 会議のもち方，進行能力．

②栄養・食事管理者，調理従事者からの教育—給食部門責任者，管理栄養士らによる—は以下を目的とする．

- 品質管理の重要性と具現化のために衛生的安全性に影響する要因についての知識習得．
- 生産過程における作業の流れにおいて自己の位置づけを認識し，当該施設の諸条件(食材料，施設・設備，作業時間)を効率よく使い，食事ごとの業務を完全にかつ安全に遂行する態度．
- 献立計画に沿って，適切な品質の料理に仕上げる調理作業の技術を習得し，調理の標準化を目標に作業効率を上げる能力．
- 利用者に対するサービスのあり方．

給食経営にかかわる管理栄養士・栄養士は，統括責任者の場合，中間管理者の場合があり，いずれの場合も教育担当者として，また学習者としての職務を行うために，職場外教育(OFF-JT)に積極的に参加して，給食経営管理と運営の能力開発を心がけることが必要である．

❹ 給食運営委員会

●給食運営委員会

給食のレベルアップに向け審議，検討する重要な場である

給食業務にかかわる事項について審議，検討を行い，よりよい給食運営への改善・向上を図るために委員会を設ける．委員会は，給食運営(季節・行事献立予定等)に関する議題のほか，利用者の状況把握や利用者からの意見や苦情処理など，給食のレベルアップに向け，幅広く意見を交換する場であり，重要な役割をもっている．受託給食企業と委託側とのコミュニケーションをとる重要な機会でもある．

委員会の構成メンバーは給食施設の種類によって多少の違いはあるが，一般に利用者の代表，管理者，関係部・課職員，給食担当者，受託企業代表者などからなり，月1回以上の定例会議を行う．また，問題が発生したときにはそのつど開催する．

①事業所給食：給食関係者(厚生課担当，管理栄養士，調理従事者)，健康管理部門担当者，利用者の代表(労働組合など)．

②病院給食：各診療科長，看護師長，医事課長，事務長，栄養部職員(管理栄養士，栄養士，調理担当者)．

③学校給食：学校長，給食主任，栄養教諭，学校栄養職員(栄養士)，給食部職員，生徒代表．

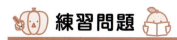 **練習問題**

以下の説明文について，正しいものには○，誤っているものには×をつけなさい．
(1) 企業経営の原動は人の管理であるが，従業員の採用，退職，配置などの異動・昇進などは，管理の枠からはずしてよい．
(2) パートタイマーは「短時間労働者の雇用管理の改善等に関する法律」によって雇用者としての援護策が定められている．
(3) 職場内教育(OJT)は職場に直結した教育なので，リスクはほとんど考えられない．
(4) 給食の組織形態は，直系組織，職能別組織，ライン・アンド・スタッフ組織に分けることができるが，給食経営においては職能別組織の場合が多い．
(5) 給食施設のトップ責任者の業務は，総合管理者としてのマネジメント業務で手いっぱいなので，栄養管理業務としての専門管理者をほかに雇うことが必要とされている．
(6) 従業員の人事考課は，目標の達成度で評価する．
(7) 人事考課の結果は，従業員に結果のみを周知する．

 ディスカッションテーマ

(1) 組織内コミュニケーションの円滑化と利用者サービスの向上を図るためにはどうしたらよいのか話し合ってみましょう．
(2) 従業員が主体性をもって行動することができるようにするにはどうしたらよいのか話し合ってみましょう．

8 給食経営の危機管理

学習目標

1. 事故対策と防止策について理解しよう．
2. 災害時における体制の整備として，何が必要なのか理解しよう．

A 給食施設における事故・災害対策

組織が存続できなくなるような危機（事故や災害）を想定し，対策を立てておくことは，組織の目的のうえでも組織に所属する人々の暮らしを守るうえでも重要である．危機管理には，クライシスマネジメントとリスクマネジメントがある．**クライシスマネジメント**は，すでに起きた事故や災害からの被害を最少限にとどめるための対応である．**リスクマネジメント**は，想定されるあらゆるリスクが起こらないようにするための対応である．

●クライシスマネジメント
●リスクマネジメント

いずれも，最大の危機を想定して常に対策が講じられていなければならない．病院などの医療施設，福祉施設，事業所，学校など，施設の種類，規模などにより事故の発生状況，発生規模は異なり，その対応にも大きな違いがある．事故の場合は被害範囲が狭いが，災害の場合は，その周辺を含めた広範囲になることを考慮しなければならない．

病院や入所型福祉施設の給食業務は，365日，1日3食の食事提供を最低限実施しなければならない．また，広域にわたる災害の場合には，周辺の被災者を収容する可能性もある．

学校などの場合は臨時休校となって給食の実施はなくなるが，地域周辺の被災者の避難場所になり，被災状況によっては給食施設を使う可能性も出てくる．

給食業務の危機管理は，利用者に楽しくおいしい食事を提供するための基本的要件といえる．利用者に安心をサービスするためには食品の衛生面，労働の安全面において，日頃の作業の中で**危機管理体制**が十分に作動していなければならない．

B 事故対策

1 主な事故例

食中毒・感染症の発生，異物混入，転倒・誤嚥，調理従事者や施設・設備の事故がある

特定給食において事故として扱われる主な事例をあげる．

1）利用者に被害が及ぶ事故

①食中毒・感染症の発生（☞p81）．
②異物混入：昆虫・毛髪・卵殻・紙片・ビニール片・調理器具破片・土砂など．
③食堂での転倒・喉つまりなど．
④誤配膳・誤食：異なった食事が提供される，または異なった料理の配膳．

2）調理従事者，施設・設備にかかわる事故

機器等の取り扱いの不備，調理過程における不備・不注意・技術的ミスなどによる火傷，切り傷，打撲，凍傷，機器転倒事故などがあげられる．

❷ 事故対策・防止策

> チェックシステムの構築，インシデント・アクシデントレポートでの報告と集計・分析が重要である

a チェックシステムの構築

事故は本来あってはならないことであるが，調理から提供サービスまでのすべての工程において，利用者に危害が及ぶ事故や調理従事者にかかわる事故が常に発生する危険性があることを認識し，対策を講じる必要がある．それぞれの施設の特性に応じ，独自の事故対策が講じられていなければならない．いずれの施設においても事故対策として**チェックシート**等を作成して，下記のことを徹底させる必要がある．

①調理従事者の身だしなみを整える．
②**施設・設備の定期点検**と安全管理を徹底する：使用前後の点検，定期的清掃，磨き，消毒，乾燥，熱源の点検，破損の修理，防虫防鼠．
③設備機器の使用に関しては，とくに新しい調理従事者に対して正しい使用法をマスターさせ，安全教育の徹底を図る．
④**作業の標準化，点検事項の標準化**を図り使用前後のチェックを徹底する．
⑤使用後の機器類の整備を徹底し，安全な状態で保管する．

このような対策を徹底・実行するためにはそのシステムを構築していくことが必要である．

b インシデントレポート，アクシデントレポート

事故に対して個人の責任を追求するだけでは不十分で，その**システムの欠陥を見直し，補正し，同じ事故を繰り返さない**ようにすることが最も重要な防止策となる．

インシデントとは，日常の業務の中で事故にまでは至らなかったが，「ヒヤリ」としたり「ハッ」とした事象のことをいい，「ヒヤリハット」ともいう．アクシデントとは，予期せぬこと（悪い結果）が起こってしまった事象のことをいう．それぞれの事象を，**インシデントレポート**（incident report），**アクシデントレポート**（accident report，☞p97）として報告し集計・分析することで，事故につながる可能性のある潜在的なリスクを把握し，事故の発生を未然に防止するための重要な資料にすることができる．また，危機管理体

●インシデントレポート
●アクシデントレポート

制の重要なポイントを具体的に見ることができ，従業員の意識の向上につなげることができる．

C メディカルリスクマネジメント（MRM）委員会

医療機関では，患者や医療従事者が医療事故につながる潜在的な事故要因を把握し，これに基づいて医療事故の発生を防止するとともに，発生した医療事故に対して適切に対応できるようにすることが求められる．これらに対応するため，医療機関において **MRM 委員会** が定期的に開催され，医療機関内で発生したインシデント事例やアクシデント事例の収集・分析を行い，医療事故の予防に取り組むとともに，医療事故が発生した場合の適切な対応について検討を行っている．

医療機関においては，医療事故を防止するためにさまざまな取り組みがなされているが，以下に都立病院における取り組み事例を示す（**表 8-1**，**図 8-1**，**図 8-2**）．

都立病院は，インシデント・アクシデント・レポートの収集・分析を通じて，潜在的なリスクを把握し，医療事故の発生を未然に防止することを目的として，2000（平成 12）年 8 月以降に報告のあったレポートの集計結果を公表している．都立病院におけるレポート制度の目的や定義について**図 8-3**に示す．

都立病院におけるインシデント・アクシデント・レポート集計結果には，「報告された事象の内容とその対応等」として，レポートの内容に基づき原因を明らかにし，その対策を策定した事例の一部が公表されている．第 7 回［2005（平成 17）年 9 月］から第 15 回［2016（平成 28）年 11 月］までのレポート件

表 8-1 都立病院の医療事故防止に向けて（報告書抜粋）

インシデント・アクシデント・レポートの様式の統一

1. 目的
　都立病院においては，これまでは個々の病院が独自にインシデントレポートや事故報告書等の様式を定め，医療事故の防止に努めていたが，平成 12 年から全ての都立病院が統一したインシデント・アクシデント・レポート様式を使用することにより，情報の共有化を図り，より有効な医療事故防止対策を実施する．

2. 用語について
　インシデント等の定義は明確に定められていないが，本報告においては，インシデント及びアクシデントという用語を以下のように定義している．
　インシデントとは，患者に障害を及ぼすことはなかったが，日常診療の現場でヒヤリとしたりハッとした事象とする．
　アクシデントとは，医療従事者が予想しなかった悪い結果が患者に起こった事象とする．

3. 統一の要点
　ア「速報」と「第 2 報」に区分した．
　イ「速報」はインシデント等の発生後，速やかな報告・対応ができるように，チェック方式の様式とした．また，「速報」の内容をデータベース化し，集計・分析・対応・評価を行いやすくするため，チェック項目をコード化した．
　ウ「第 2 報」は，主にアクシデントについて，詳細な内容を報告する様式とした．ただし，インシデントであっても重要度に応じて，上司の指示により作成し報告するものとした．

4. 活用
　インシデント・アクシデント・レポートの有効活用を図るため，病院ごとにそれぞれ実施要綱や報告経路を作成して活用することとしている．
　なお，重大な事故の場合には，インシデント・アクシデント・レポートによる報告をまたず，緊急に関係者会議を設置して対応することとしている

5. 統一様式等
(1) インシデント・アクシデント・レポート（速報）
　………………………様式 1 ①②
(2) インシデント・アクシデント・レポート（第 2 報）
　………………………様式 2 ①②

［「都立病院の医療事故防止に向けて」都立病院医療事故予防対策推進委員会（平成 12 年 7 月）より引用］

178　8. 給食経営の危機管理

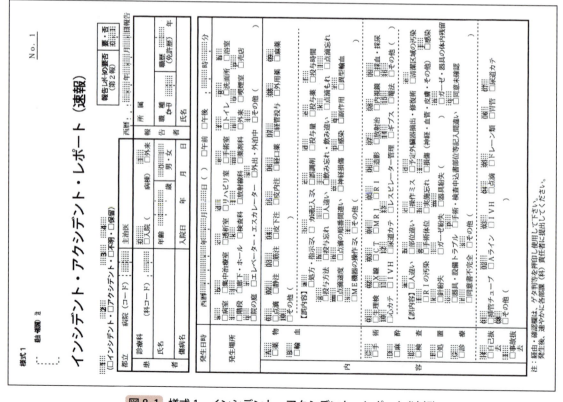

図 8-1　様式1　インシデント・アクシデント・レポート（速報）

様式 2

院　長	副 院 長	事務局長	看護部長	庶務課長	医事課長

インシデント・アクシデント・レポート（ 第 2 報 ）

都立　　　　　病院　　　　　西暦　　　年　　月　　日報告

患者	診療科　　科	主治医		報告者	所　属	
	氏　名	年齢　　歳	男・女		職　種	職歴　　年
	傷病名	入院日　年　月　日			氏名	

発生日時	西暦　　年　　月　　日（ ）　　時　　分
発生場所	
種類 内容	□薬物 □輸血 □手術 □麻酔 □検査 □処置 □診療 □自己抜去 □事故抜去 □転倒 □転落 □食事 □接遇 □その他（　　）
発生時の状況	
その後の対応	
発生の要因	
防止策	
所属長の指導	

※　発生後、速やかに医療事故予防担当副院長へ提出してください。
※　裏面にカンファレンス等の結果及び関与者の自由意見を記入してください。

【カンファレンス等の結果及び関与者の自由意見】

図 8-2　インシデント・アクシデント・レポート（第 2 報）

各都立病院では，幅広い潜在的リスクの把握を重視し，気づいたことやリスクが存在すると考えた出来事などは，どんなに些細なことでも積極的にレポートとして提出するよう職員に指導している．レポートには，その性格上，職員個々人の主観的要素が含まれており，情報としては未成熟なものである．このため，レポートのみからは正確な事実の分析や評価は困難であり，正確な発生状況の把握は，関係者複数の情報を集約分析して初めて可能となる．しかしながら，レポート情報の集計により，都立病院全体の潜在的リスク傾向を把握することは，全都立病院に共通する効果的な事故予防対策の企画・立案を行う上で，有効な手法であると考えられる．

1．レポート制度の目的

レポートの収集・分析を通じて，医療事故につながる可能性のある潜在的なリスクを把握し，医療事故の発生を未然に防止することを目的としている（右図）．

【リスクマネジメントのプロセス】　　【都立病院における医療事故予防活動】

リスクの把握	⟶	レポート等により院内の事故に発展する可能性のある問題点を把握する
リスクの評価・分析	⟶	院内の問題点の重大性を評価し，対応すべき問題点を選別して背景要因を分析する
リスクの改善・対処	⟶	医療システムの改善の視点から医療事故予防対策を検討，実施する
リスクの再評価	⟶	予防策の遵守状況の確認とともに予防策が不十分な場合はフィードバックして再検討する

2．インシデントおよびアクシデントの定義

インシデント等の定義は必ずしも明確に定められていないが，本集計においては，インシデントおよびアクシデントを以下のように定義して用いる．

「インシデント」：日常診療の場で「ヒヤリ」「ハッ」としたが，実施させる前に気づいたもの，何ら影響がなく患者に変化がないもの，何らかの影響を与えた可能性があり，観察の強化や検査の必要性が生じたもの

「アクシデント」：患者に何らかの変化が生じ，治療・処置を要したもの，集中治療や生命維持のための措置を要したもの，事故が死亡に関連した疑いのあるもの

図8-3 都立病院におけるインシデント・アクシデント・レポート制度について

［都立病院におけるインシデント・アクシデント・レポートの第15回集計結果（平成28年11月），東京都病院経営本部ホームページ〈http://www.byouin.metro.tokyo.jp/hokoku/anzen/documents/akusidento16.pdf〉（最終確認：2018年12月27日）より引用］

数の推移を**図8-4a**に示す．また，第15回のレポートの集計結果を**図8-4b, c, d**に示す．さらに，第1回［2002（平成14）年6月］から第15回［2016（平成28）年11月］までに公表された事例のうち，「食事」に区分されている事象の一部を抽出し，**表8-2**に示す．

C 災害時対策

災害には火災，水害，風害，雪害，干害，地震災害などがあげられるが，火災以外の災害はほとんどが自然現象（天災）で，周辺施設に救援を求めることができない広域災害である．病院や入所型福祉施設などは，緊急災害時でも給食を中止することができないので，自力で対処できるだけの対策を考えておく必要がある．天災であっても，その後の対応の悪さにより人災にまで及ぶことがあってはならない．

❶ 火災発生時の対応

> 防火対策チェックリスト等を作成し，定期的な防火管理チェックや訓練等の徹底が重要である

給食施設では，エネルギー源にガスを使用していることが多く，火災に対する危機管理が必要である．平常時より施設の**防火管理者**等と連携を図り，施設ごとの**防火対策チェックリスト**等を作成し，**定期的に防火設備等の点検**など**防火管理チェック**を行い，必要な改善や訓練を行う．火災発生時に迅速・

(1) 報告件数
　平成27年度における集計結果をみると，病院経営本部が所管する8都立病院，総病床数4,997床，報告されたレポートの総数は24,316件であり，前年度よりレポート総数は925件増加した．このうち，インシデントは23,393件で全体の約96%を占め，アクシデントは923件で全体の約4%であった．

(2) 都立病院全体の事象内訳
　事象内訳（インシデント等の種類）をみると，最も多いのは「薬剤」に関するもので全体の33%を占め，次いで，「転倒・転落」が約16%，点滴等の「抜去」が約15%であり，これら3項目で全体の約64%を占めている．この傾向は，第1回集計から同様である．

(3) 職種別のレポート提出状況
　職種別の報告件数では，全職員の約6割を占める看護師からの報告が全体の約86%を占めており，次いで医師が約4%，薬剤師が約3%，栄養士が約1%の順となっている．

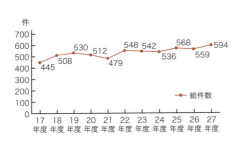
a. レポート件数の推移

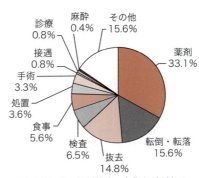
b. 都立病院全体の事象内訳（平成27年度集計）

※ その他には，無断離院，自傷などがある．

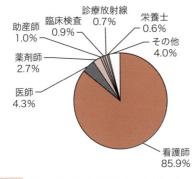
c. 職種別提出内訳（平成27年度集計）

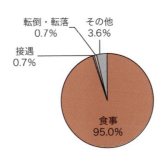
d. 栄養士の事象内訳（平成27年度集計）

図8-4　都立病院におけるインシデント・アクシデント・レポート集計結果の概要（要約）
［都立病院におけるインシデント・アクシデント・レポートの第15回集計結果（平成28年11月），東京都病院経営本部ホームページ〈http://www.byouin.metro.tokyo.jp/hokoku/anzen/documents/akusidento16.pdf〉（最終確認：2018年12月27日）より引用］

確実に対応するために，避難場所への安全な誘導，消防署への緊急連絡の方法，さらに初期消火など**定期的に訓練**しておくことが重要である．

❷ 自然災害発生時の対応

> 危機管理マニュアル等を整備し，自然災害発生時には自力で食事提供できるよう対策する

　病院や入所型福祉施設では，自然災害で被害を受けた場合であっても，利用者に対して継続的に食事を提供することが求められる．事業所等の1日に1食を提供する給食施設であっても，帰宅困難を想定して，災害時備蓄食品

表8-2 報告された事象の内容やその対策等（食事区分）

内　容	原　因　等	対応の状況等
【アレルギー食材の配膳①】朝食時，牛乳にアレルギーのある患者のトレーに，他の患者の牛乳が配膳された．看護師が気づき，栄養科へ連絡した．	●朝食準備時のチェックが不十分であった．	●アレルギー患者の配膳トレーの色・柄を普通食のものと変え，判別しやすいようにした． ●禁止食品の指差し確認，声出し確認を行うようにした．
【アレルギー食材の配膳②】栄養科にて小麦アレルギー食に麦茶をつけて配膳（アレルギー幼児1食2名）．患者へ配食する前に病棟看護師が気づいた．	●アレルギー食は個別献立となるため，献立表と食事内容は専門担当者が突合したが，お茶の担当者が麦茶禁であることに気づかず麦茶をセット．さらに配膳前最終チェックの段階で麦茶がついていることに気づかず配膳した．	●個別献立表は当該患者の配膳車のお盆の列脇に貼りつけている．麦茶も，食事と同様に個別の献立表を確認してセットする． ●最終チェックはお茶まで含めて，食事にセットする物，しない物を，個別献立と突合する．
【アレルギー食材の配膳③】配膳作業担当者は複数で監査し配膳業務を行った．病棟で看護師Aは患者氏名を確認し配膳した．看護師Bは配膳された食事の中に本来は食材として配膳されてはいけない牛乳があることに気づく．すぐに栄養科に電話し食事を交換する．	●乳・卵アレルギーのある患者をチェックしながら食材配置するが，この業務を担当した職員が食札にある記載を見落とした． ●栄養科では患者に配膳するまで3人が関与しているが，いずれもアレルギー食の牛乳が配膳されていることを見落とした． ●病棟で配膳した看護師Aはアレルギー情報を見落とした．	●アレルギー情報を見落とさないよう食札にある食材を赤で囲む． ●配膳業務担当者はアレルギーや特別食などの食材を配置するときは，指差し呼称を徹底する． ●看護師は患者の問診表を確認してから配膳するという職場ルールを再度徹底する．
【アレルギー食材の配膳④】エビアレルギーがある患者Aについて，アレルギー問診票にエビアレルギーが記載され，電子カルテの患者プロファイルのアレルギー情報にもエビアレルギーが入力されていた．看護師Xが食事を下膳した際，患者Aからエビが配膳されていたと申告があり，食事がアレルギーに対応していないことが判明した．	●患者Aを入院時に対応した看護師Yは新人で，電子カルテの患者プロファイルのアレルギー情報と移動・食事カレンダーが連動していないことを知らず，電子カルテの患者プロファイルにアレルギー情報を入力すれば，自動的にアレルギー対応食が提供されると思っていた．	●看護師Yに対し，アレルギーがある患者の対応方法について，再度教育を行った． ●他職員に対しても，注意喚起と対応方法について周知・徹底した．
【常食と制限食の配食誤り】朝食配膳時，常食の▲号室▲▲様と制限食の○号室○○様の食事を間違えて配膳．	●姓が似ていたため．	●フルネームで呼称確認を必ず実施．配膳時には，部屋番号だけでなく，氏名・食札を確認する．
【食事への異物混入①】料理の盛りつけの際，プラスチックの破片のようなもの（1cm角程度）が混入していることに気づいた．フードスライサーを分解して確認したところ，破片は刃と円盤の間に取りつけてある敷板の一部であることが判明した．スライサーを使用した料理は取り止め，新しい献立で調理し直し対応した．混入した部品は樹脂製のもので，前回部品の交換から8ヵ月経過していた．スライサーの円盤は消毒保管庫にて加熱・殺菌を行っている．	●破損の有無は目視で確認していた． ●定期的な刃の交換，分解しての点検，消毒などの管理方法について明確なルールがなかった．	●製造業者によりスライサー本体と刃の取りつけ部の調整など安全確認を実施した． ●部品破損の確認方法や刃の交換頻度，消毒などの管理方法について製造業者より指導を受けた．
【食事への異物混入②】患者の食事に異物（金属ナット）が混入していた．調理室を調査したところ，調理器具（回転釜）の部品であることが判明した．	<修理が適切でなかった> ●以前，調理器具を修理した際に使用したボルトとナットが純正品ではなかった． ●修理を院内の中央資材室が行い，ナットが器具の内側につけられていた． <日常点検に不十分な点があった> ●点検に部品落下などのリスクに関する視点が含まれていなかった． ●点検項目が明確ではなかった． ●点検表が，誰でも実施可能なものになっていなかった．	●調理器具メーカーによる修理を行い，最新型純正品の外れないナットに交換した． ●栄養科長と委託者管理責任者が定期巡回を実施・確認する． ●調理器具類の保守点検担当表およびチェック表を作成し運用開始した． ●修理専門業者立会いのもと，別の調理器具についても点検する． ●日常点検とは別に，修理専門業者による点検の実施をする．

［都立病院におけるインシデント・アクシデント・レポートの第1回集計結果（平成14年6月）～第15回集計結果（平成28年11月），東京都病院経営本部ホームページ〈http://www.byouin.metro.tokyo.jp/hokoku/anzen/documents/akusidento16.pdf〉（最終確認：2018年12月27日）を参考に筆者作成］

を備えておく．災害発生時には，食事提供に必要な資源であるライフラインや従業員の状況，施設設備や災害時備蓄食品等の状況等を速やかに把握し，食事が提供できるように備える．過去に発生している大規模震災におけるライフライン等の復旧状況を考慮すると，災害時に自力で2～3日程度は食事が提供できるような対策を講じておくことが必要である．

a 健康危機管理

　厚生労働省は，2013（平成25）年に「地域における行政栄養士による健康づくり及び栄養・食生活の改善の基本指針について」（健が発0329第4号）を通知し，行政栄養士がそれぞれの立場で担うべき業務の基本的な考え方とその具体的な内容を示した．この指針では，行政栄養士が健康づくりおよび栄養・食生活の改善に関する施策を総合的かつ計画的に推進するために，平常時から健康危機の発生に備え，特定給食施設，関係機関との連携調整を図り，**健康危機管理**へ取り組むことが必要であるとしている． ●健康危機管理

　とくに保健所の行政栄養士に対して，健康危機管理への取り組みとして以下のような具体的な方針を示している．

> 「食中毒，感染症，飲料水汚染，災害等の飲食に関する健康危機の発生に備え，住民の健康の保護を視点とした適切な情報の提供を行うとともに，健康危機発生時における被害を最小限に留め，早期回復を支援するための体制整備を図ること．特に，市町村及び特定給食施設等に対し，健康危機発生時の適正な食料提供体制の整備や食料の備蓄促進を支援するとともに，市町村及び関係機関との連携体制の構築や関係者の意識の向上を図ること．健康危機発生時には，市町村，特定給食施設，関係機関との連絡調整を図り，被災状況に応じて食糧確保及び人的支援を行いながら，被災者の身体状況に応じた食料提供，栄養管理等を行うこと．また，健康危機発生後においても，引き続き被災地域の食生活支援等に努めること．」

b 災害時における体制の整備

　災害時における体制の整備として，各施設で作成する**危機管理マニュアル**等に，災害時における食事提供に関する項目を位置づける．さらに，災害発生時に迅速に対応し，利用者に対する食事提供への影響を最小限に食い止められるよう，**災害時対応マニュアル**を整備し，組織内に周知しておく．また，平常時から災害発生を想定し，1年に1回は**総合防災訓練**を実施するとともに，それに合わせ災害時備蓄食品の炊き出し訓練等を行うことも必要である． ●危機管理マニュアル

●災害時対応マニュアル

c 災害時対応マニュアルの整備

　災害時は，交通が遮断されライフラインが止まり，人員確保がむずかしく，調理用施設設備等も使用できない事態を想定し，**緊急連絡網**やマニュアルを整備する必要がある．マニュアルには，各施設で食事を2～3日程度提供できる災害時備蓄食品の必要量（表8-3）や備蓄食品を使用した**災害時献立**（表8-4），代替調理器具やその燃料，食器容器類等について，その保管場所も含めマニュアルとして整備する必要がある．地震や停電時のエレベーター停止時の上膳方法についても整備しておく． ●災害時献立

d 災害時備蓄品の整備

　災害時備蓄品は，利用者の特性や施設の条件などを考慮し，2～3日分の食料や水，食器具等を備蓄する．保管場所は，非常時にも取り出しやすく，

表8-3 災害時備蓄食品必要量表（300人分，3日分）（例）

	品目	規格	単位	賞味期間	数量
主食	おかゆ（フリーズドライ）	1缶 2.5 kg（65食）	缶	5年	15
	パン	100 g	缶	3年	450
	赤飯（アルファ米）	1箱 5 kg（50食）	箱	5年	6
	山菜おこわ（アルファ米）	1箱 5 kg（50食）	箱	5年	6
	五目ご飯（アルファ米）	1箱 5 kg（50食）	箱	5年	6
副食	マグロフレーク味付缶	1,705 g	缶	3年	22
	さんま蒲焼缶	1,400 g（40枚入）	缶	3年	16
	ビーフシチュー	280 g（レトルトパック入）	袋	2年	600
	ホワイトシチュー	180 g（レトルトパック入）	袋	2年	300
	甘夏缶	固形 1,700 g	缶	3年	27
	桜桃缶	固形 1,750 g（ハーフ 30枚入）	缶	3年	60
補助食品	アップルジュース	190 g	缶	1年	300
	オレンジジュース	190 g	缶	1年	300
	ミックスジュース	190 g	缶	1年	300
	ドロップ	140 g	缶	3年	300
飲料水	ミネラルウォーター	500 mL（ペットボトル入）	本	3年	900
	スポーツドリンク	340 mL	缶	1年	900
	緑茶	340 mL	缶	2年	900
その他	ミネラルウォーター	1.5 L（ペットボトル入）	本	5年	300

表8-4 災害時献立（例）

	1日目	2日目	3日目
朝	おかゆ（フリーズドライ） 1食分（25 g）（水 280 mL） マグロフレーク味付缶 （60 g） オレンジジュース 1缶（190 g）	おかゆ（フリーズドライ） 1食分（25 g）（水 280 mL） 牛肉大和煮缶 （60 g） アップルジュース 1缶（190 g）	おかゆ（フリーズドライ） 1食分（25 g）（水 280 mL） さんま蒲焼缶 （35 g） ミックスジュース 1缶（190 g）
昼	パン 1/2缶（50 g） ビーフシチュー 1袋（280 g）（温用水 30 mL） 甘夏缶（固形 50 g） スポーツドリンク 1本（340 mL）	パン 1/2缶（50 g） ホワイトシチュー 1袋（180 g）（温用水 30 mL） 甘夏缶（固形 50 g） スポーツドリンク 1本（340 mL）	パン 1/2缶（50 g） ビーフシチュー 1袋（280 g）（温用水 30 mL） 甘夏缶（固形 50 g） スポーツドリンク 1本（340 mL）
夜	山菜おこわ（アルファ米） 1食分（100 g）（水 110 mL） さんま蒲焼缶 1枚（35 g） 桜桃缶 ハーフカット2枚（固形 120 g） 緑茶 1缶（340 mL）	五目ご飯（アルファ米） 1食分（100 g）（水 160 mL） マグロフレーク味付缶 1枚（60 g） 桜桃缶 ハーフカット2枚（固形 120 g） 緑茶 1缶（340 mL）	赤飯（アルファ米） 1食分（100 g）（水 110 mL） 牛肉大和煮缶 1枚（60 g） 桜桃缶 ハーフカット2枚（固形 120 g） 緑茶 1缶（340 mL）
その他	ミネラルウォーター 1本（500 mL） ドロップ 1/3缶（47 g）	ミネラルウォーター 1本（500 mL） ドロップ 1/3缶（47 g）	ミネラルウォーター 1本（500 mL） ドロップ 1/3缶（47 g）
栄養量等	エネルギー 1,643 キロカロリー たんぱく質 61.9 g 脂質 39.3 g 飲料 1,370 mL	エネルギー 1,524 キロカロリー たんぱく質 59.4 g 脂質 29.0 g 飲料 1,370 mL	エネルギー 1,655 キロカロリー たんぱく質 62.8 g 脂質 36.6 g 飲料 1,370 mL

わかりやすい場所に保管する．災害時備蓄食品は常温で長期に保存できることを条件とする．食品の備蓄方法として，**ローリングストック**と**ランニングストック**（流通在庫備蓄方式）がある．前者は日常的に備蓄食品を消費し，消費した分を補充して備蓄していく方法で，普段から食べ慣れることで，食べ

●ローリングストック
●ランニングストック

方にとまどったり調理に必要なものがなかったりすることもない．また，消費しながら蓄えるため賞味期限が短い食品も備蓄食品として扱うことができる．後者は日常的に使用している食品を多めに確保して，賞味期限が近いものから消費し，消費と同時に新しいものを補充する方法であり，備蓄食品として特別に蓄えなくても，食べ慣れた食品を備蓄食品として活用することができる．とくに高齢者施設などの特定給食施設における備蓄食品は，入所者が備蓄食品を食べ慣れていることが必要であり，いずれのストックを実施しても，普段から食べ慣れておくことが重要であると考えられる．そのためには，災害時備蓄食品を賞味期限内に計画的に払い出しができるよう，**災害時備蓄食品ローテーション表**等（**表 8-5**）を作成して管理する必要がある．平常時から災害時備蓄食品を使用した災害時献立等を提供することで，食材料を無駄なく計画的に更新することができる．総合防災訓練に合わせた，炊き出し訓練等の実施は，利用者の災害に備える意識を高めるためにも有効である．

e 外部組織との連携

平常時より市町村と連携を図り，災害時の防災対策や体制等を確認し，市町村災害対策本部や所属する団体，保健所等の連絡先をリスト化し，緊急連絡網を整備しておくことが重要である．近隣の施設との応援・協力体制および近隣の店舗との覚書を結んでおく．

f 震災対応事例

震災等災害発生時において活動の参考となる事例として2例示す．

1) **新潟県災害時栄養・食生活支援活動ガイドライン**

新潟県が2006（平成18）年3月に策定した「新潟県災害時栄養・食生活支援活動ガイドライン」[http://www.kenko-niigata.com/21/shishin/sonotakeikaku/saiigaijieiyou.html（最終確認：2018年12月27日）]がある．2004（平成16）年に発生した中越大震災などの経験をふまえ，被災住民の食生活や栄養状態がより早く平常時までに回復するように，関係機関や関係職種と連携を図りながら，栄養・食生活支援活動を迅速かつ効果的に展開するための目安になる．

同ガイドラインでは，被災給食施設支援の項目が設けられ，給食施設においても被災直後は自力で乗り切れるよう，組織内体制の整備，備蓄品の整備，外部との連携体制等，平常時の対策が詳細に記述されている．また，想定される時系列別・組織別に支援活動がまとめられ，概要（**表 8-6**）として示された．

さらに，新潟県は，2007（平成19）年7月に発生した新潟県中越沖地震を同ガイドラインに沿って検証し，その活用をより進めるための手引きとして「新潟県災害時栄養・食生活支援活動ガイドライン―実践編」[http://www.kenko-niigata.com/21/shishin/sonotakeikaku/jissennhenn.html（最終確認：2018年12月27日）]を2008（平成20）年3月に公表している．

2) **宮城県特定給食施設における非常・災害時対策チェックリスト**

2011（平成23）年3月に発生した東日本大震災により甚大な被害を受けた宮城県は，震災後に特定給食施設を対象に震災発生時の対応について調査を

表 8-5 災害時備蓄食品

備蓄食品の購入:「災害時献立」等の実施時に使用する備蓄食品の入れ替えに備え購入する

備蓄食品の払出:防災週間に実施する「災害時献立」等で使用する備蓄食品を払い出す

※1 納品時残有効期間は、仕入れ先等に確認する。有効期間を→矢印の長さで表示（表は理論上の期間を表示）。 ※2 賞味期限は、平成22年度以降に備蓄食品の入れ替えを実施
※3 保管数量は、平成22年度備蓄数量及び平成23年度必要数量を表示。 ※4 ◎は、毎年9月に実施する「災害時献立」及び「備蓄食品炊き出し訓練」等で使用するために、払い出す．

実施した．その結果，約7割の施設が非常時マニュアルは整備していたものの，十分に活用できたと回答した施設は2割弱にとどまった．

調査結果を受け宮城県は，特定給食施設に対し，震災などの自然災害のみならず食中毒や感染症等発生時など，さまざまな非常事態に備えることを目

ローテーション表(例)

	平成25(2013)年	平成26(2014)年	平成27(2015)年	備蓄食品	No.
				おかゆ	1
				パン	2
				赤飯(α米)	3
				山菜おこわ(α米)	4
				五目おこわ(α米)	5
				マグロフレーク味付缶	6
				さんま蒲焼缶	7
				牛肉大和煮缶	8
				ビーフシチュー	9
				ホワイトシチュー	10
				甘夏みかん缶	11
				黄桃缶(ハーフカット)	12
				アップルジュース	13
				オレンジジュース	14
				ミックスジュース	15
				ドロップ	16
				ミネラルウォーター	17
				スポーツドリンク	18
				緑茶	19
				ミネラルウォーター(粥・α米用)	20

備蓄食品の利用可能期間:「災害時献立」等の実施時に使用するために払い出した備蓄食品が有効に活用できる期間

た場合の論上の期限を表示.(通年で製造している食品を購入する際は,表示される期限より長期に保存可能なものを購入する.)
ことを表示. ※5 ○は,◎以外で払い出すことを表示.

的として,「特定給食施設における非常・災害時対策チェックリスト」〔https://www.pref.miyagi.jp/soshiki/kensui/kyushoku-checklist.html(最終確認:2018年12月27日)〕および「特定給食施設における非常・災害時対策チェックリスト—利用の手引き」を2014(平成26)年8月に公表している.

表8-6 災害発生時に想定される時系列別・組織別の概要表

区分		平常時の対策	フェイズ0（おおむね災害発生後24時間以内）初動体制の確立	フェイズ1（おおむね災害発生後72時間以内）緊急対策	フェイズ2（おおむね4日目から1ヵ月まで）応急対策	フェイズ3（おおむね1ヵ月以降）復旧・復興対策
想定される状況※1日3食提供施設			○ライフラインの寸断 ○厨房設備崩壊により使用不可	○食材納入ルートの遮断 ○移送・他施設利用者受入等による食数の増減	○健康問題の発生	
			○非常事態時における食事提供 ○職員の出勤困難 ○外部との連絡（通信網）が遮断される	○物資の不足 ○衛生状態の悪化 ○一般被災住民の受け入れ		
想定される状況※1日1食提供施設			○学校，保育園は休校や休園になる場合が多い	○学校の設備等を活用した炊き出しの準備・開始	○学校の設備等を活用した炊き出し実施 ○給食再開に向けた調整	
被災給食施設（入居施設で，1日3食提供の施設を中心に記載）		◎災害時における栄養・食生活支援活動ガイドラインに基づく状況把握と体制整備 ● 施設内の体制整備 ● 備蓄品等の整備 ● 外部と連携の明確化	● 状況把握 1 被害状況の把握 2 市町村対策本部設置状況の確認 3 県地域機関への連絡・相談 ● 備蓄食品等を活用した食事提供 ● 支援要請 1 物的な支援要請 2 人的な派遣要請	● 状況把握 1 ライフラインの復旧情報 2 破損器具の点検，修理 3 県地域機関への連絡・相談 ● 備蓄食品等を活用した食事提供 ● 支援要請 1 物的な支援要請 2 人的な派遣要請	● 食事の提供 1 給食利用者の健康状況の把握と対応 2 通常の食事提供再開に向けた調整 ● 支援要請 1 物的な支援要請 2 人的な派遣要請	● 食事の提供 1 給食利用者の健康状況の把握と対応 2 通常の食事提供再開に向けた調整 ● 施設内マニュアルに基づく対応状況の検証 ・施設内体制や備蓄品等の検証
市町村		◎災害時における栄養・食生活支援活動ガイドラインに基づく状況把握と体制整備 ● 市町村立施設の災害時体制の整備 ● 地域での給食施設の支援体制の整備	● 状況把握 1 市町村立施設（学校，保育所等） 2 その他の施設（病院，高齢者福祉施設等） ● 支援要請への対応 1 物的な支援要請 2 人的な派遣要請 ● 所管給食施設を利用した炊き出しの計画（対象：一般被災住民）	● 状況把握 1 市町村立施設（学校，保育所等） 2 その他の施設（病院，高齢者福祉施設等） ● 支援要請への対応 1 物的な支援要請 2 人的な派遣要請 ● 給食施設を活用した炊き出しの準備と実施（対象：一般被災住民）	● 状況把握 （給食再開に向けての準備） ● 支援要請への対応 1 物的な支援要請 2 人的な派遣要請 ● 給食施設を活用した炊き出しの栄養管理指導	● 状況把握（通常給食の再開） ・被災状況及び支援要請の把握 ● 給食施設支援体制の検証
県	地域機関	◎災害時における栄養・食生活支援活動ガイドラインに基づく状況把握と体制整備 ● 地域機関内での支援体制の整備 ● 給食施設への指導・支援 ● 地域連携体制の整備	● 状況把握 ・施設の被害状況及び支援要請の把握と報告 ※優先すべき施設：病院，福祉施設等（1日3食提供する入居施設） ● 支援要請への対応 1 物的な支援要請 2 人的な派遣要請	● 状況把握 ・施設の被害状況及び支援要請の把握と報告 ※左記以外の給食施設の状況把握（炊き出し計画含む） ● 支援要請への対応 1 物的な支援要請 2 人的な派遣要請 ● 被災給食施設への支援 1 支援計画の策定 2 被災給食施設巡回 3 関係機関との連絡調整	● 状況把握 ・被災給食施設の復旧状況の把握 ● 支援要請への対応 1 物的な支援要請 2 人的な派遣要請 ● 被災給食施設への支援 1 被災給食施設巡回 2 炊き出し給食施設への支援	● 状況把握 ・被災1ヵ月後の給食実施状況の把握 ● 災害時の対応の検証 ・地域の連携体制に関する会議・研修会の開催
	本庁	◎災害時における栄養・食生活支援活動ガイドラインに基づく状況把握と体制整備 ● 全県的な連携体制の整備 ● 適正な食料等の備蓄の促進 ● 情報収集及び発信	● 状況把握 ・被害状況及び支援要請の把握 ● 関係機関との連絡調整 1 人的な派遣要請 2 食料等の要請	● 状況把握 ・被害状況及び支援要請の把握 ● 関係機関との連絡調整 1 人的な派遣要請 2 食料等の要請	● 状況把握 ・被災給食施設の復興状況の把握 ● 関係機関との連絡調整 1 人的な派遣要請 2 食料等の要請	● 状況把握 ・被災1ヵ月後の給食実施状況の把握 ● 災害時対策の検証 ・地域の連携体制に関する会議・研修会の開催

※フェイズごとの対応はあくまでも目安であり，災害の規模や地域の実情によって異なりますので，弾力的に活用してください．

[新潟県災害時栄養・食生活支援活動ガイドライン〈http://www.kenko-niigata.com/21/shishin/sonotakeikaku/saiigaijieiyou.html〉（最終確認：2018年12月27日）より引用]

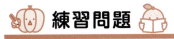 練習問題

以下の説明文について，正しいものには○，誤っているものには×をつけなさい．
(1) 事故に至らなかった事象は報告しなくともよい．
(2) 報告した事象の原因が個人によるものである場合は責任を追及する．
(3) 「ヒヤリ」とか「ハッ」としたことはどんな些細なことでもインシデントレポートとして報告する．
(4) 災害発生時の備蓄食品を多めに蓄えるために冷凍庫を大型なものにする．
(5) 災害発生時の人員を確保するために，緊急連絡網や災害時対応マニュアルを整備する．
(6) 災害発生時には3日間程度食べられるように備蓄食品を備えておく．
(7) ランニングストックとは食品の平常時の在庫上限値を常に維持し，賞味期限が近いものから消費することである．
(8) ローリングストックは，非常時に備蓄食品を消費したら，消費した分を補充して備蓄していく方法である．
(9) 備蓄食品は，1年に1回は総合防災訓練の実施に合わせ，炊き出し訓練等を実施し消費することも必要である．

 ディスカッションテーマ

(1) 利用者や従業員の事故を未然に防止するためにはどうしたらよいのか話し合ってみましょう．
(2) 災害に備えるために管理栄養士は組織の一員として何をなすべきか話し合ってみましょう．

9 各種給食施設の特徴と経営の実際

A 病院

🍚 学習目標

① 病院給食における一般食と治療食の特徴と生産を理解しよう.
② 病院給食の収入源となる制度（診療報酬, 入院時食事療養）と支出の関係を理解しよう.

❶ 病院給食の意義と管理栄養士の使命

あらゆる栄養療法を駆使して, 患者の栄養状態を改善することが求められる

　健康増進法施行規則において, 病院は医学的管理を必要とする特定給食施設であるため, 1回300食以上または1日750食以上の食事を提供する施設は管理栄養士の配置を義務づけている. また, 医療法施行規則では病床数100以上の施設に対して栄養士の配置を義務づけている. 特定給食の目的は**健康増進法**の中で,「栄養管理」であることが明記されている. 病院給食においても, 集団の給食ではなく, 個人の摂取量を把握して, 栄養アセスメントを行う栄養管理が求められている. 病院栄養士の使命はあらゆる栄養療法を駆使して, 患者の栄養状態を改善することであるため, nutrition support team (NST, 栄養サポートチーム)の一員として経口摂取のみならず, 経腸や静脈栄養管理に関しても医師, 薬剤師や看護師などと連携して積極的にかかわることが求められている.

　近年の**診療報酬*の改定**により, 病院給食の栄養管理は以下の変遷をたどった.

*診療報酬　2年に1回改定され, 1点は10円である.

2010（平成22）年	「栄養サポートチーム加算」の新設（週1回）200点
2012（平成24）年	入院基本料および特定入院料の要件に栄養管理の体制の確保
2016（平成28）年	栄養食事指導料の算定額の改定 栄養食事指導の対象に以下が追加 　・がん患者 　・摂食機能または嚥下機能が低下した患者 　・低栄養患者

❷ 病院給食の特徴

入院患者の栄養管理のために提供される食事であり, 医療法を法的根拠とする

　医療施設とは医師または歯科医師が医業または歯科医療を行う場所で, 入院患者数により**表9-1**のように分類される.

表 9-1 医療施設の類型

病院	患者 20 人以上の入院施設を有するもの
一般病院	
特定機能病院	高度の医療の提供等
地域医療支援病院	地域医療を担うかかりつけ医，かかりつけ歯科医
精神病院	精神病床のみを有する病院
結核病院	結核病床のみを有する病院
一般診療所	入院施設を有しないか，または患者 19 人以下の入院施設を有するもの

なお，病院の病床(精神病床，感染症病床，結核病床を除く)または一般診療所のうち主として長期にわたり療養を必要とする患者を入院させる病床を療養病床という．

病院給食は医療法を法的根拠とし，医療機関において入院患者を対象に医療の一環として，栄養管理のプロセスにおいて食事を提供すること，およびその食事をさす．これは，経営母体，在院期間，治療食比率などにより，食事の種類や生産・提供の方法が異なる．

❸ 栄養管理

入院患者の食事には一般治療食と特別治療食がある

入院患者の食事は一般食(一般治療食)と特別食(特別治療食)に分けられる．
①一般食：エネルギーや各栄養素などについて特別な制限や強化がなく，消化・吸収のよい刺激の少ない食事をいう．これは主食の形態によって常食，軟食(三分粥食，五分粥食，七分粥食，全粥食)と流動食に大別できる．
②特別食：医師が患者の病状や栄養状態に応じて処方した食事せんに基づき，栄養素の量や食事形態に配慮した食事である．特別食では栄養食事基準をあらかじめ作成して，その基準と食種を対応させた約束食事せんを用いて品質管理を行う．

食事の種類の分類方法には，疾病別管理と栄養成分別管理がある．疾病別管理とは，糖尿病食，腎臓疾患食，肝臓疾患食などのように疾患名別に分類した管理法であり，栄養成分別管理とは，**エネルギーコントロール食***，**たんぱく質コントロール食***，**脂質コントロール食***のように食事に含まれる栄養成分の特徴によって分類し管理する方法である．肥満食 1,200 kcal と糖尿病食 1,200 kcal は同じエネルギーコントロール食 1,200 kcal として取り扱うことができる．よって栄養成分別管理は疾病別管理に比べて食事の種類が少なくなり，食事の提供を合理化できる．

*エネルギーコントロール食
肥満症，糖尿病，脂肪肝，痛風等で用いられる．

*たんぱく質コントロール食
腎臓病，糖尿病性腎症，非代償性肝硬変等で用いられる．

*脂質コントロール食　膵臓病，脂質異常症，胆嚢炎等で用いられる．

❹ 生産管理

禁止食や食事量，食形態ごとの食数管理やそれらの変更に応じた生産を行う

a 病院給食における生産管理と特徴
1) 献立作成

給食業務を委託している場合，献立表の作成は病院，受託会社のいずれが行っても構わないが，献立作成基準の作成と献立表の確認は病院側が実施し

なければならない（**表9-2**）．また，入院時食事療養（Ⅰ）を算定している場合は，常勤の管理栄養士または栄養士が食事療養部門の指導者または責任者になっていなければならない．医師，管理栄養士または栄養士による検食が毎食行われ，その所見が検食簿に記載されていなければならない．さらに，提供食数（日報，月報），食事せん，献立表，患者入退院簿，食料品消費日計表等の食事療養関係の帳簿が整備されていなければならない．

2) 食数管理

食数管理は食材料発注，保険診療報酬と直接かかわる業務である．近年コンピュータによる食事せんの**オーダリングシステム**＊が整備されてきている．病院給食では禁止食の対応や食種の変更も多いため，厨房作業者に対して速やかに正確に伝達しなければならない．

3) 調理・衛生管理

高齢化の進展とともに病院給食でも病態栄養管理のみならず，刻み食，ミキサー食やゼリー食など食形態管理も増加している．これら食事調整では二次汚染のリスクが高い．またミキサー食では材料と加水量を規定しておかなければ提供する食事の品質管理が困難となるため，調理や形態調整の標準化が必要である．**医療法施行規則**第9条の10において，適温適時の給食の実施方法，食器の洗浄方法，受託業務を行う施設内の清潔保持方法に関する標準作業書を常備して，従業員に周知させることが義務づけられている．

> ＊オーダリングシステム　医療機関において，医師が医療行為にかかわるさまざまな指示をコンピュータの端末機から入力して情報をそれぞれの部署で活用するシステム．栄養部門では食種・喫食量などを入力して栄養管理に用いる．

b 配膳システム（配膳・配食管理）

配膳方法には，中央調理室でベルトコンベアー等により各個人のトレーごとに盛りつける中央配膳方式と，各病棟のパントリー（配膳室）にて食事を盛りつける病棟（パントリー）配膳方式がある．中央配膳では集中的に作業を行うため生産性が高いが，利用者の個々の状況がわかりにくい．一方，病棟配膳では利用者の摂取状況の把握や速やかな食事内容の変更が容易であるが，多くの人員が必要である．各配膳方法にメリット，デメリットがあるため施設の構造や人員配置などを考慮して用いる．

入院生活は，検査やリハビリなど決められたスケジュールに従って行われているため，配膳時間の遅れは患者の治療に影響する．とくに標準化されたケアプログラムであるクリニカルパスを導入している施設では，そのプログラムの中に入院から退院までに行う医療，看護，教育などのプログラムが示されており，栄養管理計画もその一部である．また，一般的には食事は朝食7時30分，昼食12時，夕食18時以降に提供されるが，消化器系の術後には頻回食（5〜6回），乳幼児や食欲不振者には間食を15時頃に提供することが多い．

c 病院，診療所等の給食業務委託

病院，診療所等の給食業務は食事療養の質が確保される場合には第三者に委託することができるが，最終責任は保険医療機関にある．現在約70％の病院で何らかの業務委託が行われている．「医療法の一部を改正する法律の一部の施行について」（最終改正：平成29年医政発第78号）に病院が行うべき業務が明示されている（**表9-2**）．とくに業務の円滑な運営のためには受託

表 9-2 病院が自ら実施すべき業務

区 分	業務内容	備 考
栄養管理	・病院給食運営の総括 ・栄養管理委員会の開催，運営 ・院内関係部門との連絡・調整 ・献立表作成基準の作成 ・献立表の確認 ・食数の注文・管理 ・食事せんの管理 ・嗜好調査・喫食調査等の企画・実施 ・検食の実施・評価 ・関係官庁等に提出する給食関係の書類等の確認・提出・保管管理	受託責任者等の参加を求めること 治療食等を含む 受託責任者等の参加を求めること
調理管理	・作業仕様書の確認 ・作業実施状況の確認 ・管理点検記録の確認	治療食の調理に対する指示を含む
材料管理	・食材の点検 ・食材の使用状況の確認	病院外の調理加工施設を用いて調理する場合を除く
施設等管理	・調理加工施設，主要な設備の設置・改修 ・使用食器の確認	病院内の施設，設備に限る
業務管理	・業務分担・従事者配置表の確認	
衛生管理	・衛生面の遵守事項の作成 ・衛生管理簿の点検・確認 ・緊急対応を要する場合の指示	
労働衛生管理	・健康診断実施状況等の確認	

［平成5年2月15日健政発98号，最終改正：平成29年3月31日医政発0331第78号「病院が自ら実施すべき業務」より引用］

責任者と随時協議して協力することが不可欠である．

d 院外調理

1996(平成8)年より病院内での食事の提供を院外調理方法にて行うことが認められた．実施については「院外調理における衛生管理ガイドラインについて」(最終改正：平成9年指発第46号)に示されているが，**食品衛生法**と**医療法**が定める衛生に関する基準も遵守しなければならない．調理方式は**クックチルシステム**，**クックフリーズシステム**および**真空調理システム**が原則であり(☞ p 68)，調理加工施設が病院に近接している場合に限りクックサーブシステムが認められる．いずれも **HACCP** の概念に基づく適切な衛生管理を実施しなければならないため，受託責任者や従業員は HACCP に関する教育研修が義務づけられている．

5 財務管理

給食部門も1つの独立採算経営体として効率的・効果的運営が求められる

a 医療保険制度と給食経営

わが国の医療制度は，職域・地域，年齢(高齢・老齢)に応じ，国民健康保険，協会けんぽ，健保組合，共済組合等があり，すべての国民はいずれかの保険に加入するように法律で定められている．しかし急激な高齢化などにより，年々高齢者医療費や国民医療費が増大し，医療制度改革が急務とされている．そのような中で給食部門も1つの独立採算経営体と考えて，効率的効

果的に運営しなければならない．給食部門の主たる収入源は給食や栄養食事指導に対する保険者からの報酬と患者の自己負担である．給食に対する報酬は1994（平成6）年より「入院時食事療養制度」によって患者が給食費を一部自己負担することとなり，食事サービスの質が問われ，病院の評価にも影響するようになっている．また2016（平成28）年の診療報酬改定では自己負担額が増額された．

近年，診療報酬における栄養項目に関する評価として，入院に関しては管理栄養士がベッドサイドで行う業務が増加している．栄養サポートチーム加算，摂食障害入院医療管理加算（いずれも平成22年），認知症ケア加算（平成28年），早期栄養介入管理加算，栄養情報提供加算（いずれも令和2年）が新設されてきた．そして令和4年の診療報酬改定では，特定機能病院において病棟に常勤管理栄養士を配置して栄養管理を行う体制に対して，入院栄養管理体制加算が新設された．つまり，医療における管理栄養士の業務は，入院患者の給食管理から，チーム医療の一員として患者に接し，より適切な栄養管理を行うことに業務が拡大している．しかし，適切な栄養管理を行うためには，適切な栄養量を提供しながらも，すみやかに患者の病態の変化や嗜好にも対応する給食経営管理が必要となる．

栄養部門の主たる収入源は，上記の診療報酬としての入院・外来や在宅での評価や，外来や在宅患者の**訪問食事指導料**と，食事提供に関する**入院時食事療養費***，および**入院時生活療養費***の3つに大別できる．食事提供に関わる入院時食事療養費と入院時生活療養費は，対象患者数も多く，1日3食提供するため収入源として大きい．栄養食事指導の算定条件（表9-3）と栄養食事指導の内容と点数（表9-4）を示した．栄養部門の支出の主たる項目は人件費（労務費）と食材料費である．人件費には福利厚生費や退職給与引当金も含まれる．また，このほかにも建物や同付帯設備などの固定資産は高額の設備投資を行った年以降も生産に寄与しているものとして，損益計算書には耐用年数の間（建物はおおむね30〜40年，厨房機器は5〜6年），定率法もしくは定額法で定めた額を当該年度の経常費用として計上する．栄養部門は施設に対して設備投資が大きいため，減価償却費も大きくなる（☞p 154）．

***入院時食事療養費** 入院時食事療養（Ⅰ）もしくは（Ⅱ）から標準負担額を控除した金額．

***入院時生活療養費** 入院時生活療養（Ⅰ）もしくは（Ⅱ）から標準負担額を控除した金額．

表9-3 栄養食事指導の算定条件

1. 厚生労働大臣が定める特別食を医師が必要と認めた患者または，以下の患者に対して，管理栄養士が医師の指示に基づき，患者ごとにその生活条件，嗜好等を勘案した食事計画等を交付し，療養のため必要な指導を行った場合に算定できる．
   1）がん患者
   2）摂食機能または嚥下機能が低下した患者
      医師が，硬さ，付着性，凝集性などに配慮した嚥下調整食（日本摂食嚥下リハビリテーション学会の分類に基づく）に相当する食事を要すると判断した患者
   3）低栄養状態にある患者
      ア 血中アルブミンが3.0 g/dL以下である患者
      イ 医師が栄養管理により低栄養状態の改善を要すると判断した患者
2. 特別食とは，腎臓食，肝臓食，糖尿食，胃潰瘍食，貧血食，膵臓食，脂質異常症食，痛風食，てんかん食，フェニールケトン尿症食，楓糖尿症食，ホモシスチン尿症食，ガラクトース血症食，治療乳，無菌食，食物アレルギー食（外来栄養食事指導および入院栄養食事指導料に限る），特別な場合の検査食（単なる流動食および軟食を除く）．
3. 管理栄養士への指示事項は，当該患者ごとに適切なものとし，熱量・熱量構成・蛋白質・脂質その他の栄養素の量，病態に応じた食事の形態等に係る情報のうち医師が必要と認めるものに関しては具体的指示を含まなければならない．
4. 管理栄養士は常勤である必要はなく，要件に適合した指導が行われていれば算定できる．
5. 医師は診療録に管理栄養士への指示事項を記載する．また，管理栄養士は患者ごとに栄養指導記録を作成するとともに，指導内容の要点と指導時刻を記載する．

表 9-4 栄養食事指導料の点数と算定条件(指導および回数)

(1点=10円)

食事指導料	点　数			条　件
外来栄養食事指導料1	初回	①対面で行った場合 ②情報通信機器等を用いた場合[1]	260点 235点	初回の指導を行った時は月2回，その他は月1回に限り算定できる．
	2回目以降	①対面で行った場合 ②情報通信機器等を用いた場合[1]	200点 180点	
外来栄養食事指導料2[2]	初回	①対面で行った場合 ②情報通信機器等を用いた場合[1]	250点 225点	初回の指導を行った時は月2回，その他は月1回に限り算定できる．
	2回目以降	①対面で行った場合 ②情報通信機器等を用いた場合[1]	190点 170点	
入院栄養食事指導料1	初回 2回目		260点 200点	初回は概ね30分以上，2回目は概ね20分以上．週1回，入院中2回まで算定可．
入院栄養食事指導料2[2]	初回 2回目		250点 190点	初回は概ね30分以上，2回目は概ね20分以上．週1回，入院中2回まで算定可．
集団栄養食事指導料			80点	月1回まで算定可．入院患者および外来患者15人以下．40分以上を基準とする．
糖尿病透析予防指導管理料			350点	月1回まで算定可．外来の糖尿病患者のうち，ヘモグロビンA1cが6.1%以上，または内服薬やインスリン製剤を使用している者であって，糖尿病性腎症第2期以上の患者．
在宅患者訪問栄養食事指導料	①単一建物診療患者が1人の場合 ②単一建物診療患者が2～9人の場合 ③①および②以外の場合		530点 480点 440点	在宅での療養を行っている通院が困難な患者に対して，管理栄養士が訪問して指導を行った場合，患者1人に対して月2回まで算定可．

1) 情報通信機器等を用いた場合とは，管理栄養士が，電話もしくは情報通信機器を用いて指導を行った場合．
2) 有床診療所において当該医療機関以外(栄養ケア・ステーションおよび他の保険医療機関に限る)の管理栄養士が当該診療所の医師の指示に基づき，指導を行った場合に算定できる．

b 入院時食事療養

①**入院時食事療養費の構造**：入院患者の食事の費用は医療の一環として患者の病状に応じた食事およびサービスを提供したときに算定できる入院時食事療養の制度に基づいて定められている．基本額である**入院時食事療養(Ⅰ)**[もしくは入院時食事療養(Ⅱ)]と加算額である**食堂加算**と**特別食加算**，さらに患者から特別の料金の支払いを受ける**特別メニューの食事**から構成される(図9-1)．また，同様に高齢者を対象とする療養病床を有する医療機関において医療の一環として食事やサービスを提供したときには入院時生活療養(Ⅰ)[もしくは入院時生活療養(Ⅱ)]の制度を用いる．入院時食事療養・入院時生活療養による医療機関の収入は，患者の自己負担と医療保険からなる．患者は特別メニュー以外の食事サービスに対して標準負担額(一般460円/食，市町村税非課税者210円/食，91日目以降の長期入院の場合160円/食，所得が一定基準に満たない70歳以上の高齢受給者100円/食)を自己負担する．また，特別メニューの食事を提供している場合にはその旨と食事メニューの一覧表(特別メニューの食事については料金を含む)を病棟等の患者の見えやすい場所に掲示しなければならない．

患者の自己負担額と保険請求額のシミュレーションを表9-5に示した．

②**入院時食事療養**[1食につき(Ⅰ)640円，(Ⅱ)506円]：入院時食事療養は(Ⅰ)と(Ⅱ)に分けられ，(Ⅰ)では食事療養が管理栄養士・栄養士によって行われ，患者の年齢，症状によって適切な栄養量および食事療養が行われている場合に，その保険医療機関が都道府県に届け出ることによって適用され

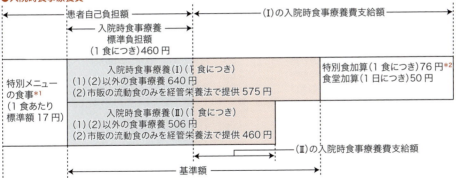

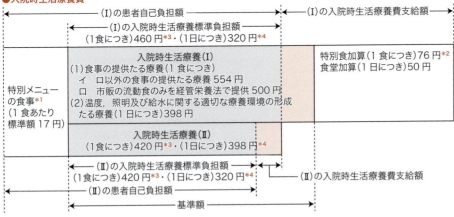

図 9-1 入院時食事療養費・入院時生活療養費の額の基本構造

注) *1：特別メニューの食事：通常の食事療養費用では提供が困難な高価な食材や異なる食材を使用して調理を行う特別の食事であり，患者がその食事を選択した場合に追加的な費用がかかる．
*2：市販の流動食のみを提供する場合には算定不可．
*3：食事の提供たる療養．
*4：温度，照明および給水に関する適切な療養環境の形成たる療養．
入院時食事療養費に係る食事療養及び入院時生活療養費に係る生活療養の費用の額の算定に関する基準（平成18年3月6日厚生労働省告示第99号，最終改正：平成30年3月5日厚生労働省告示第51号）より作成．

表 9-5 入院時食事療養（Ⅰ）による収入例

［事例1］4日間入院し，1日目の夕食から4日目の朝食まで喫食した事例．
いずれも食堂を利用し，糖尿病食を喫食した場合．

		1日目 夕食 (円)	2日目 朝食・昼食・夕食 (円)	3日目 朝食・昼食・夕食 (円)	4日目 朝食 (円)	合計収入 (円)
算定	入院時食事療養（Ⅰ）	640	1,920（640×3）	1,920	640	5,120
	特別食加算	76	228（76×3）	228	76	608
	食堂加算	50	50	50	50	200
保険医療機関収入（1日あたり）		766	2,198	2,198	766	5,928
自己負担額		460	1,380（460×3）	1,380	460	3,680
保険請求額（入院時食事療養費）		306	818	818	306	2,248

る．入院時食事療養（Ⅰ）の基準および，都道府県への届け出の際の受理要領の概要を表9-6に掲載した．以下の特別食加算，食堂加算は入院時食事療養（Ⅰ）に該当する施設でなければ算定できない．一方，入院時食事療養（Ⅱ）は（Ⅰ）を算定できない保険医療機関が食事療養を行った場合に対象となる．

表 9-6　入院時食事療養の一般的事項

1. 食事は医療の一環として提供されるべきものであるため，それぞれ患者の病状に応じて必要とする栄養量が与えられ，食事の質の向上と患者サービスの改善をめざして行われるべきものである．また，生活療養の温度，照明及び給水に関する療養環境は，医療の一環として形成されるものであり，それぞれの患者の病状に応じて適切に行われるべきものである．

2. 食事の提供に関する業務は保険医療機関自らが行うことが望ましいが，保険医療機関の管理者が業務遂行上必要な注意を果たし得るような体制と契約内容により，食事療養の質が確保される場合には，保険医療機関の最終責任の下で第三者に委託することができる．

    なお，業務の委託にあたっては，医療法（昭和 23 年法律第 205 号）及び医療法施行規則（昭和 23 年厚生省令第 50 号）の規定によること．

    食事提供業務の第三者への一部委託については「医療法の一部を改正する法律の一部の施行について」（平成 5 年 2 月 15 日健改発第 98 号厚生省健康政策局長通知）の第 3 及び「病院診療所等の業務委託について」（平成 5 年 2 月 15 日指第 14 号厚生省健康政策局指導課長通知）に基づき行うこと．

3. 患者への食事提供については病棟関連部門と食事療養部門との連絡が十分とられていることが必要である．

4. 入院患者の栄養補給量は，本来，性，年齢，体位，身体活動レベル，病状等によって個々に適正量が算定されるべき性質のものである．

    従って，一般食を提供している患者の栄養補給量についても，患者個々に算定された医師の食事せんによる栄養補給量又は栄養管理計画に基づく栄養補給量を用いることを原則とするが，これによらない場合には，次により算定するものとする．

    なお，医師の食事せんとは，医師の署名捺印がされたものを原則とするが，オーダリングシステム等により，医師本人の指示によるものであることが確認できるものについても認めるものとする．

    ア）一般食患者の推定エネルギー必要量及び栄養素（脂質，たんぱく質，ビタミン A，ビタミン B_1，ビタミン B_2，ビタミン C，カルシウム，鉄，ナトリウム（食塩）及び食物繊維）の食事摂取基準については，健康増進法（平成 14 年法律第 103 号）第 16 条の 2 に基づき定められた食事摂取基準の数値を適宜用いるものとすること．

    なお，患者の体位，病状，身体活動レベル等を考慮すること．

    また，推定エネルギー必要量は治療方針にそって身体活動レベルや体重の増減等を考慮して適宜増減することが望ましいこと．

    イ）アに示した食事摂取基準についてはあくまでも献立作成の目安であるが，食事の提供に際しては，病状，身体活動レベル，アレルギー等個々の患者の特性について十分考慮すること．

5. 調理方法，味つけ，盛りつけ，配膳等について患者の嗜好を配慮した食事が提供されており，嗜好品以外の飲食物の摂取（補食）は原則として認められないこと．

    なお，果物類，菓子類等病状に影響しない程度の嗜好品を適当量摂取することは差し支えないこと．

6. 当該保険医療機関における療養の実態，当該地域における日常の生活サイクル，患者の希望等を総合的に勘案し，適切な時刻に食事提供が行われていること．

7. 適切な温度の食事が提供されていること．

8. 食事療養に伴う衛生は，医療法及び医療法施行規則の基準並びに食品衛生法（昭和 22 年法律第 233 号）に定める基準以上のものであること．

    なお，食事の提供に使用する食器等の消毒も適正に行われていること．

9. 食事療養の内容については，当該保険医療機関の医師を含む会議において検討が加えられていること．

10. 入院時食事療養は 1 食単位で評価するものであることから，食事提供数は，入院患者ごとに実際に提供された食数を記録していること．

11. 患者から標準負担額を超える費用を徴収する場合は，あらかじめ食事の内容及び特別の料金が患者に説明され，患者の同意を得て行っていること．

12. 実際に患者に食事を提供した場合に 1 食単位で，1 日につき 3 食を限度として算定するものであること．

［厚生労働省：入院時食事療養費に係る食事療養及び入院生活療養費に係る生活療養の実施上の留意事項について（令和 2 年 3 月 5 日保医発 0305 第 14 号）より作成］

入院時生活療養（Ⅰ）（Ⅱ）も上記と考え方は同じである．入院時食事療養（Ⅰ），入院時生活療養（Ⅰ）は，保険医療機関において一定の基準を満たした食事およびサービスを提供した場合に算定できる．

③**特別食加算**（1 食につき 76 円）：厚生労働大臣が指定した特別食（治療食，無菌食，特別な場合の検査食）（**表 9-7**）を医師の発行する食事せんに基づき提供した場合に，特別食加算を算定できる．なおこの際，特別食の献立表が作成されていなければならない．通常の流動食・軟食，妊産婦食，嚥下困難食，治療乳を除く乳児の人工栄養のための調乳，離乳食，幼児食，高血圧症患者対象の減塩食は加算対象にならない．

④**食堂加算**（1 日につき 50 円）：食堂を備えている病棟または診療所に入院している患者に対しては，可能な限り食堂において食事を提供することが勧められている．その際，食堂の床面積が食堂を利用する病棟または診療所

表 9-7 治療食の分類

2022(令和4)年4月1日現在

区分	食種名	適応症および食種 加算食*	適応症および食種 非加算食
一般食	常食		特殊な食事療法を必要としない常食
	軟食		特殊な食事療法を必要としない一分粥,三分粥,五分粥,七分粥,全粥などの軟食
	流動食		特殊な食事療法を必要としない流動食
特別食	口腔・咽頭・食道疾患食		口内炎,舌炎,舌がん,上下顎がん,上下顎骨折,食道炎,食道潰瘍,食道がんなど
	胃・腸疾患食	胃・十二指腸潰瘍,クローン病および潰瘍性大腸炎等の低残渣食	胃がん,その他消化器がん,便秘症,潰瘍性大腸炎,その他大腸疾患など
	肝・胆疾患食	急性・慢性肝炎,肝硬変,ウイルソン病,閉塞性黄疸(胆石症・胆嚢炎による者を含む)	肝がん,胆嚢がんなど
	膵臓疾患食	急性・慢性膵炎	膵がんなど
	心臓疾患食	心臓疾患(食塩6g/日未満)	その他の心疾患
	高血圧症食		高血圧症,その他の高血圧疾患
	腎臓疾患食	急性・慢性腎炎,急性・慢性腎不全,ネフローゼ症候群,慢性腎臓病,全身性エリテマトーデス	
	貧血食	血中ヘモグロビン濃度10g/dL以下で鉄欠乏に由来する場合	白血病,血友病,紫斑病,悪性腫瘍など
	糖尿病食	糖尿病	
	肥満症食	高度肥満症(肥満度+70%以上またはBMI≧35)は脂質異常症に準ずる	その他の肥満症
	脂質異常症食	脂質異常症(空腹時定常状態におけるLDL-コレステロール値140mg/dL以上またはHDL-コレステロール値40mg/dL未満もしくは中性脂肪値150mg/dL以上)	その他の脂質異常症
	痛風食	痛風	高尿酸血症
	先天性代謝異常食	フェニルケトン尿症,ホモシスチン尿症,ヒスチジン血症,ガラクトース血症,楓糖尿症	その他の代謝異常疾患
	妊娠高血圧症候群食	食塩6g/日未満	その他の妊娠高血圧症候群
	アレルギー食		食事性アレルギー症
	食欲不振食		悪性腫瘍,神経性食思不振症,放射線宿酔食など
	治療乳	乳児栄養障害症(直接調整する酸乳・バター穀粉乳など)	
	術後食	侵襲の大きな消化管手術後(食道・胃・腸など)	各種傷病の術後食
	検査食	潜血食,大腸X線検査・内視鏡検査のため残渣の少ない調理済食品を使用した場合も含む	各種検査食(ヨード制限,ミネラル定量テスト,レニンテスト,乾燥食,カリウム調整食,カルシウム調整食,その他)
	てんかん食	難治性てんかん(外傷性のものを含む)の患者に対し,グルコースに代わりケトン体と熱量源として供給することを目的に炭水化物の制限および脂質量の増加が厳格に行われている場合	
	無菌食	無菌治療室管理加算を算定している場合	白血病,免疫不全症,再生不良性貧血症,無顆粒球症など
	経管栄養食(濃厚流動食)		経管栄養(1kcal/mL程度の熱量を有する濃厚流動食)
	乳児食		乳児期(調乳が大部分を占める時期)
	離乳食		離乳期(離乳食が大部分を占める時期)
	幼児食		就学前の幼児期
	嚥下食		嚥下困難な患者に対する食事(軟食,とろみ剤を使用する食事など)

*加算の対象となる特別食は,疾病治療の直接手段として,医師の発行する食事せんに基づいて提供される患者の年齢,症状等に対応した栄養量および内容を有する治療食,無菌食および特別な場合の検査食をいうものであり,治療乳を除く乳児の人工栄養のための調乳,離乳食,幼児食等ならびに治療食のうちで単なる流動食および軟食は除かれる.

[厚生労働省:入院時食事療養費に係る食事療養及び入院時生活療養費に係る生活療養の実施上の留意事項について(平成18年3月6日保医発第0306009号,最終改正:令和2年3月5日保医発0305第14号)より作成]

の病床1床あたり0.5 m² 以上であることが条件であるが，他の病棟に入院する患者との併用，談話室等との併用は差し支えない．

⑤**特別メニューの食事**：入院患者の食事に関して多様なニーズがあるため，入院時食事療養（Ⅰ）（Ⅱ）および入院時生活療養（Ⅰ）（Ⅱ）いずれの保険医療機関であっても，療養上支障のない範囲で，患者への十分な情報提供を行い同意が得られた場合に，1食あたり17円を標準として社会的に妥当な別途料金にて特別メニューの食事を提供することができる．

c 栄養管理体制（入院基本料等の施設基準）

入院基本料および特定入院料の要件として栄養管理体制の確保が必須となった（「基本診療料の施設基準等及びその届出に関する手続きの取扱いについて 別添2 入院基本料等の施設基準等」）．

具体的には常勤の管理栄養士が1名以上配置され，栄養管理手順（栄養スクリーニングを含む栄養状態の評価，栄養管理計画，定期的な評価等）を作成し，医師，看護師，管理栄養士が共同して栄養管理を行う体制を整備する．

入院診療計画書に特別な栄養管理の必要性の有無について記載し，対象患者には栄養管理計画を作成する．このほか栄養管理の体制の評価には，摂食障害入院医療管理加算，回復期リハビリテーション病棟入院料における栄養管理の充実，早期栄養介入管理加算等がある．

d 栄養サポートチーム加算

急性期病棟に入院する栄養障害のある患者もしくはそのリスクのある患者に対して，チーム医療としてカンファレンスおよび回診を週1回程度実施している場合に200点算定できる．栄養管理に関する所定の研修を受けた常勤の医師，看護師，薬剤師，管理栄養士によるチームが設置され，いずれか1名が専従であることが必要である．なお，入院栄養食事指導料，集団栄養食事指導料，乳幼児育児栄養指導料は別に算定できない．

 コラム 院外給食施設

院外給食施設は新調理システム（☞p 45）を活用して運営されている．食事のほとんどが前倒しの計画生産であるため，喫食日の3日前には生産を終了している施設が多い．このシステムが有効であった例として東日本大震災において1日も欠かさず食事を提供した院外給食施設がある．発災時にはすでに3日分の食事が生産されていたため，配送できた．

しかしそれらのサテライトキッチンである受け入れ施設では，もともと調理機能をもたなかったため，災害時備蓄が少なく，食事が届けられるか不安も大きかった．いかなる給食システムを採用しても，災害時対策は施設の特徴に応じて行うべきである．

B 高齢者・介護施設

学習目標

1. 高齢者施設の種類と関連法規について理解しよう．
2. 高齢者施設で提供される食事の種類・食形態について理解しよう．

1 高齢者施設の種類と法的根拠

高齢者施設と提供される食事は，介護，治療，リハビリ等の目的により多様

高齢者に対する介護，保健，治療，リハビリテーションなどの事業は，**介護保険法**，**老人福祉法**，**高齢者の医療の確保に関する法律**，**医療法**などがかかわって実施されている．

介護，治療のためのサービスは，施設サービスと居宅サービスに大きく分けることができる．施設サービス事業には，入所施設サービス，短期入所サービスがあり，施設での食事提供がなされる．居宅サービス事業は，通所サービス（デイサービス），居宅サービス（在宅サービス）がある．通所サービスは施設に通い，介護や食事を受けることができる．高齢者施設は**表9-8**に示すように多様な種類がある．利用者の健康状態，生活状況に応じて，受けられるサービスは異なる．提供される食事についても，食事形状，提供方法などが多様である．

高齢者向け住まい・施設の件数を**図9-2**に示した．このうち介護保険施設は，介護老人福祉施設（特別養護老人ホーム）9,645施設（定員578,900人），介護老人保健施設4,229施設（定員361,300人），介護療養型医療施設1,278施設（定員57,500人）である．

介護老人福祉施設は，要介護高齢者のための生活施設であり，入浴，排泄，食事等の介護機能訓練，健康管理および療養上の世話を行う．また，2015（平成27）年4月より，原則として特別養護老人ホームへの新規入所者は，要介護3以上の高齢者に限定され，在宅での生活が困難な中重度の要介護者を支える施設として位置づけられた．一方，介護老人保健施設は，要介護者であって，主として要介護者の心身の機能の維持回復を図り，居宅における生活を営むことができるようにするための支援が必要である者に対し，施設サービス計画に基づいて看護・医学的管理のもとにおける介護および機能訓練，その他必要な医療ならびに日常生活上の世話を行うことを目的とする施設である．在宅への復帰を目的としているため，原則として施設に入所できる期間は3ヵ月である．

2 高齢者施設における栄養・食事管理加算

介護保険法により各種の加算が認められている

介護保険法（第5節）での介護保険施設は，介護老人保健施設，指定介護老

表 9-8 高齢者・介護福祉施設の種類

	施設	対象者,目的	規定法令	栄養士配置基準
老人福祉施設	特別養護老人ホーム	65歳以上で心体上または精神上に著しい障害があるために,常時の介護を必要とし,かつ居宅において受け入れ困難な者	老人福祉法第20条-5 第11条1-2 第5条-2-2	栄養士1以上[*1] 特別養護老人ホームの設備及び運営に関する基準(最終改正:平成28年4月1日)
	養護老人ホーム	65歳以上で,環境上,経済的理由で居宅で養護が困難な者に,社会活動に必要な指導,訓練,その他の援助を行う	老人福祉法第20条-4 第11条1-1 第5条-2-2	栄養士1以上[*2] 養護老人ホームの設備及び運営に関する基準(最終改正:平成28年4月1日)
	軽費老人ホーム	無料または低額で,食事の提供,その他日常生活上必要な便宜を供与する	老人福祉法第20条-6	栄養士1以上 軽費老人ホームの設備及び運営に関する基準(最終改正:平成28年2月5日)
	老人短期入所施設	65歳以上で養護者の疾病その他の理由により居宅において,介護を受けることが一時的に困難になった者	老人福祉法第20条-3 第10条4-1 第5条-4	
	老人デイサービスセンター	日常生活を営むことに支障ある65歳以上の者を通わせ,生活指導,日常動作訓練,入浴,給食サービスなどを提供する	老人福祉法第20条-2-2 第5条-3	
	老人福祉センター	無料または低額で,老人に関する相談に応じ,老人に対して健康増進,教養,レクリエーションの便宜を図る	老人福祉法第20条-7	
	老人介護支援センター	老人の福祉,介護に関する相談に応じ,助言を行う	老人福祉法第20条-7-2	
介護保険施設	介護老人福祉施設	老人福祉法第20条-5に規定する「特別養護老人ホーム」に入所する要介護者に対して入浴,排泄,食事等の介護を行う	介護保険法第8条27 第86条	栄養士1以上 指定介護老人福祉施設の人員,設備及び運営に関する基準(最終改正:平成28年2月5日)
	介護老人保健施設	要介護者に対し,施設サービス計画に基づいて看護,医学的管理下において,介護,機能訓練その他医療,日常生活の世話を行う	介護保険法第8条-28 第94条	入所定員100名以上で1以上 介護老人保健施設の人員,施設及び設備並びに運営に関する基準(最終改正:平成28年2月5日)
	介護医療院	要介護者であって,主として長期にわたり療養が必要である者に対し,施設サービス計画に基づいて,療養上の管理,看護,医学的管理の下における介護および機能訓練その他必要な医療ならびに日常生活上の世話を行うことを目的とする施設	介護保険法第8条29 医療法第7条2-4	入所定員100名以上で1以上 介護医療院の人員,施設及び設備並びに運営に関する基準[*3](平成30年3月22日)
有料老人ホーム		老人を入居させ,入浴,排泄,食事の提供等の事業を行う	老人福祉法第29条	

高齢者・介護福祉施設は,老人福祉法,介護保険法(一部医療法)の規定に基づき運営している.

[*1]:入所定員が40人を超えない特別養護老人ホームにあっては,他の社会福祉施設等の栄養士との連携を図ることにより当該特別養護老人ホームの効果的な運営を期待することができる場合であって,入所者の処遇に支障がないときは,第五号の栄養士を置かないことができる.

[*2]:ただし,特別養護老人ホームに併設する入所定員五十人未満の養護老人ホーム(併設する特別養護老人ホームの栄養士との連携を図ることにより当該養護老人ホームの効果的な運営を期待することができ,かつ,入所者の処遇に支障がないものに限る)にあっては第六号の栄養士を,調理業務の全部を委託する養護老人ホームにあっては第七号の調理員を置かないことができる.

[*3]:ただし,同一敷地内にある病院等の栄養士がいることにより,栄養指導等の業務に支障がない場合には,兼務職員をもって充てても差し支えないこと.なお,100人未満の施設においても常勤職員の配置に努めるべきであるが,併設型小規模介護医療院の併設医療機関に配置されている栄養士によるサービス提供が,当該介護医療院の入所者に適切に行われると認められるときは,これを置かないことができる.

人福祉施設,介護医療院である.これらの施設における栄養管理は,入所者の栄養アセスメントを実施し,そこから各入所者の給与栄養目標を算出し,これをもとに施設としての給与栄養目標値を設定する.

B. 高齢者・介護施設　203

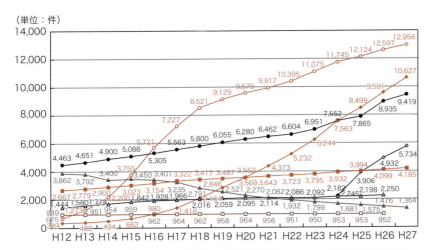

図9-2　高齢者向け住まい・施設の件数

※1：介護保険3施設および認知症高齢者グループホームは，「介護サービス施設・事業所調査(10/1時点)【H12・H13】」および「介護給付費実態調査(10月審査分)【H14～】」による．
※2：介護老人福祉施設は，介護福祉施設サービスと地域密着型介護福祉施設サービスの請求事業所を合算したもの．
※3：認知症高齢者グループホームは，H12～H16は痴呆対応型共同生活介護，H17～は認知症対応型共同生活介護により表示．
※4：養護老人ホーム・軽費老人ホームは，「社会福祉施設等調査(10/1時点)」による．ただし，H21～H23は調査対象施設の数，H24～H26は基本票に基づく数．
※5：有料老人ホームは，厚生労働省老健局の調査結果(7/1時点)による．
※6：サービス付き高齢者向け住宅は，「サービス付き高齢者向け住宅情報提供システム(9/30時点)」による．
[厚生労働省：平成28年版厚生労働白書—人口高齢化を乗り越える社会モデルを考える—より引用]

　また，介護保険法の介護報酬制度は令和3(2021)年度改正のものである．基本サービスとして，栄養士または管理栄養士を1以上配置．また従来加算が認められていた栄養ケア・マネジメントは，基本サービスに包括された．また3年間の経過措置があるが，未実施については14単位/日減算となっている．このようなことから，令和3年度の改正によって，計画作成時や会議への管理栄養士・栄養士の参加が明確化された．
　栄養・食事に関する下記の加算が認められている．
　①経口移行加算：経管栄養の入所者ごとに，経口による食事の摂取を進めるための経口移行計画を立て，管理栄養士または栄養士による栄養管理および，言語聴覚士または看護職員による支援を行ったときに1日あたり28単位算定できる．ただし，栄養マネジメント加算を算定していない場合は算定できない．
　②経口維持加算：(Ⅰ)と(Ⅱ)の2種類がある．経口維持加算(Ⅰ)は，現在経口によって食事が摂取できているが，摂食機能障害や誤嚥を有する入所者に対して，医師，歯科医師，管理栄養士，看護師，介護支援専門員等の職種の者が協働して，食事の観察および会議などを行い，入所者ごとに経口維持計画を作成し，さらに医師または歯科医師の指示に基づいて管理栄養士等が栄養管理を行った場合，1ヵ月につき400単位算定することができる．ただし，経口維持加算(Ⅰ)は，栄養マネジメント加算を算定していない場合には算定することができない．経口維持加算(Ⅱ)については，当該施設が協力歯科医

療機関を定めている場合に，経口維持加算（Ⅰ）において行う食事の観察および会議等に，医師，歯科医師，歯科衛生士または言語聴覚士が加わった場合に，経口維持加算（Ⅰ）に加えて1ヵ月につき100単位算定できる．

③療養食加算：管理栄養士または栄養士により食事の提供が管理され，入所者に適切な栄養量および内容の食事が提供されている場合である．対象となる療養食は，医師の発行する食事せんに基づく治療食であり，1回あたり6単位（糖尿病，腎臓病，肝臓病，胃潰瘍，貧血，膵臓病，脂質異常症，痛風，その他検査食）算定できる．

④再入所時栄養連携加算：介護保険施設の入所者が医療機関に入院し，経管栄養または嚥下調整食の新規導入など，施設入所時とは大きく異なる栄養管理が必要となった場合について，介護保険施設の管理栄養士が当該医療機関の管理栄養士と連携して，再入所後の栄養管理に関する調整を行った場合の評価について1回あたり400→200単位算定できる．

⑤栄養ケア・マネジメント強化加算

- 管理栄養士を常勤換算方式で入所者の数を50（施設に常勤栄養士を1人以上配置し，給食管理を行っている場合は70）で除して得た数以上配置すること．
- 低栄養状態のリスクが高い入所者に対し，①医師，管理栄養士，看護師等が共同して作成した栄養ケア計画に従い，食事の観察（ミールラウンド）を週3回以上行い，入所者ごとの栄養状態，嗜好等を踏まえた食事の調整等を実施すること．②入所者が，退所する場合において，管理栄養士が退所後の食事に関する相談支援を行うこと．
- 低栄養状態のリスクが低い入所者以外の入所者に対しても，食事の際に変化を把握し，問題がある場合は，早期に対応すること．
- 入所者ごとの栄養状態等の情報を厚生労働省に提出し，継続的な栄養管理の実施に当たって，当該情報その他継続的な栄養管理の適切かつ有効な実施のために必要な情報を活用していること．

いずれも多職種が協働してケアを行うことが基本となっている．

また，多職種連携による管理栄養士の関与の強化として，令和3年度介護報酬改正で下記のようになった．

①看取り期における栄養ケアの充実を図る観点から，看取りへの対応に係る加算（看取り介護加算，ターミナルケア加算）又は基本報酬の算定要件において，関与する専門職として管理栄養士を明記．
②褥瘡の発生や改善は栄養と大きく関わることを踏まえ，褥瘡マネジメント加算，褥瘡対策指導管理の算定要件において，関与する専門職として管理栄養士を明記．

❸ 高齢者施設における栄養ケア・マネジメント

> 多品目少量生産で，生産管理の合理化を図る

a 特　徴

　高齢者が施設に入所する理由はさまざまあるが，加齢に伴う心身の変化による疾病などが原因となり，生活機能が低下し，介護，機能訓練，看護，医療などを受けるような状態になっている．食事は基本的な生活機能と位置づけられるため，高齢者の栄養・食事管理は，QOLを損なうことなく，低栄養のリスクを減少するための栄養ケアが重要となる．栄養ケアを実施する体制を介護保険制度においては「栄養ケア・マネジメント」と称し，次のように定義している．

> ①適切なアセスメントに基づき利用者に最適な栄養ケア計画の策定，評価を行い，
> ②栄養ケア計画に基づいて利用者の個別性に対応し，安全で衛生的な食事，経腸栄養法および静脈栄養法による栄養補給，栄養食事相談，多職種協働による栄養問題への取り組みなどの栄養ケアを提供し，
> ③利用者が低栄養状態を予防，改善し，自己実現を達成するための実務上の諸機能(方法，手順など)を効率的に発揮するための体制．

　具体的なプロセスは，利用者の利用時の栄養スクリーニング，栄養アセスメント，栄養ケア計画の作成，利用者および家族への説明と同意，栄養ケアの実施，実施上の問題点の把握(チェック)，モニタリング，評価(リアセスメント)，サービスの評価と継続的な品質改善活動である．
　栄養ケア・マネジメントは，管理栄養士が単独で行うものではなく，医師，看護師，介護支援専門員ら他職種協働体制であるが，管理栄養士が個別サービスとしての栄養ケアの中心を担うことになる．食事提供のための必要事項として，栄養状態，健康状態，食機能の情報を把握し，個別性に対応した栄養ケア計画(栄養補給方法や量，食事形態，内容，頻度，提供時間，食べ方・食事介助の仕方，食事環境)を立てる．提供した食事の摂食状況と栄養状態等のモニタリングをし，評価しながら進める．
　図9-3は，栄養ケア・マネジメントのプロセスを示したものである．

b 食事計画と生産管理

　栄養ケア計画をもとにした食事の提供には，高齢者の嗜好，咀嚼，嚥下能力，その他健康状態に適した多様な献立の種類と量，調理法が必要となる．さらに療養食加算の食事が加わる．
　摂食・嚥下の機能に合わせて，安全に食べられる食事についても留意しなくてはならない．主食では，飯・軟飯・全粥・分粥・ミキサーなどがあり，副食(おかず)では，常食・刻み(きざみ)・ごく刻み・ミキサー・ペーストがある．ゼリー食，ソフト食などと呼ばれるものもあり，その形状は多様である．
　多品目少量生産となる食事，高齢者に喜ばれる食事，栄養状態の改善につながる食事の提供のためには，栄養食事管理部門の業務を見直し，とくに生

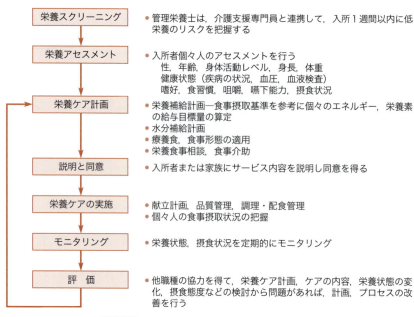

図 9-3 栄養ケア・マネジメントのプロセス

産管理の合理化には，新調理システムなどの導入を含めた検討が必要となる．
　献立作成→調理→配食の過程での品質管理，衛生管理の統制と利用者の摂食状況からみた生産管理体制の構築を行う．

C 品質管理の重要性

　栄養ケアの中では，計画どおりの栄養補給が実施されているか否かが，最終的なアウトカムに大きく影響する．したがって，提供する食事の品質管理が重要である．衛生面・安全面はもちろんのこと，予定どおりの補給が実施できるような調理・生産管理が重要なポイントとなる．献立・料理の味・量などの品質のみならず，摂取できる形状の点も大きな管理のポイントとなる．
　表9-9は，施設での刻み食の大きさの実態を示したものである．施設ごとに標準化されているが，施設間で異なっている．調理担当者への指示としては米粒大，ゴマ粒大，大豆粒大，小豆粒大，一口大，みじん切りなどさまざまな表現で指示されている．誰もが同じ大きさに管理できるよう，表現方法やその大きさの基準を明確にすることが必要となる．最近では，近隣の高齢者施設や医療施設が協力しそれぞれの施設での食事形態の名称とその状態の情報を共有する動きも出ている．
　また，刻むことにより「かさ（容量・体積）」が増え，それが原因で提供量を減らす，あるいは摂取量が減るなどが起こりうる．ミキサー食やペースト食についても，水分を添加することで提供量が増加する．これらのことは計画どおりの補給が実施されない可能性がある．エネルギーや栄養素量だけでなく，食物の摂取量も適正に管理しながら栄養補給が実施されるようにするためには，提供する食事の栄養素密度（エネルギーあたり，あるいは料理の

表9-9 副食（おかず）の刻み食，「刻み」の大きさ

	施設数	範囲 (cm)	平均±標準偏差 (cm)
全体	252	0.1～3.0	0.78±0.51
介護老人福祉施設	136	0.2～3.0	0.85±0.52
介護老人保健施設	49	0.2～3.0	0.76±0.59
介護療養型医療施設	67	0.1～2.0	0.65±0.40

［独立行政法人国立健康・栄養研究所：高齢者福祉施設等における栄養および給食管理—その課題と今後のありかた—，2005より引用］

できあがり重量あたりの栄養素含有量）の検討をふまえた献立作成や調理，そしてそのプロセスにおける品質管理が重要である．

また，嚥下を補助するためのものとして増粘剤ゲル化剤（とろみ剤やとろみ調整食品とも呼ぶ）の使用がある．一方で増粘剤といっても，主原料によって，使用感や持続性や食品との相性が異なるため，事前によく調べて使用することが必要である．

配膳・配食方法は，施設によってさまざまである．介護老人福祉施設では，要介護度が高いため，中央配膳方式を用いている施設が多い．また施設によっては，炊飯のみを居室の近くにある食堂で行っていたり，介護老人保健施設では，介護老人福祉施設に比べ介護度が低いため，一部はセルフサービスでの配食を行っているところもある．

しかし，入居者は，介護度が異っていること，また，認知症をはじめとした疾病など，個人に対応した食事が多いため，配膳・配食には間違いがないように細心の注意が必要である．

4 費　用

介護保険施設では，食事の提供にあたり次のような金額算定が行われている．栄養・食事管理の運営に使用できる経費として厚生労働省が示す基準費用額は，利用者の自己負担額1,380円/日となっている．これは食材料費と調理費にあたるもので，調理費の内訳は，人件費と水光熱費である．多品目少量生産においては取り扱う食品の種類数の増加，作業工程数の増加が見込まれ，人件費，水光熱費などの調理費について食種ごとに算定根拠を示していくことが給食経営管理における今後の課題である．

コラム　高齢者への配食サービス

高齢者を対象とした配食サービスは，配食事業とも呼ばれている．「配食事業」とは，特定かつ多数の地域高齢者等に対し，主に在宅での摂取用として，「主食，主菜および副菜の組み合わせを基本（主食なしも含む）とする1食分を単位とした調理済みの食事」のことをさす．配食サービスは自治体をはじめ，さまざまな事業者が実施している．食事の提供方法としては，クックサーブシステム，

クックチルシステム，クックフリーズシステムなどがある．また，高たんぱく食や減塩食を提供している事業者もある．2017(平成29)年3月に，厚生労働省より，「地域高齢者等の健康支援を推進する配食事業の栄養管理に関するガイドライン」が作成され，示されている．

C 児童福祉施設

学習目標

① 児童福祉施設における給食の目的を理解しながら，各項目を整理しよう．
② 児童福祉施設の特徴を理解しよう．

❶ 児童福祉施設の種類と給食の意義

児童福祉施設の給食は，役割がきわめて大きい

児童福祉施設とは，**児童福祉法**に基づいて設置された社会福祉施設の総称で，児童の入所・通所の目的により多くの種類がある．その対象者は発育成長期にある18歳未満であることから，給食は，児童の心身の健全な発育や健康の保持・増進の礎であるだけでなく，食事の楽しさや大切さを教えるなどの教育的機能もあり，その役割はきわめて大きい．

●児童福祉法

「**児童福祉施設における食事の提供に関する援助及び指導について**」(平成27年雇児発0331第1号，障発0331第16号)では以下が望まれている．

①子どもの特性に応じた適当なエネルギーおよび栄養量の提供．
②摂食機能や食行動の発達を促すような食事の提供．
③適切な食事のとり方や望ましい食習慣の定着，食を通じた豊かな人間性の育成．

表9-10に給食を実施する児童福祉施設と栄養士設置規定を示す．

❷ 児童福祉施設給食の特徴

「児童福祉施設の設備及び運営に関する基準」に沿い，個人差が大きいことに配慮する

●児童福祉施設の設備及び運営に関する基準

児童福祉施設での食事提供について，「**児童福祉施設の設備及び運営に関する基準**」(昭和23年厚生省令第63号，最終改正：平成28年8月18日)では以下のように定めている．

①当該児童福祉施設内で調理する方法により行う．
②献立はできる限り変化に富み，入所している者の健全な発育に必要な栄養素を含有するものでなければならない．

表 9-10 給食を実施する主な児童福祉施設

施 設	対象者	栄養士配置	児童福祉施設の設備及び運営に関する基準(平成 28 年 8 月 18 日改正)における給食提供に係わる職員の規定
助産施設	経済的理由で入院助産を受けられない妊産婦	病床数 100 以上で 1 名以上必置	医療法の規定(病院)に準ずる. (17 条)
乳児院	保護が必要な乳児(必要な場合は幼児)	必置	栄養士及び調理員を置かなければならない. ただし, 調理業務の全部を委託する施設にあつては調理員を置かないことができる. (21 条)
母子生活支援施設	ひとり親の母子, あるいは DV 被害者の母子	規定なし	調理員又はこれに代わるべき者を置かなければならない. (27 条)
保育所(幼保連携型認定こども園)	保育を必要とする乳幼児	規定なし*	調理員を置かなければならない. ただし, 調理業務の全部を委託する施設にあつては, 調理員を置かないことができる. (33 条)
児童養護施設	保護者のいない児童, 虐待を受けた児童	必置(40 人以下の施設では置かないことができる)	栄養士及び調理員を置かなければならない. ただし, 児童四十人以下を入所させる施設にあつては栄養士を, 調理業務の全部を委託する施設にあつては調理員を置かないことができる. (42 条)
福祉型障害児入所施設	病院に収容することを要しない障害のある児童	必置(40 人以下の施設では置かないことができる)	栄養士, 調理員を置かなければならない. ただし, 児童四十人以下を入所させる施設にあつては栄養士を, 調理業務の全部を委託する施設にあつては調理員を置かないことができる. (49 条)
医療型障害児入所施設	障害のある児童	病床数 100 以上で 1 名以上必置	医療法の規定(病院)に準ずる. (58 条)
福祉型児童発達支援センター	障害のある児童	病床数 100 以上で 1 名以上必置	栄養士, 調理員を置かなければならない. ただし, 児童四十人以下を通わせる施設にあつては栄養士を, 調理業務の全部を委託する施設にあつては調理員を置かないことができる. (63 条)
情緒障害児短期治療施設	軽度の情緒障害を患う児童	必置	栄養士及び調理員を置かなければならない. ただし, 調理業務の全部を委託する施設にあつては, 調理員を置かないことができる. (73 条)
児童自立支援施設	不良行為, 非行を行う, あるいはそのおそれのある児童, 生活指導を要する児童	必置(40 人以下の施設では置かないことができる)	栄養士並びに調理員を置かなければならない. ただし, 児童四十人以下を入所させる施設にあつては栄養士を, 調理業務の全部を委託する施設にあつては調理員を置かないことができる. (80 条)

*：保育所への栄養士の配置についての法的な規定はない. しかし, 2015 年の内閣府告示第 49 号「特定教育・保育等に要する費用の額の算定に関する基準」により, 保育所や認定こども園に対し, 食事の提供に栄養士を活用し, 栄養士から献立やアレルギー, アトピー等への助言・食育に関する継続的な指導を受ける施設に, 栄養管理加算として給付金が入ることとなった. こうした背景もあり, 栄養士の配置施設数は増加している.

③食品の種類および調理方法について, 栄養ならびに入所している者の身体状況および嗜好を考慮しなければならない.
④調理はあらかじめ作成された献立に従って行われなければならない.

また, 児童福祉施設は児童の健康な生活の基本としての食を営む力の育成が務めであることに留意して, 食事の内容や提供方法を計画することが必要

である．

　これを基本方針に，児童福祉施設の対象者は，年齢幅が広く，家庭的・身体的・精神的問題をもっているため，個人差が大きいことに配慮し，施設や対象児童の実態に応じた給食提供を行う必要がある．とくに，障害児施設においては，乳児期，幼児期，学童期，思春期等ライフステージ別の特徴を考慮するだけでなく，身体活動の低下による肥満や摂食・嚥下機能に障害がある者も多いため，栄養ケア・マネジメントを導入し，実践していくことも求められる．

　「児童福祉施設における食事の提供に関する援助及び指導について」（平成27年雇児発0331第1号，障発0331第16号）で，食事の提供について以下の留意事項が示されている．

> ①給与栄養目標量は「食事摂取基準」による．1日のうち特定の食事を提供する通所施設では，対象となる子どもの生活状況や栄養摂取状況を把握し評価したうえで1日全体の食事に占める給食での給与栄養量の割合を勘案する．
> ②食事計画として「食事摂取基準」を用いる場合は，施設や子どもの特性に応じた適切な活用を図る．個人差が大きく一律に適用することが困難な場合には，個々人の状況に基づき，目標を設定し，計画を立てる．
> ③食事計画の実施にあたっては，子どもの発育・発達状況，栄養状態，生活状況等について把握・評価を行うとともに，計画どおりに調理および提供が行われたか評価を行い，食事計画の改善を図る．
> ④日々の食事内容や食事環境に十分配慮するとともに，子どもや保護者等に対する食に関する情報や体験の機会の提供等を通じて，自立支援につながる，「食育」の実践に努める．
> ⑤食事の提供に係る業務が衛生的かつ安全に行われるよう，食中毒や感染症の発症防止に努める．
> ⑥子どもの食物アレルギー等に配慮した食事の提供を行うとともに，施設全体での食物アレルギー対策に取り組み，安全の向上に努める．
> ⑦災害発生に備えて，食料等の備蓄，連絡・協力体制を構築しておくよう努める．

❸ 児童福祉施設における栄養管理

対象となる子どもの特性を考慮する

a 乳児期

　乳児期は発育・発達の個人差がとくに大きい時期であるので，定期的に身長・体重曲線から成長を確認したうえで，食事摂取基準を参考に食事計画を作成する．また，授乳・離乳食は，「授乳・離乳の支援ガイド」［厚生労働省，2019（令和元）年］を参考に進める．図9-4に「離乳食の進め方の目安」を示した．

b 保育所

　離乳完了までは，乳児期を参考に個別対応を基本として考える．

		離乳の開始 ──────────▶ 離乳の完了			
		以下に示す事項は、あくまでも目安であり、子どもの食欲や成長・発達の状況に応じて調整する。			
		離乳初期 生後5〜6か月頃	離乳中期 生後7〜8か月頃	離乳後期 生後9〜11か月頃	離乳完了期 生後12〜18か月頃
食べ方の目安		○子どもの様子をみながら1日1回1さじずつ始める。 ○母乳や育児用ミルクは飲みたいだけ与える。	○1日2回食で食事のリズムをつけていく。 ○いろいろな味や舌ざわりを楽しめるように食品の種類を増やしていく。	○食事リズムを大切に、1日3回食に進めていく。 ○共食を通じて食の楽しい体験を積み重ねる。	○1日3回の食事リズムを大切に、生活リズムを整える。 ○手づかみ食べにより、自分で食べる楽しみを増やす。
調理形態		なめらかにすりつぶした状態	舌でつぶせる固さ	歯ぐきでつぶせる固さ	歯ぐきで噛める固さ
1回当たりの目安量					
Ⅰ	穀類(g)	つぶしがゆから始める。 すりつぶした野菜等も試してみる。 慣れてきたら、つぶした豆腐・白身魚・卵黄等も試してみる。	全がゆ 50〜80	全がゆ 90〜軟飯80	軟飯80〜 ご飯80
Ⅱ	野菜・果物(g)		20〜30	30〜40	40〜50
Ⅲ	魚(g)		10〜15	15	15〜20
	又は肉(g)		10〜15	15	15〜20
	又は豆腐(g)		30〜40	45	50〜55
	又は卵(個)		卵黄1〜 全卵1/3	全卵1/2	全卵1/2〜2/3
	又は乳製品(g)		50〜70	80	100
歯の萌出の目安			乳歯が生え始める。	1歳前後で前歯が8本生えそろう。	離乳完了期の後半頃に奥歯(第一乳臼歯)が生え始める。
摂食機能の目安		口を閉じて取り込みや飲み込みが出来るようになる。	舌と上あごで潰していくことが出来るようになる。	歯ぐきで潰すことが出来るようになる。	歯を使うようになる。

※衛生面に十分に配慮して食べやすく調理したものを与える

図 9-4 離乳食の進め方の目安
[厚生労働省：授乳・離乳の支援ガイド, p34, 2019より引用]

　1日のうち施設で何回食事を行うかにより、提供するエネルギーおよび栄養素量は異なるが、まずは1日分の目標量を決定することから始める。幼児食は、1〜2歳児食(3歳児未満食)、3〜5歳児食に分けて、食事摂取基準をもとにして給与栄養目標量を設定する。この際、施設の特徴および対象の子どもの健康状態、栄養状態、生活の環境など個々の特性を総合的に判断することが重要である。また、子どもの発育・発達状況、栄養状態等の状況をふまえ、給与栄養目標量を定期的に見直すことも必要である。さらに、定期的に身長および体重を計測し、成長曲線に照らし合わせるなど、個々人の成長の程度を観察し、評価することが重要である。

　昼食およびおやつを提供する場合、通常、昼食は1日全体の1/3程度、おやつは10〜20％程度を目安とする。また、3歳未満児は1回に食べることのできる量が限られるため、午前おやつ、昼食、午後おやつに分けて提供する。延長保育については、夕食は1日全体の25〜30％、補食対応では10％

程度を目安とする．なお，この時期のおやつや補食等の間食は，1日の栄養素を補う意味が大きいため，内容は，単なるお菓子でなく，3回の食事でとりきれないものを加えるなどの配慮が必要である．

そのうえで，食物アレルギーのある子ども，体調不良の子どもなどについて個別の配慮も必要となる．そのため，保護者との面談，子どもの食事の状況（摂取量，食べ方），身体状況の観察などにより，定期的に給与栄養目標量を見直すとともに，個別に対応の必要な子どもを把握し，適切に対応することが重要である．

❹ 生産管理

施設職員による調理・委託いずれも同様の安全・衛生や栄養等の質の確保が前提である

長年にわたり児童福祉施設の給食は，施設職員が調理業務を行うものとされていたが，1998（平成10）年度の「児童福祉施設最低基準の一部改正」により給食業務の外部委託が認められた．ただし，調理業務の委託にあたっては，施設職員による調理と同様な給食の安全・衛生や栄養等の質の確保が前提となっている（平成10年児発第86号）．

「児童福祉施設における食事の提供ガイド」では，食事提供のポイントとして以下の点があげられている．

> ①児童福祉施設における食事の提供は，献立作成，調理，盛りつけ・配膳，喫食等，各場面を通して関係する職員が多岐にわたるため，施設全体で取り組むことが不可欠であり，そのためには管理栄養士・栄養士等の専門職のみならず，さまざまな職種の連携が必要である．このため，定期的に施設長を含む関係職員による情報の共有を図り，食事の計画・評価を行う必要がある．
> ②児童福祉施設の対象者である乳幼児は，いったん食中毒にかかると重症化しやすいことから，衛生管理を向上させ，食中毒の発生防止に努める必要がある．この際，「大量調理施設衛生管理マニュアル」の適用対象に該当しない規模の施設等であっても，可能な限りマニュアルに基づく衛生管理に努めることが望ましい．

❺ 栄養指導

食育は，日々の生活での実践と，行事を通して行うことでより効果的となる

児童福祉施設に入所・通所している対象者は，生涯にわたる食を含めた生活習慣の基礎を身につける重要な時期にある．このため，給食は児童や保護者に対する「食育」の媒体であることを意識し，必要な栄養素を満たすだけでなく，季節感，地域性，行事などを取り入れて，質がよく多様な食材料や料理の組み合わせにも配慮した献立であることが望まれる．そして，子どもや保護者等に対する献立の提示，懇談会，試食会，調理実習などを通した食に関する情報提供に努めなければならない．また，児童福祉施設での「食育」の取り組みは，日々の生活の中で実践を積み重ねていくものと，行事を通し

て行うものの両方により，より効果的に行うことができる．現在は，クッキング保育（体験）や芋ほり（行事）等，さまざまな食育の取り組みが行われている．

さらに，児童福祉施設の対象者には，初めて社会とかかわる保育園児や，義務教育を受ける年齢の幼児・児童・生徒が含まれる．このため，個々の施設単独ではなく，学校給食や関連する施設と連携して，栄養指導を行うことにより，効果を高めることができる．

6 財務管理

児童福祉施設には目的の異なるさまざまな施設が含まれ，経営も行政，民間など多様であるため一律ではないが，法に基づき社会福祉事業を行う法人は，厚生労働省や都道府県からのさまざまな助成金補助を受ける対象となりうる．すなわち，児童福祉施設はサービスの量の拡大および質の向上の確保，運営の効率化・安定化を進める必要性があると認められており，運営費の経理等の取り扱いに関しては，厚生労働省の通知に従い，適正に管理することが求められる．

a 給食費[1]

児童福祉施設は規模や目的もさまざまであるため，運営費総額やそれ全体に占める給食費の割合は一概には示すことができない．ここでは，施設数・利用者数の最も多い保育所を例にあげる．保育所における給食費は，保育所入所児童の処遇に直接必要な一切の経費である**事業費支出**の内訳に分類される．この給食費は給食材料購入費にあたり，人件費，器具什器費，水光熱費などは別科目に計上される．なお，国からの補助金の交付要綱では，入所児童の給食に要する材料費は，3歳未満児については主食および副食給食費，3歳以上児については副食給食費とされているため，現在においても3歳児以上については，完全給食ではなく副食給食を行っている保育所も多い．

地域や各施設の運営状況，給食形態によっても異なるが，定員20名以上の保育所における給食費の経常支出全体に占める割合は約5％ではあるものの，事業費支出の内訳では約50％を占める．保育所給食の1人1日あたりの食材料費は，おおよそ150～250円であり，栄養士・管理栄養士は，この限られた予算内で，高品質で多彩な食材を入手する知識や技術が求められる．

---

[1] 給食費の参照データ
独立行政法人福祉医療機構　WEB公開データ
・Research Report　平成27年度保育所の経営状況
・保育所の経営分析参考指標（平成27年度決算分）

D 障害者福祉施設

学習目標
1. 障害者福祉施設における給食の役割を理解しよう．
2. 障害者福祉施設において管理栄養士がかかわる加算にはどのようなものがあるか理解しよう．

1 障害者福祉施設給食の意義

> 障害者福祉施設の給食は，障害者総合支援法に規定されるサービスの1つである

障害者福祉施設の給食は，**障害者の日常生活及び社会生活を総合的に支援するための法律（障害者総合支援法）**［障害者自立支援法を改め2013（平成25）年4月1日施行］により規定されている．この法律には障害の有無にかかわらず，すべての国民が生まれながらに等しく基本的人権をもっていることが明記された．これまでのように障害の種別（身体障害・知的障害・精神障害）に関係なく，可能な限りその身近な場所において必要な支援を受けられることが規定されており，食事の提供もそのサービスの一部に含まれる（表9-11）．

●障害者総合支援法

サービスを提供する障害者支援施設の利用者の年齢，障害の種別は多様であり，したがって提供する食事の形態や方法も多様である．

表9-11 障害者支援施設で提供される障害福祉サービス

介護給付	行動援護	自己判断能力が制限されている人が行動するときに，危険を回避するために必要な支援，外出支援を行う
	重度障害者等包括支援	介護の必要性がとても高い人に，居宅介護等複数のサービスを包括的に行う
	児童デイサービス	障害児に，日常生活における基本的な動作の指導，集団生活への適応訓練等を行う
	短期入所（ショートステイ）	自宅で介護する人が病気の場合などに，短期間，夜間も含め施設で，入浴，排泄，食事の介護等を行う
	療養介護	医療と常時介護を必要とする人に，医療機関で機能訓練，療養上の管理，看護，介護および日常生活の世話を行う
	生活介護	常に介護を必要とする人に，昼間，入浴，排泄，食事の介護等を行うとともに，創作的活動または生産活動の機会を提供する
	施設入所支援	施設に入所する人に，夜間や休日，入浴，排泄，食事の介護等を行う
	共同生活介護（ケアホーム）	夜間や休日，共同生活を行う住居で，入浴，排泄，食事の介護等を行う
訓練等給付	自立訓練（機能訓練・生活訓練）	自立した日常生活または社会生活ができるよう，一定期間，身体機能または生活能力の向上のために必要な訓練を行う
	就労移行支援	一般企業等への就労を希望する人に，一定期間，就労に必要な知識および能力の向上のために必要な訓練を行う
	就労継続支援	一般企業等での就労が困難な人に，働く場を提供するとともに，知識および能力の向上のために必要な訓練を行う
	共同生活援助（グループホーム）	夜間や休日，共同生活を行う住居で相談や日常生活上の援助を行う

❷ 障害者福祉施設給食の特徴

利用者個々人の栄養アセスメントと継続的な経過観察が重要である

「障害者の日常生活及び社会生活を総合的に支援するための法律に基づく指定障害者支援施設等の人員，設備及び運営に関する基準について」(平成19年障発第0126001号)では食事について以下のように記載されている(抜粋)．

> 1 食事の提供を安易に拒んではならない．
> 2 利用者の年齢や障害の特性に応じて，適切な栄養量及び内容の食事を確保するため，管理栄養士または栄養士による栄養管理が行われる必要がある．また，食事の提供を外部の事業者へ委託することは差し支えないが，定期的に調整を行わなければならない．
> 3 提供される食事の内容については，できるだけ変化に富み，利用者の年齢や利用者の障害の特性に配慮したものとし，栄養的にもバランスのとれたものとする．
> 4 調理及び配膳に当たっては，食品及び利用者の使用する食器その他の設備の衛生管理に努める．
> 5 食事の提供を行う場合であって，栄養士を置かないときは，保健所等の指導を受けるように努めなければならない．

管理栄養士および栄養士の配置規定はないが，障害の特性に応じた適切な食事を提供しなくてはならないため，実際には利用者個々人の栄養アセスメントを実施し，継続的な経過を見ながら状況に応じた食事を提供する必要がある．

障害福祉サービス費の報酬[2]では，管理栄養士が実施したサービスまたは管理栄養士と関連職種が共同して実施したサービスについて以下のように評価される．なお，1単位の単価は10円を基本として所在地の地域区分により異なる(**表9-12**)．

①**食事提供体制加算**：利用者に対して，障害者支援施設の調理員による食事が提供された場合または障害者支援施設の責任において食事を提供するための体制を整えている場合に算定される．

②**栄養士配置加算(Ⅰ)(Ⅱ)(短期入所)**：(Ⅰ)は常勤の管理栄養士または栄養士を1名以上配置，(Ⅱ)は管理栄養士または栄養士を1名以上配置して適切な栄養管理を行っている場合に算定される．

③**施設入所支援サービス(施設入所支援)**：管理栄養士または栄養士の配置がされていない場合，また配置されている管理栄養士または栄養士が常勤でない場合に減算となる．

④**栄養マネジメント加算**：常勤の管理栄養士を1名以上配置し，利用者の栄養状態を入所時に把握したうえで，関連職種と共同して栄養ケア計画を策定していること．さらに計画を定期的に評価・見直しし，記録を残している

---

[2] 障害福祉サービス費の財源は，国が1/2，都道府県が1/4，市町村が1/4となっている．利用者は原則1割負担であるが，支払い能力に応じた負担(応能負担)であり，支払いが0円になることもある．

表 9-12 障害福祉サービス費の報酬

		食事提供体制加算	施設入所支援サービス費	栄養マネジメント加算	経口移行加算	経口維持加算	療養食加算
介護給付	生活介護	30 単位/日					
	短期入所	48 単位/日	栄養士配置加算（Ⅰ）22 単位 栄養士配置加算（Ⅱ）12 単位				
	施設入所支援		管理栄養士または栄養士が ● 配置がされていない場合 　定員に応じて 12～27 単位の減算 ● 常勤でない場合 　定員に応じて 6～12 単位の減算	10 単位/日	28 単位/日	（Ⅰ） 28 単位/日 （Ⅱ） 5 単位/日	23 単位/日
訓練等給付	機能訓練	30 単位/日					
	生活訓練	（Ⅰ） 48 単位/日 （Ⅱ） 30 単位/日					
	宿泊型自立訓練	48 単位/日					
	就労移行支援	30 単位/日					
	就労継続支援	30 単位/日					

場合に算定される．

⑤**経口移行加算**：経管により食事摂取している利用者ごとに，医師の指示に基づいて関連職種と共同して経口移行計画を作成したうえで計画に従った栄養管理を行った場合に，計画作成の日から 180 日以内に限って算定される．

⑥**経口維持加算（Ⅰ）（Ⅱ）**：経口で食事をする利用者で（Ⅰ）著しい摂食機能障害があり，造影撮影または内視鏡検査により誤嚥が認められる者，（Ⅱ）摂食機能障害を有し誤嚥が認められる者，に対して医師の指示に基づいて関連職種と共同して経口維持計画を作成したうえで，計画に従った栄養管理を行った場合に，計画作成の日から 180 日以内に限って算定される．

⑦**療養食加算**：栄養士配置加算が算定されている障害者支援施設等において，**別に厚生労働大臣が定める療養食***を提供した場合に算定される．ただし，経口移行加算または経口維持加算を算定している場合には算定されない．

***別に厚生労働大臣が定める療養食**　疾病治療の直接手段として，医師の発行する食事せんに基づき提供された適切な栄養量および内容を有する糖尿病食，腎臓病食，肝臓病食，胃潰瘍食，貧血食，膵臓病食，脂質異常症食，痛風食および特別な場合の検査食．

❸ 栄養管理

障害者の栄養状態には多様な要因が関連し，関連職種との連携が重要である

　障害をもつ人の栄養状態は，主となる障害，有している障害の原因となっている疾患，併存症，身体的・精神的問題，食行動，問題行動，口腔ケア，摂食・嚥下機能，服薬等が大きくかかわる．そのため管理栄養士または栄養士だけでなく，関連職種と情報を共有し，連携して栄養ケアを行うことが重要となる．

　障害をもつ人の体位は健常な人とは異なり，必要なエネルギー量および栄養素も健常な人と同じではないことが考えられる．そのため体重の変化をモニタリングし，栄養補給量の増減をしていくことが必要である．また服薬による副作用の影響も考えられるため，関連職種から服薬の情報を得ておくことも重要である．

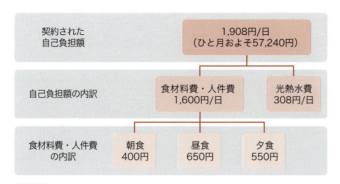

図 9-5 障害者支援施設（入所施設）における収入と支出の実際例

❹ 生産管理

利用者の年齢，障害の種別の多様性に対応した形態や方法で食事を提供する

　障害福祉サービスの利用者は児童から高齢者まで年齢が幅広く，障害の程度や種類も多様である．栄養ケア計画に基づいて提供される常食・刻み食，ペースト食・ミキサー食等の咀嚼・嚥下障害に対応した食事や，自力での食事摂取を支援するために自助食器具を取り入れた食事，療養食など，利用者ごとに適した食事の提供が求められる．これらに加えて2種類以上の献立から食べたいものを選ぶことができる選択食やバイキング食等がある．多くの種類の食事を生産するためには，機械設備の効率化や熟練した調理技術が必要となる．

❺ 栄養指導

予定献立表，懇談会や調理講習会などで情報提供を行う

　利用者には予定献立表をあらかじめ掲示し，エネルギー量および主要な栄養素量を表示するほか，懇談会や調理講習会などを開催し情報提供を行う．利用者からの希望や必要に応じて栄養相談も行う．

❻ 財務管理

食事に要する費用は利用者の自己負担となり，その額は施設ごとに設定できる

　入所施設での食事の提供に要する費用・水光熱費は利用者の自己負担となり，1ヵ月あたり58,000円を上限として施設ごとに額を設定することができる．自己負担額について施設側は利用者または家族等に事前に説明し，同意を得て契約を結んで初めて食事の提供ができる．この食事の提供に要する費用とは，食材料費および調理にかかる人件費をいう．通所についても食事の提供に要する費用を施設ごとに決定することができる．図9-5に入所施設における収入と支出の実際の例を示す．

E 学校

学習目標

1. 学校給食の教育的な意義と役割を理解しよう．
2. 学校給食に関する法規について理解しよう．

❶ 学校給食の意義

学校給食は，学校給食法に基づき実施される

学校給食とは，**学校給食法**（昭和29年6月3日法律第160号，最終改正：平成27年6月24日）等の法律に基づき，小学校，中学校ならびに盲・聾・養護学校および夜間定時制高等学校において実施される給食をいう．

学校給食法第1条において，学校給食の目的は次のとおり示されている．

> 学校給食が児童及び生徒の心身の健全な発達に資するものであり，かつ，児童及び生徒の食に関する正しい理解と適切な判断力を養う上で重要な役割を果たすものであることにかんがみ，学校給食及び学校給食を活用した食に関する指導の実施に関し必要な事項を定め，もって学校給食の普及充実及び学校における食育の推進を図ること．

目標は，同法第2条に次のように示されている．

> 一　適切な栄養の摂取による健康の保持増進を図ること．
> 二　日常生活における食事について正しい理解を深め，健全な食生活を営むことができる判断力を培い，及び望ましい食習慣を養うこと．
> 三　学校生活を豊かにし，明るい社交性及び共同の精神を養うこと．
> 四　食生活が自然の恩恵の上に成り立つものであることについての理解を深め，生命及び自然を尊重する精神並びに環境の保全に寄与する態度を養うこと．
> 五　食生活が食に関わる様々な活動に支えられていることについての理解を深め，勤労を重んずる態度を養うこと．
> 六　我が国や各地域の優れた伝統的な食文化についての理解を深めること．
> 七　食料の生産，流通及び消費について，正しい理解に導くこと．

さらに，同法第七条において学校給食の運営にあたり**学校給食栄養管理者**を次のように規定している．

> 学校給食の栄養に関する専門的事項をつかさどる職員は教育職員免許法に規定する栄養教諭の免許状を有する者又は栄養士法の規定による栄養士免許を有する者で学校給食の実施に必要な知識若しくは経験を有するものでなければならない．

学校給食栄養管理者のうち**栄養教諭**以外の者を**学校栄養職員**という．栄養教諭・学校栄養職員の配置状況は12,074人，このうち栄養教諭は5,428人［2015

● **栄養教諭**

● **学校栄養職員**

表 9-13 学校栄養職員・栄養教諭数

	2014(平成 26)年	2015(平成 27)年
職員数(人)	12,033	12,074
内栄養教諭数(人)	5,064	5,428

[文部科学省：学校給食実施状況調査(2015(平成 27)年 5 月 1 日現在)より引用]

(平成 27)年 5 月 1 日現在，文部科学省］である(**表 9-13**)．

　健康増進法における適正な栄養管理を行うべき特定給食施設に該当する食数を有する規模の施設であっても，学校給食においては，管理栄養士の配置は義務化されていない．その理由は栄養教諭および学校栄養職員の配置数が**公立義務教育諸学校の学級編制及び教職員定数の標準に関する法律**(昭和 33 年 5 月 1 日法律第 116 号，最終改正：平成 27 年 7 月 15 日)によって規定されていることにある．健康増進法の施行にあたっての通知に示されているように，教育委員会が所管する特定給食施設に対する法に基づく関与は，教育委員会を通じて行うこととなっている．

2 学校給食の特徴

> 学校給食の食事内容は，学校給食実施基準に照らして運用される

　学校給食の実施率は給食を受けている児童・生徒数に対し算出されている．2015(平成 27)年 5 月 1 日現在で小学校 99.1％，中学校 88.1％である．給食の種類は**完全給食***，**補食給食***，**ミルク給食***の 3 種の提供形態があるが，完全給食の実施率は小学校 98.5％，中学校 82.6％と中学校での完全給食の実施率が低い(学校給食実施状況調査結果，文部科学省より)．

　文部科学省は，平成 30 年 7 月 31 日に「学校給食実施基準の一部改正について」を通知し，「3．学校給食の食事内容の充実等について」において以下のように示している．

> (1)学校給食の食事内容については，学校における食育の推進を図る観点から，学級担任や教科担任と栄養教諭等とが連携しつつ，給食時間はもとより，各教科等において，学校給食を活用した食に関する指導を効率的に行えるよう配慮すること．また，食に関する指導の全体計画と各教科等の年間指導計画等とを関連付けながら，指導が行われるよう留意すること．
> 1　献立に使用する食品や献立のねらいを明確にした献立計画を示すこと．
> 2　各教科等の食に関する指導と意図的に関連させた献立作成とすること．
> 3　地場産物や郷土に伝わる料理を積極的に取り入れ，児童生徒が郷土に関心を寄せる心を育むとともに，地域の食文化の継承につながるよう配慮すること．
> 4　児童生徒が学校給食を通して，日常又は将来の食事作りにつなげることができるよう，献立名や食品名が明確な献立作成に努めること．
> 5　食物アレルギー等のある児童生徒に対しては，校内において校長，学級担任，栄養教諭，学校栄養職員，養護教諭，学校医等による指導体制を整備し，

***完全給食**　給食内容がパンまたは米飯(これらに準ずる小麦粉食品，米加工食品，その他の食品を含む)，ミルクおよびおかずである給食．

***補食給食**　完全給食以外の給食で，給食内容がミルクおよびおかず等である給食．

***ミルク給食**　給食内容がミルクのみである給食．

保護者や主治医との連携を図りつつ，可能な限り，個々の児童生徒の状況に応じた対応に努めること．なお，実施に当たっては，公益財団法人日本学校保健会で取りまとめられた「学校生活管理指導表（アレルギー疾患用）」及び「学校のアレルギー疾患に対する取り組みガイドライン」を参考とすること．
(2) 献立作成に当たっては，常に食品の組合せ，調理方法等の改善を図るとともに，児童生徒のし好の偏りをなくすよう配慮すること．
1　魅力あるおいしい給食となるよう，調理技術の向上に努めること．
2　食事は調理後できるだけ短時間に適温で提供すること．調理に当たっては，衛生・安全に十分配慮すること．
3　家庭における日常の食生活の指標になるように配慮すること．
(3) 学校給食に使用する食品については，食品衛生法（昭和22年法律第233号）第11条第1項に基づく食品中の放射性物質の規格基準に適合していること．
(4) 食器具については，安全性が確保されたものであること．また，児童生徒の望ましい食習慣の形成に資するため，料理形態に即した食器具の使用に配慮するとともに，食文化の継承や地元で生産される食器具の使用に配慮すること．
(5) 喫食の場所については，食事にふさわしいものとなるよう改善工夫を行うこと．
(6) 望ましい生活習慣を形成するため，適度な運動，調和のとれた食事，十分な休養・睡眠という生活習慣全体を視野に入れた指導に配慮すること．
　　また，ナトリウム（食塩相当量）の摂取過剰や鉄の摂取不足など，学校給食における対応のみでは限界がある栄養素もあるため，望ましい栄養バランスについて，児童生徒への食に関する指導のみならず，家庭への情報発信を行うことにより，児童生徒の食生活全体の改善を促すことが望まれること．

❸ 栄養管理

児童・生徒の健康・栄養状態に配慮し，望ましい食習慣の形成に寄与する

　学校給食の食事内容は児童・生徒の健康状態，栄養状態に配慮し，かつ望ましい食習慣の形成に寄与するものでなくてはならない．適正な栄養管理がなされるような食事の品質が求められる．<u>学校給食実施基準</u>には，児童または生徒1人1回あたりの学校給食摂取基準が示されている．「日本人の食事摂取基準」を参考に，基本的に1日の1/3の摂取量とされているが，不足しがちな栄養素については給与量を増やしており，カルシウムは推奨量の50％，ビタミンA，ビタミンB_1およびビタミンB_2，鉄，生徒におけるマグネシウムは推奨量の40％，食物繊維については目標量の40％以上を基準値としている．また，身体活動レベルについては，レベルⅡ（普通）としている（**表9-14**）．全国的な平均値として示されているので，対象とする児童・生徒の実態に照らして運用されなければならない．そのためには健康診断の結果を活用し栄養状態のアセスメントを行うなどができるよう，学校内の協力が得られるような仕組みを構築する取り組みが求められる．

表9-14 児童または生徒1人1回あたりの学校給食摂取基準

区 分	基準値			
	児童(6〜7歳)の場合	児童(8〜9歳)の場合	児童(10〜11歳)の場合	生徒(12〜14歳)の場合
エネルギー(kcal)	530	650	780	830
たんぱく質(%)	学校給食による摂取エネルギー全体の13〜20%			
脂質(%)	学校給食による摂取エネルギー全体の20〜30%			
ナトリウム(食塩相当量)(g)	1.5未満	2未満	2未満	2.5未満
カルシウム(mg)	290	350	360	450
マグネシウム(mg)	40	50	70	120
鉄 (mg)	2	3	3.5	4.5
ビタミンA(μg RAE)	160	200	240	300
ビタミンB_1(mg)	0.3	0.4	0.5	0.5
ビタミンB_2(mg)	0.4	0.4	0.5	0.6
ビタミンC(mg)	20	25	30	35
食物繊維(g)	4以上	4.5以上	5以上	7以上

(注) 1 表に掲げるもののほか,次に掲げるものについても示した摂取について配慮すること.
  亜鉛……児童(6〜7歳)2 mg,児童(8〜9歳)2 mg,
  児童(10〜11歳)2 mg,生徒(12〜14歳)3 mg
2 この摂取基準は,全国的な平均値を示したものであるから,適用に当たっては,個々の健康及び生活活動等の実態並びに地域の実情等に十分配慮し,弾力的に運用すること.
3 献立の作成に当たっては,多様な食品を適切に組み合わせるよう配慮すること.
[文部科学省:学校給食実施基準(最終改正:令和3年2月12日)より引用]

表9-15 調理方式別完全給食実施状況年次推移(学校数)

各年5月1日現在

	小学校						中学校						
	学校数	単独調理場方式	%	共同調理場方式	%	その他の調理方式	%	学校数	単独調理場方式	%	共同調理場方式	%	その他の調理方式	%
平成22年度	21,076	10,260	48.7	10,738	50.9	78	0.4	8,179	2,355	28.8	5,288	64.7	536	6.6
平成24年度	20,562	9,936	48.3	10,541	51.3	85	0.4	8,214	2,328	28.3	5,297	64.5	589	7.2
平成26年度	20,063	9,727	48.5	10,250	51.1	86	0.4	8,439	2,364	28.0	5,292	62.7	783	9.3
平成28年度	19,287	9,262	48.0	9,931	51.5	94	0.5	8,431	2,265	26.9	5,242	62.2	924	11.0

※ 1.中学校には中等教育学校前期課程を含む.
  2.その他の調理方式とは,単独調理場方式及び共同調理場方式に該当しない,民間の調理場等による調理方式が該当する.
  3.平成21年調査未公表
[厚生労働省:学校給食実施状況等調査より筆者作成]

4 生産管理

生産・提供システムは「学校給食衛生管理基準」に沿って運用される

　学校給食の生産・提供システムはコンベンショナルシステムとカミサリーシステム(☞p 67)とに大別される.いわゆる**単独調理場方式**と**共同調理場方式**である.実施状況を**表9-15**に示す.共同調理場の食数規模は2,000食以下のところから10,000食を超えるところまでと非常に差が大きい.一方,自治体によっては共同調理場と単独調理場とを組み合わせて実施しているところもある.共同調理場がセントラルキッチンとして機能し,各学校での調理場をサテライトキッチンとして機能させる.炊飯や主な加熱調理をセントラルキッチンで調理・配送し,汁物,炒め物などでき上がりからの調理時間

表9-16 学校給食における外部委託状況

（公立）
各年5月1日現在

委託業務別・年	調理方式・学校種別等	単独調理場		共同調理場		計	
		小学校数	中学校数	調理場数	学校数	学校数	委託比率%
調理業務	平成24年	3,005	1,138	899	6,214	10,357	35.8
	平成26年	3,433	1,310	1,010	7,079	11,822	41.3
	平成28年	3,673	1,285	1,103	7,786	12,760	46.0
運搬	平成24年	602	214	1,632	11,101	11,917	41.2
	平成26年	658	388	1,649	11,517	12,563	43.9
	平成28年	730	342	1,694	11,337	12,412	44.7
物資購入管理	平成24年	783	81	186	1,642	2,506	8.7
	平成26年	800	156	192	1,687	2,643	9.2
	平成28年	864	148	204	1,775	2,787	10.0
食器洗浄	平成24年	2,861	1,090	842	5,967	9,918	34.3
	平成26年	3,291	1,234	933	6,742	11,267	39.3
	平成28年	3,505	1,246	1,032	7,301	12,068	43.5
ボイラー管理	平成24年	222	68	692	5,332	5,622	19.4
	平成26年	395	118	688	5,731	6,244	21.8
	平成28年	212	76	740	5,891	6,179	22.3

※ 1.「計」の欄の委託比率は、完全給食及び補食給食を実施している学校数に対する外部委託学校数の比率である．
 2.中学校には中等教育学校前期課程を含む．
 3.平成21年調査未公表
［厚生労働省：学校給食実施状況等調査より筆者作成］

を短時間で提供したほうがおいしさの品質を保証できるような調理をサテライトキッチンで行うものである．効率化，合理化を推進しながら，衛生的で高品質の食事を提供するためのシステムである．

　近年，給食業務の合理化が各地域で推進されている．パートタイム職員の活用，共同調理場方式の採用，調理業務の委託が合理化の形として目に見える事項である．学校給食調理従事者の非常勤職員比率は2014（平成26）年5月1日現在42.9％であり増加傾向にある．また，学校給食業務の委託内容は調理，運搬，物資購入・管理，食器洗浄，ボイラー管理とに大別されるが，業務の中でも調理業務の委託化［2016（平成28）年5月1日現在で46％］が急速に進んでいる（表9-16）．ただし，学校給食では，他の給食施設と異なり，「学校給食業務の運営の合理化について」（昭和60年1月21日文体給第57号）に，「献立の作成は，設置者が直接責任をもって実施すべきものであるから，委託の対象にしないこと」とあることから，献立作成は委託されていない．

　学校給食は，健康教育の一環として実施されているものであり，安全な給食の提供が不可欠であることから，衛生管理の徹底を図るために「学校給食衛生管理基準」［2009（平成21）年3月31日，文部科学省］が定められており，「HACCPの考え方」に基づくとともに，「調理等の委託を行う場合」も本基準の対象となることが明記されている．さらに，調理過程について原則として野菜類は加熱調理すること，マヨネーズを手作りしないことや給食従事者の検便は毎月2回以上実施することなど，「大量調理施設衛生管理マニュアル」と比較し，より厳しい衛生管理を求められている．その他，「調理場に

●学校給食衛生管理基準

表 9-17 食に関する指導の目標

食事の重要性	食事の重要性，食事の喜び，楽しさを理解する
心身の健康	心身の成長や健康の保持増進のうえで望ましい栄養や食事のとり方を理解し，自ら管理していく能力を身につける
食品を選択する能力	正しい知識・情報に基づいて食物の品質および安全性等について自ら判断できる能力を身につける
感謝の心	食物を大事にし，食物の生産等にかかわる人々へ感謝する心をもつ
社会性	食事のマナーや食事を通じた人間関係形成能力を身につける
食文化	各地域の産物，食文化や食にかかわる歴史等を理解し，尊重する心をもつ

[文部科学省：食に関する指導の手引―第1次改訂版―(平成22年3月)より引用]

おける衛生管理・調理技術マニュアル」や「調理場における洗浄・消毒マニュアル」などの教材も充実している．

❺ 栄養指導

学校給食を栄養指導に活用し，個別の事情に応じた指導も展開していく

a 学校給食の活用

　学校における栄養指導では，学校給食を生きた教材として活用することができる．「食に関する指導の手引―第1次改訂版―」[2010(平成22)年，文部科学省]には，食育の推進によって，児童生徒が健全な食生活を実践し，健康で豊かな人間性を育んでいけるよう，栄養や食事のとり方などについて，正しい知識に基づいて自ら判断し，実践していく能力を身につけるために，「食に関する指導の目標」が設定されている(表9-17)．また，給食指導は学習指導要領において，「特別活動」の中の「学級活動」に位置づけられることからもわかるように，学校教育活動の一環である．したがって，各教科の時間に取り上げた食に関する課題を給食時間の指導につなげたり，指導教材として学校給食が活用できるようにすることで，より実践的な指導につなげやすくなる．

b 児童生徒の個別指導

　児童生徒の食生活の現状をふまえて，生活習慣病の予防や食物アレルギーへの対応等の観点から，栄養教諭・学校栄養職員だけでなく養護教諭，学級担任，教育相談担当職員やスクールカウンセラー等と連携しながら児童生徒の個別の事情に応じた相談指導を展開していくことも必要である．その際，食に関する問題への対応には，児童生徒の食生活の大部分を担う家庭での実践が不可欠であることに留意し，保護者に対する助言など，必要に応じて家庭への支援や働きかけも併せて行うことが重要である．

表 9-18 学校給食運営にかかわる経費(山口市) 平成 28 年度決算額

区　分			金　額	備　考
公費負担分	職員人件費		4 億 1,603 万円	正規職員人件費
	運営費	臨時職員	1 億 1,038 万円	臨時職員賃金
		光熱水費等	4,932 万円	光熱水費，燃料費
		その他	1 億 1,472 万円	調理器具購入，配送業務委託等
	施設管理費		4,256 万円	施設維持補修等
保護者負担分	食材料購入費		8 億 1,380 万円	
計			15 億 4,681 万円	

[山口市資料より筆者作成]

⑥ 財務管理

▶ 学校給食に要する経費は，学校給食法等により負担区分が決められている

　学校給食に要する経費は，学校給食法第 11 条や**夜間課程を置く高等学校における学校給食に関する法律**(昭和 31 年 6 月 20 日法律第 157 号，最終改正：平成 20 年 6 月 18 日)第 5 条等により，給食の実施に必要な施設および設備に要する経費ならびに学校給食の運営に要する経費のうち政令で定めるものは，学校の設置者の負担とし，それ以外の経費に関しては給食を受ける者が負担する等，負担区分が決められている．学校給食運営にかかわる経費の例を表 9-18 に示す．

a 給食費

　保護者が負担する学校給食費は食材料費であり，2016 (平成 28) 年度の調査結果では，月額で小学校 4,323 円，中学校 4,929 円である．年間の給食回数が小学校 190 回，中学校 187 回であることからすると，1 食あたり約 250～290 円の範囲にある．自治体によってはおよそ 200～300 円の水準にある．

F 事業所

学習目標

1. 事業所給食の意義・特徴を理解しよう．
2. 事業所給食の栄養管理と生産の特徴を理解しよう．

❶ 事業所給食の意義

▶ 事業所給食を通した従業員への栄養教育の意義は大きい

　事業所給食は産業給食ともいわれ，従業員の健康の保持・増進，生産性の向上および福利厚生を目的としている．生活習慣病の増加とともに従業員の

●事業所給食

疾病罹患率も高くなり，栄養バランスのとれた給食の提供や，給食を通しての栄養教育の意義は大きい．また食事時間は仕事の精神的緊張から解放されるときでもあるため，食堂の環境やサービスは，リフレッシュ，リラクゼーションに役立つとともに，職場内の人間関係の円滑化などにも貢献している．

❷ 事業所給食の特徴

事業所給食は，常に利用者満足度の向上が求められる

2015年より経済産業省は，日本再興戦略に位置づけられた「国民の健康寿命の延伸」に対する取り組みとして，**健康経営銘柄**＊の選定を開始した．

利用者の給食に対する負担は，契約条件によるところが大きい．給食運営が食単価で契約されている場合，利用者の負担額は大きくなる．一方，管理費契約の場合は，個人の負担は軽減される．しかし最近の経済状況の変化により食単価契約は増え，管理費契約であっても管理費の削減が進んでいる．いずれにしても利用者の負担が大きくなるとともに，受託会社の経営努力が求められている．

給食回数は3交替勤務の場合などの1日3〜4食の提供から，昼食のみの1回食まで事業体の生産計画や就業形態によりさまざまである．また給食日数も工場や電算センターなどでは年間休まない施設もある．サービス方法は食堂でのセルフサービスが多く，献立は単一または複数定食が主流であるが，サイドメニューの追加や**カフェテリア方式**（☞ p 79）も増加している．食堂の回転率をよくするために，部署ごとに昼休み時間が異なる施設もある．さらに大規模工場などの食堂までの移動時間がかかる場合や，食堂が設置されていない施設では弁当給食提供方式も採用されている．

経営形態は委託化が進んでおり，委託率は2016年では97.0%と，直営施設はきわめて少ない．事業所給食では他の給食施設と比べて食事の質，量や価格に対する利用者の評価が厳しいため，常に市場の外食の価格や人気メニューの動向に敏感でなければならない．オフィス街に立地する事業所では外食が，工場ではコンビニエンスストアなどの中食が競争相手となっている．ヘルシーメニュー，季節限定料理やフェアの企画など利用者のニーズを満たしたメニュー開発や，魅力あるディスプレイ，サービス方法が常に求められている．

❸ 栄養管理

男女が混在した年齢幅の広い事業所給食では複数の栄養基準が必要となる

事業所給食は**労働安全衛生規則**，寮や研修所では**事業附属寄宿舎規程**によって栄養士の配置や給食規程が明示されているが，給与栄養量の基準を定めた法令はない．一般的には以下の方法を用いて給与栄養基準量を算出する．

①従業員の人員構成が安定している時期（人事異動などが終わった4〜5月など）に事業所の従業員の性・年齢・身体活動レベル別に区分した年齢構成表を作成する．

＊**健康経営銘柄** 健康管理を経営的視点から考え，戦略的に実践すること．従業員の健康増進は医療費の削減のみならず，生産性の向上につながる．従業員食堂はその一手段である．銘柄とは，株式市場における企業名をさし，市場での適正評価により健康経営の促進を図ることを目的とする．

●カフェテリア方式

●労働安全衛生規則

②「**日本人の食事摂取基準**」に基づき，直近の定期健康診断結果などの栄養アセスメントから疾病構造等の特徴をふまえて給与栄養目標量を算出する．

　なお，平均的な給与栄養目標量は個人の必要量と差が生じるため，盛りつけ量を変えたり，メニューの選択幅を増やし，料理の栄養成分表示を行ったうえで自己選択させることが望ましい．また，筋肉労働や高温・多湿などの特殊環境で作業する従業員に対しては，労働によって失われる栄養素の補給に配慮する．**健康増進法**において，特定給食の目的は栄養管理であることが明記されている．

❹ 生産管理

利用者数や料理ごとの生産食数の予測を適切に行い，少量生産で効率的に作業する

事業所給食の生産管理には以下の特徴がある．

- 利用者数や料理ごとの選択数の予想が困難である．よって過去の販売実績から発注し，当日の在館人数から生産数を少なめに定め，販売状況に応じて追加生産する．
- 多品種少量生産であり，限られた生産スペースで安全に配慮しながら，効率的に作業する．

　小規模施設では従来からの**クックサーブシステム**が主流であるが，大規模施設では**クックチルシステム**を導入している施設もある．また，加工食品，冷凍食品，カット野菜等，食品の下処理作業を減らす食材料の使用による生産管理が行われている．

❺ 栄養指導

栄養情報の提供に工夫をこらし，給食委員会や健康管理部門との連携も図る

　料理の選択肢が増えると，栄養状態に応じた適切な選択ができるよう利用者への栄養情報の提供と栄養教育が必要である．栄養情報の提供は，栄養成分表示と栄養学的に望ましいお勧めの料理の組み合わせ例の提案に大別される．前者は献立表の掲示やサンプルのプライスカードなどへの表示，後者ではサンプル表示，卓上メモ，ポスター，社内報，社内メールやホームページでの情報提供が行われている．しかし，食堂での滞在時間は短いため，栄養情報の提供には視覚に訴えて関心を引き，瞬時に理解できるように工夫するなど魅力的な展開が求められる．

　また給食委員会や健康管理部門との連携も不可欠である．2008（平成20）年より**特定健診・特定保健指導**が開始された．事業所給食のヘルシーメニューは，食事量や料理の組み合わせの学習教材となる．企業の健康管理部門に管理栄養士の配置義務はないため，給食運営に携わる管理栄養士が有所見者の栄養相談を行うこともある．給食という具体的なモデルを用いての指導は教育効果が大きいため，給食のメニューとの連動が求められる．

●特定健診・特定保健指導

表 9-19 事業所給食収支比率例

項目			収入(%)	支出(%)
売上			100.0	
原価		食材料費		38.1
		人件費(労務費)		45.0
	経費	消耗品費		3.5
		衛生費		1.0
		事務費		0.5
		その他		3.1
販売管理費				6.0
利益				2.8
計			100.0	100.0

❻ 財務管理

支出削減とともに，利用者の拡大など収入を増やす工夫が必要である

　厳しい経営環境の中，企業での福利厚生費は削減されている．事業所給食でも事業体が給食受託会社に支払う**管理費**（食費以外の経費）は減少しており，加えて利用者が支払う食費の増額も困難である．実際には利用者にアピールして販売食数を増やしたり，食材料費や人件費（労務費）を低くする経営努力がなされている．

　給食受託会社が運営する事業所給食の収支の比率例を**表 9-19** に示した．三大原価のうち最も大きな比率を占めるのが人件費である．労働集約型の給食運営では，提供時にマンパワーが必要となるため，食材料費や経費でのコストコントロールが求められる．水光熱費および修繕費は委託側が負担することが多い．また，スタッフの教育・研修費も大きなウエイトを占めるが，この例では販売管理費に含まれている．

　事業所給食のほとんどは給食受託会社によって運営されている．直営給食と委託給食の大きな違いは利益を求めるか否かである．いずれの場合も支出削減の工夫とともに利用者の拡大が必要であり，委託給食はさらに付加価値をつけた高価格メニューの導入など収入を増やす工夫が望まれる．

コラム　刑務所給食

　刑務所や拘置所などの刑事施設では受刑者が給食の調理を担当する．しかし収容人数の漸減や高齢化により就業可能な受刑者の確保が難しい．また運営は刑務官が担っており，衛生管理の難しさから毎年いずれかの施設で食中毒が発生していると法務省は報告している．2014（平成26）年には刑事施設の給食業務の民間委託の要項が示された．

練習問題

以下の説明文について，正しいものには○，誤っているものには×をつけなさい．

[病院給食について]
(1) 入院患者の食事の費用は入院時食事療養制度によって定められており，患者は一部費用を自己負担する．
(2) 栄養管理業務として関係官庁に提出する給食関係の書類は病院自らが作成しなければならない．

[高齢者・介護施設給食について]
(3) 栄養マネジメント加算は常勤の管理栄養士または栄養士が配置されていれば加算することができる．
(4) 療養食加算とは，管理栄養士が発行する食事せんに基づいて食事が提供された場合に算定することができる．
(5) 食事は，栄養ケア計画書に基づいて提供する．

[児童福祉施設給食について]
(6) 入所定員10人の乳児院は「児童福祉施設の設備及び運営に関する基準」(旧児童福祉施設最低基準)」において栄養士必置が規定されている．
(7) 入所定員41人の保育所は「児童福祉施設の設備及び運営に関する基準」(旧児童福祉施設最低基準)」において栄養士必置が規定されている．

[障害者福祉施設給食について]
(8) 障害者福祉施設において，疾病治療のために療養食を提供している利用者に対し，経口移行のための計画および栄養管理を実施した場合，療養食加算と経口移行加算の両方が算定される．

[学校給食について]
(9) 学校給食法における学校給食栄養管理者とは，学校給食の実施に必要な知識もしくは経験を有する栄養教諭および学校栄養職員のことをいう．
(10) 学校給食の業務の合理化の方法として，調理業務の民間委託化，調理従事者のパート化，共同調理場方式の採用があげられる．
(11) 各地域の産物や食にかかわる歴史について理解することは，食に関する指導の目標の中の「社会性」に該当する．

[事業所給食について]
(12) 事業所給食では食単価契約よりも管理費契約が多い．
(13) 事業所給食では料理の選択肢が多いため，好ましい料理の組み合わせを示す．

ディスカッションテーマ

(1) それぞれの施設の給食の運営に関する法的根拠について調べてみましょう．
(2) それぞれの施設の管理栄養士の必置規定の法的根拠について考えてみましょう．
(3) それぞれの施設の給食から得られる利益(収入)，食費の負担額について，法的根拠とともに考えてみましょう．
(4) それぞれの給食施設の給食業務のうち，委託できるもの，委託できないものを施設別にまとめてみましょう．
(5) それぞれの施設の衛生管理の法的根拠と，衛生管理の内容について考えてみましょう．

付録　集団給食の歴史年表

事業所給食：(事)，病院給食：(病)，学校給食：(学)，その他の給食：(他)

年	社会情勢，国の動き	給食に関する動き
1. 近代文化導入から第二次世界大戦終戦時		
明治時代 (1868～1912) 1868(明元)	・新政府成立 ・鎖国解禁で新食材・料理方法の普及，新政府の欧化政策(西欧文化の導入)	
1871(明4)	・廃藩置県	
1873(明6)		・(事)群馬県富岡製糸工場で給食開始
1885(明18)	・内閣発足 ・中央集権国家	
1887(明20)		・(事)長野県諏訪・岡谷・塩尻の製糸工場の寄宿舎給食開始
1889(明22)	・憲法発令	・(学)山形・鶴岡忠愛小学校で，貧困児童に無料で給食実施．日本の学校給食の起源
	・日清・日露戦争前後の諸産業革命	
1894(明27)	・日清戦争	
1902(明35)		・(病)東京築地・聖路加病院給食開始
1904(明37)	・日露戦争	
1907(明40)		・(学)広島県大草村や秋田県高梨尋常高等小学校で学校給食開始
大正時代 (1912～1926) 1914(大3)	・第一次世界大戦 ・府県の変遷3府302県～3府72県へ変更(現在47都道府県原型)	・(学)都内の近郊学校給食を実施
1915(大4)		・(学)私立(佐伯)栄養研究所開設
1918(大7)	・佐伯矩博士が栄養・偏食・栄養効率・栄養指導等の熟語考案	
1919(大8)		・(学)東京銀座泰明小学校で給食開始，東京府直轄の小学校でパンによる学校給食開始
1920(大9)		・(病)慶應義塾大学附属病院で給食開始
1923(大12)	・関東大震災	・(学)文部次官通牒において学校給食が奨励される
1924(大13)	・佐伯矩博士栄養士養成開始，卒業生が県庁・工場・病院・学校・地域等栄養改善開始	・(病)慶應義塾大学医学部，食養研究所開設・病人食研究開始
1925(大14)	・普通選挙法成立	
1926(大15)		・(事)鉄道省大宮工場に栄養士による工場給食開始 ・(病)千葉大，日赤病院に給食主任として栄養士誕生
昭和時代 (1926～1945) 1927(昭2)		・(事)愛媛県で工場給食の栄養管理開始
1928(昭3)		・(病)岡山医学専門学校附属病院に特別調理室設置
1930(昭5)	・昭和恐慌始まる ・栄養・食糧配給所開設	
1932(昭7)		・(学)学校給食臨時施設方法発令．国庫補助による学校給食が実施 ・(他)巣鴨刑務所で受刑者の栄養改善開始
1933(昭8)	・国際連盟脱退通告	・(病)慶應義塾大学附属病院特別調理室設置 ・(他)川口市与野・飯能で栄養食配給所開設
1934(昭9)	・厚生省栄養官配置	・(事)八王子織物工場群に栄養配給所開設
1935(昭10)		・(他)川口市第2配給所・桐生にも開設
1936(昭11)	・2・26事件	・(病)東京大・京都大にて特別調理室設置 ・(他)江東消費組合が中小企業地帯に栄養食配給所開設
1937(昭12)	・日中戦争開戦 ・保健所法制定	・(事)富士電機川崎工場通勤工の給食施設設置(国内初) ・(他)館林・桐生で織物工場を会員とする共同炊事場

事業所給食：(事)，病院給食：(病)，学校給食：(学)，その他の給食：(他)

年	社会情勢，国の動き	給食に関する動き
1939(昭14)	・第二次世界大戦開戦	・(事)京浜地区軍事工場給食開始
1940(昭15)		・(学)学校給食奨励規定制定
1941(昭16)	・太平洋戦争開戦 ・「食糧統制」配給制の実施	
1942(昭17)		・(事)労務加配米支給
1944(昭19)	・東京はじめ全国で空襲・学童疎開	・(学)6大都市の200万人の児童に米・味噌汁の給食実施(食料悪化対策)
1945(昭20)	・原爆投下 8月終戦 ・栄養士養成施設校14校あり，栄養士規則公布は1945年	

2. 終戦後：新憲法制定・戦後復興と国際社会への時代

年	社会情勢，国の動き	給食に関する動き
1945(昭20)	・8月15日終戦後 GHQ 指導下の戦後対策	
1946(昭21)	・新憲法制定	・(学)次官通知「学校給食実施の普及奨励について」．学校給食再開方針定まる
1947(昭22)	・栄養士法・労働基準法・食品衛生法・児童福祉法等の制定 ・栄養士養成施設18施設が厚生省より指定を受ける	・(学)全国都市の児童に対し学校給食開始 ・(他)保育所(児童福祉法)制定
1948(昭23)	・医療法制定	・(病)医療法施行規則(100床以上に栄養士配置)，完全給食が実施される ・(他)矯正施設に栄養技官の配置，福祉施設に栄養士配置
1949(昭24)	・第1回栄養士試験実施	・(学)ユニセフからミルク寄付受ける ・(他)保育所給食開始
1950(昭25)	・「栄養士法」改正養成年限1年から2年制に変更 ・かけそば自由価格販売 15円	・(事)工場給食再開 ・(病)国立病院の完全給食制度の実施，栄養士の配置 ・(学)文部省に学校給食課新設，8大都市で完全給食化
1952(昭27)	・栄養改善法制定	・(学)小学校給食完全給食化
1953(昭28)	・朝鮮戦争	
1954(昭29)		・(学)学校給食法制定
1955(昭30)		・(事)多くの本社・工場で給食再開
1956(昭31)	・日本栄養改善学会第1回開催	・(学)中学校給食開始，夜間高校給食開始
1958(昭33)	・調理師法制定	・(病)新「基準給食」の実施
1959(昭34)	・日本栄養士会法人の許可	
1960(昭35)	・ベトナム戦争［〜1975(昭50)］	・(事)委託給食の増加
1962(昭37)	・カリキュラム「栄養指導」から「給食管理」分離	
1963(昭38)		・(病)基準給食に「特別食加算」実施
1964(昭39)	・東京オリンピック開催，栄養改善法改正「管理栄養士」誕生，集団給食に配置基準規定	・(事)サイクルメニュー発表 ・(学)「共同調理場」に補助金制度できる．学校栄養職員設置費の補助制度設定
1965(昭40)		・(事)ビル委託給食増加，カフェテリア給食の方式の導入始まる
1968(昭43)		・(学)小学校学習指導要領での改正．「特別活動」が「学級指導」となる
1970(昭45)	・大阪万博開催，日本人の栄養所要量策定	
1971(昭46)	・栄養所要量算定	
1972(昭47)	・沖縄返還，札幌冬季オリンピック開催	
1973(昭48)	・第一次石油危機	
1974(昭49)		・(学)学校栄養職員が県費負担職員となる
1975(昭50)	・第一次改定日本人の栄養所要量策定	・(事)高度成長で事業所給食数 13,829 でピークに達する．カフェテリア給食の開設が増加傾向
1976(昭51)		・(学)米飯給食導入(学校給食法施行規則改正)
1978(昭53)		・(事)「高層ビルの給食システム」コンパクト厨房の発表
1979(昭54)	・第二次石油危機	
1980(昭55)	・第二次改定日本人の栄養所要量策定	
1982(昭57)		・(病)老人保健法制定
1983(昭58)	・四訂食品成分表公表	
1984(昭59)	・第三次改定日本人の栄養所要量策定	

事業所給食：(事)，病院給食：(病)，学校給食：(学)，その他の給食：(他)

年	社会情勢，国の動き	給食に関する動き
1985(昭60)	・栄養士法改正(管理栄養士国家試験)	・(病)診療報酬の点数表の給食料加算料，慢性疾患指導料一部改正
1986(昭61)		・(学)体育局長通知「学校給食内容」「学校栄養職員の職務内容について」
1987(昭62)	・「バブル崩壊」	

3. バブル景気崩壊でグローバル化，少子・高齢化社会に突入

年	社会情勢，国の動き	給食に関する動き
平成(1989～2019)		
1989(昭64，平元)	・消費税導入 ・第四次改定日本人の栄養所要量策定	・(病)一部外部委託(院内調理)許可
1990(平2)	・ドイツ統一 ・調理師法改正(給食用特殊料理専門調理師)認可	
1991(平3)	・湾岸戦争，ソビエト連邦崩壊	・(事)アメリカ型経営に移行で，中高齢者解雇，食数減少
1992(平4)		・(病)栄養指導，特別管理食に管理栄養士位置づく ・(学)文部省が「学校給食指導の手引」改訂
1993(平5)	・非自民の連立内閣	
1994(平6)	・PL法制定 ・第五次改定日本人の栄養所要量策定	・(病)基準給食が「入院時食事療養費」に許可
1995(平7)	・阪神・淡路大震災，地下鉄サリン事件	・(学)学校給食における標準食品構成表改定
1996(平8)	・自民党内閣 ・「成人病」を「生活習慣病」に変更	・(病)院外調理許可 ・(学)O157食中毒多発
1997(平9)	・消費税5％導入 ・介護保険法制定，「大量調理施設衛生管理マニュアル」通知	・(学)「学校給食衛生管理の基準」示す
1998(平10)	・長野冬季オリンピック開催	・(他)保育所調理業務委託許可
1999(平11)	・第六次改定日本人の栄養所要量，食事摂取基準策定	
2000(平12)	・健康日本21公表，栄養士法改正，管理栄養士登録制から免許制に，「五訂日本食品標準成分表」公表	・(病)介護保険制度の施行 ・(他)厚生労働省「リスクマネジメントのマニュアル作成指導」を発表
2001(平13)	・「給食管理」から「給食経営管理論」に栄養士法施行令の改正	・(他)日本静脈経腸栄養学会がNST(栄養サポートチーム)設立の推奨・助言・助力を実施
2002(平14)	・健康増進法公布(栄養改善法廃止)集団給食施設→特定給食施設(健康増進法)栄養管理基準提示	・(事)生活習慣病対策の実施(個人別の栄養管理対策) ・(他)日本栄養士会「管理栄養士・栄養士の倫理綱領」を定める
2003(平15)	・イラク戦争 ・食品安全基本法制定 ・健康日本21に基づき，2012(平成24)年までの国民運動の推進がスタート	・(学)給食実施基準の改正
2004(平16)	・日本人の食事摂取基準(2005年版)公表，消費者基本法制定	・(学)栄養教諭免許制度の創設
2005(平17)	・愛知万博開催 ・食育基本法，障害者自立支援法制定	・(病)介護保険法改正，食事減額・栄養ケア加算の増額 ・(学)栄養教諭の配置が開始
2006(平18)	・食育推進基本計画策定，栄養教諭の配置が開始	・(病)食事療養費1日から1食に変更給食(収入の大幅減額)栄養指導は大幅増額
2008(平20)	・アメリカ発サブプライムローン不況，特定健康診査・特定保健指導開始 ・後期高齢者医療制度の策定 ・学習指導要領が改定され，「食育の推進」が盛り込まれる	・(病)医療法改正，栄養指導加算NST大幅に加算増 ・(学)学校給食実施基準が改定され，学校給食摂取基準が導入される
2009(平21)	・民主党中心に連立内閣誕生，消費者庁設置 ・「日本人の食事摂取基準(2010年版)」公表 ・学校給食法が改正され，学校給食の目標が見直される．法改正を受け，学校給食実施基準および学校給食衛生管理基準が告示される	・(病)介護保険法が予防重視型システムに移行
2010(平22)	・「日本食品標準成分表2010」公表，「管理栄養士国家試験出題基準改定検討」を発表	・(病)医療・介護保険でNST加算新設 ・(他)刑務施設の給食委託化開始

事業所給食：(事)，病院給食：(病)，学校給食：(学)，その他の給食：(他)

年	社会情勢，国の動き	給食に関する動き
2011(平23)	・東日本大震災	
2012(平24)	・EU(欧州)の財政危機 ・社会保障と税の一体改革診療報酬改定 ・健康日本21(第2次)公表	・(病)入院基本料に栄養管理体制の整備が含まれる
2013(平成25)		・(学)学校給食実施基準の一部が改正
2014(平成26)	・「日本人の食事摂取基準(2015年版)」公表	
2015(平成27)	・「管理栄養士国家試験出題基準(ガイドライン)改定検討会」報告書発表，「日本食品標準成分表2015年(七訂)」公表 ・内閣府告示第49号「特定教育・保育等に要する費用の額の算定に関する基準」により，保育所や認定こども園に対し，食事の提供に栄養士を活用し，栄養士から献立やアレルギー，アトピー等への助言・食育に関する継続的な指導を受ける施設に，栄養管理加算として給付金が入ることとなった	
2018(平成30)	・「健康的な食事・食環境」推進事業始まる	・(学)学校給食実施基準改定

参考図書

第1章　給食経営管理総論
1) 栄養調理関係法令研究会(編)：栄養調理六法, 新日本法規出版(毎年発行)
2) 健康増進法・健康日本21研究会(監)：健康増進法実務者必携, 社会保険研究所, 2004
3) 石田裕美ほか(編著)：特定給食施設における栄養管理の高度化ガイド・事例集, 第一出版, 2007

第2章　栄養・食事管理
1) 菱田　明, 佐々木　敏(監)：日本人の食事摂取基準2015年版, 第一出版, 2014
2) 特定非営利活動法人日本栄養改善学会(監)：食事調査マニュアル, 第3版, 南山堂, 2005
3) 由田克士, 石田裕美(編著)：食事摂取基準による栄養管理・給食管理—PDCAサイクルの実践, 建帛社, 2011

第3章　給食の運営
1) 殿塚婦美子(編)：改訂新版大量調理—品質管理と調理の実際—, 第4版, 学建書院, 2016
2) 植木幸英, 阿部尚樹：サクセス管理栄養士講座5, 食べ物と健康Ⅱ, 食品衛生学, 第4版, 第一出版, 2014
3) 韓　順子, 大中佳子：サクセス管理栄養士講座12, 給食経営管理論, 第5版, 第一出版, 2016
4) 君羅　満ほか(編著)：Nブックス　給食経営管理論, 第5版, 建帛社, 2015
5) 富岡和夫, 冨田教代(編著)：エッセンシャル　給食経営管理論—給食のトータルマネジメント—, 第4版, 医歯薬出版, 2016
6) 鈴木久乃ほか(編)：給食用語辞典, 第3版, 第一出版, 2007
7) 髙城孝明ほか(編著)：実践給食マネジメント論, 第一出版, 2016
8) 文部科学省：学校給食衛生管理基準, 文部科学省告示第64号, 平成21 (2009)年3月31日
9) 日本給食経営管理学会(監)：給食経営管理用語辞典, 第2版, 第一出版, 2015
10) 日本フードスペシャリスト協会(編)：三訂　フードコーディネート論, 三訂, 建帛社, 2012
11) 厚生労働省：大量調理施設衛生管理マニュアル(平成9年3月24日付け衛食第85号別添, 最終改正：平成29年6月16日付け生食発0616第1号)
12) 厚生労働省：食品製造におけるHACCP入門のための手引書［大量調理施設における食品の調理編］　第3版(平成27年10月), 厚生労働省HP〔http://www.mhlw.go.jp/stf/seisakunitsuite/bunya/0000098735.html〕(最終確認：2018年11月22日)
13) 小久保彌太郎(編著)：現場で役立つ食品微生物Q&A, 第4版, 中央法規, 2016
14) 文部科学省：学校給食調理従事者研修マニュアル, 学建書院, 2015

第4章　給食の経営管理
1) 西村　林ほか：経営管理入門, 中央経済社, 2001
2) 岸川善光：経営管理入門, 同文館出版, 1999
3) 村田昭治(監訳)：ネクストエコノミー, 東急エージェンシー, 2002
4) グロービス大学院：グロービスMBAマーケティング, ダイヤモンド社, 2009

第5章　給食の品質管理
1) 芦川修弍, 古畑　公(編著)：栄養士のための給食計画論, 第4版, 学建書院, 2015
2) 管理栄養士国家試験教科研究会(編)：給食経営管理論, 第一出版, 2008
3) 富岡和夫, 冨田教代(編著)：エッセンシャル　給食経営管理論—給食のトータルマネジメント—, 第4版, 医歯薬出版, 2016
4) 鈴木久乃ほか(編著)：給食管理(初版6刷), 第一出版, 2012
5) 鈴木久乃ほか(編)：給食マネジメント論, 第8版, 第一出版, 2014

6）君羅　満ほか(編著)：Nブックス　給食経営管理論，第5版，建帛社，2015
7）Rita Jackson : Quality Improvement Nutrition and Food Service for Integrated Health Care, Aspen Publishers, 1997

第6章　給食の財務・会計管理
1）あずさビジネススクール(編)：財務諸表と経営分析，エクスメディア，2004
2）あずさビジネススクール(編)：財務諸表がわかる，エクスメディア，2004
3）池山正一：バランスシートのことが面白いほどわかる本，中経出版，2003
4）太齋利幸：図解よくわかる経営分析入門，ナツメ社，2002
5）君羅　満ほか(編著)：Nブックス　給食経営管理論，第5版，建帛社，2015

第7章　給食経営の組織と人事管理
1）芦川修貳ほか：給食計画論，学建書院，2009
2）富岡和夫，冨田教代(編著)：エッセンシャル　給食経営管理論―給食のトータルマネジメント―，第4版，医歯薬出版，2016
3）小松龍史ほか(編著)：給食経営管理論，第3版，建帛社，2011
4）鈴木久乃ほか(編著)：給食管理(初版6刷)，第一出版，2012
5）髙城孝明ほか(編)：実践給食マネジメント論，第一出版，2016
6）君羅　満ほか(編著)：Nブックス　給食経営管理論，第5版，建帛社，2015
7）東京都総務局人事部(編)：職員ハンドブック2017　平成29年，2017
8）A.H. マズロー (著)，小口忠彦(訳)：改訂新版　人間性の心理学―モチベーションとパーソナリティ，産業能率大学出版部，2009
9）喬　晋建：経営学の開拓者たち―その人物と思想，日本評論社，2011
10）今野浩一郎：人事管理入門，第2版，日本経済新聞社，2008

第8章　給食経営の危機管理
1）芦川修弐，古畑　公(編著)：栄養士のための給食計画論，第4版，学建書院，2015
2）管理栄養士国家試験教科研究会(編)：給食経営管理論，第一出版，2008
3）富岡和夫，冨田教代(編著)：エッセンシャル　給食経営管理論―給食のトータルマネジメント―，第4版，医歯薬出版，2016
4）鈴木久乃ほか(編著)：給食管理(初版6刷)，第一出版，2012
5）鈴木久乃ほか(編)：給食マネジメント論，第8版，第一出版，2014
6）君羅　満ほか(編著)：Nブックス　給食経営管理論，第5版，建帛社，2015
7）日本給食経営管理学会(監)：給食経営管理用語辞典，第2版，第一出版，2015
8）Rita Jackson : Quality Improvement Nutrition and Food Service for Integrated Health Care, Aspen Publishers, 1997

第9章　各種給食施設の特徴と経営の実際
1）日本給食経営管理学会(監)：給食経営管理用語辞典，第2版，第一出版，2015
2）児童福祉施設における食事提供に関する援助及び指導について(雇児発0331第1号，障発0331第16号)，平成27(2015)年3月31日
3）厚生労働省：授乳・離乳の支援ガイド，平成19年(2007)年
4）厚生労働省雇用均等・児童家庭局母子保健課：児童福祉施設における食事の提供ガイド―児童福祉施設における食事の提供及び栄養管理に関する研究会報告―，平成22(2010)年
5）保育所における食事の提供について(雇児発0601第4号)，平成22(2010)年6月1日
6）保育所における調理業務の委託について(児発第86号)，平成10(1998)年2月18日
7）保育所運営経費の経理等について(雇児発0330031号)，平成19(2007)年3月30日一部改正，平成27年

6月10日
8) 君羅　満ほか(編著)：Nブックス　給食経営管理論，第5版，建帛社，2015
9) 韓　順子，大中佳子：サクセス管理栄養士講座12，給食経営管理論，第5版，第一出版，2016
10) 大和田浩子，中山健夫：知的・身体障害者のための栄養ケア・マネジメントマニュアル，建帛社，2009
11) 文部科学省：食に関する指導の手引―第一次改訂版―，2010
12) 金田雅代(編)：三訂　栄養教諭論　理論と実際，第3版，建帛社，2017
13) 笠原賀子(編)：補訂　栄養教諭のための学校栄養教育論，医歯薬出版，2016
14) 藤原政嘉ほか(編)：新実践　給食経営管理論―栄養・安全・経済面のマネジメント―，第3版，みらい，2014
15) 児童福祉施設における「食事摂取基準」を活用した食事計画について(雇児母発0331第1号)，平成27年3月31日
16) 厚生労働省：保育所における食事の提供ガイドライン，平成24(2012)年3月

練習問題解答

第1章　給食経営管理総論

1. (1)×(利用者の栄養管理を目的とした給食は，特定多数人を対象とする)，(2)○，(3)×(給食の目的は，利用者のQOLの向上，健康の保持・増進あるいは疾病の治療や回復に寄与することである．嗜好に配慮することは重要であるが，嗜好に合わせた食事をつくることが目的ではない．さらに費用や効率性も給食の目的ではなく，目的を達成するために必要なマネジメントである)，(4)×(適切な栄養管理の実施状況は利用者の栄養状態によって評価される．また健康増進法施行規則に示された栄養管理の基準との比較で評価できる)，(5)×(管理栄養士を必ず置かなければならない特定給食施設は健康増進法第21条によって定められており，すべての施設に配置の義務はない)，(6)○，(7)○，(8)×(設備は資源である)

2. 特定給食施設において栄養管理の実施の義務は，給食施設設置者である．正答は(3)．［(1)(2)はA市立であるためA市の市長，(4)はA株式会社の社長，(5)はA県立であるためA県の知事］

第2章　栄養・食事管理

1. (1)○，(2)×(利用者の栄養状態をアセスメントした結果から栄養計画を行う)，(3)×(利用者の栄養状態によって栄養管理の実施を評価する)，(4)○，(5)×(エネルギーおよび推奨量が決定されている栄養素を優先する．利用者の栄養状態等により考慮する栄養素は検討する)，(6)○，(7)×(食品構成は献立作成基準の中の一部である．両者は等しいものではない)，(8)×(献立は，利用者の嗜好に配慮し計画する)，(9)○，(10)○

2. (1)

第3章　給食の運営

3-A, B, C

(1)×(給食の運営には利用者の満足を優先させるべきではあるが，栄養管理および給食運営の効率性とのバランスにおいて考えることが大切である)，(2)○，(3)○，(4)×(検収は専門性が高い業務であり，管理栄養士・栄養士，調理師など食品鑑別の専門性をもつものが複数人で担当を決め，交代して行うことが望ましい)，(5)○，(6)×(給食の時間帯別業務量は，仕込み，配膳等において業務量が多くなり閑散時での人員剰余が大きな経営負担になる場合が多い．業務のピーク時間帯では短時間労働者雇用等の配慮も必要である)

3-D

(1)○，(2)×(スチームコンベクションオーブンは多機能加熱機器である．したがって設置場所は準清潔作業区域である)，(3)×(ウォーマーテーブルは保温機器であるので，設置場所は清潔作業区域である)，(4)○，(5)○

3-E

1. (1)×(調理工程は食品の変換プロセスである)，(2)○，(3)×(調理作業計画は，食事の提供時刻を目標に，調理工程，それに付随する調理作業，作業場所，機器の稼働，調理従事者の配置を重なりや無理・無駄がないかを検討し時系列で決めていく)，(4)×(作業動線は交差や逆戻りを避け，なるべく短くするようにする)，(5)×(労働生産性は効率や作業性の面から給食のシステムを評価することができ，労働生産性が低いことは調理従事者効率的に活用していないことになるが，そこからただちに人件費の算出を行うことはない)

2. (1)×(大量調理で用いる業務用の調理機器は，家庭用の加熱機器に比べ加熱調理の温度上昇速度は小さくなり，加熱調理の課題になっている)，(2)×(大量調理では，量が多いばかりでなく，衛生的に処理を行うため，洗浄時間が長くかかり，野菜の吸水が多くなる．生野菜の調理後の放水，炒め物の加熱調理後の放水の増加等食味を低下させることが多い)，(3)×(調理過程で食品の重量は変化することから，調味は調味を行うときの食品重量に対する調味割合で行うことが望ましい．また，汁のようにできあがり全体重量に対して調味濃度を決めることが調味の標準化につながる料理もある)，(4)×(揚げ物は揚げ油の温度と揚げ油に対する揚げる材料の投入割合を設定することが標準化につながる)，(5)○

3. (1)×(コンベンショナルシステム)，(2)×(カミサリーシステム)，(3)○，(4)×(コンベンショナルシステム)，(5)×(レディフードシステム)．

3-F

(1)×(食中毒が発生すると，保健所による衛生検査の意義が失われてしまうため，保健所の指示があるまで施設の消毒は行わない)，(2)○，(3)×(二枚貝等ノロウイルス汚染のおそれのある食品の場合は85～90℃で90秒間以上の加熱が必要である)，(4)○，(5)×(たんぱく質性残留物テストには，0.2％ニンヒドリンブタノール溶液を用いる．0.1％クルクミンアルコール溶液は，脂肪性残留物検査に用いる試薬である)．

3-G

(1)×(中央配膳方式は厨房内で盛りつけを行う事前盛りつけ方式で，利用者には盛りつけた状態で配食を行う．利用者の前で盛りつけるのは，対面カウンター盛りつけ方式である)，(2)×(自分で料理をテーブルまで運ぶので，セルフサービスである)，(3)○(ポリプロピレンは比重が軽く水に浮くが，それ以外のメラミン樹脂等は比重が重いので，水に沈む)，(4)×(メラミン食器の場合は，酸素系漂白剤を使用し，塩素系漂白剤は使用できない)，(5)○(温料理の保管温度は，大量調理施設衛生管理マニュアルに65℃以上とされている．料理だけでなく，トレーや器も熱くなるので，やけどには注意する)

第4章　給食の経営管理

(1)○，(2)○，(3)×(テイラーは「科学的管理法」，ファヨールは「管理過程論」を提唱した)，(4)×［企業経営は利益などの数値達成と合わせて，企業が社会的責任(CSR)を果たしているか否かが重要な視点となっている］，(5)×(給食施設の管理，栄養管理をする機能の運営管理と同時に，その施設の「経営」という視点が重要になってきている)，(6)×(マーケティングは，広告・宣伝のみならず，コンセプトづくり，価格設定，プロモーション，流通，販売などのすべてに関与する)，(7)×(給食事業でも，メニューの販売実績を，ABC分析による評価や味つけや温度などの嗜好調査やCSポートフォリオをもとに「顧客満

足度」の分析も用いられている）, (8)×（主な委託契約の方式は，管理費制，単価制以外に補助金制がある．補助金制の場合，管理費の一部を委託側が負担する）, (9)○

第5章　給食の品質管理

1. (1)○, (2)○, (3)○, (4)×（設計品質に問題があれば，作業の標準化は困難である．適合品質に問題があれば，調理工程上に問題が存在する）, (5)×（適合品質の低下に調理従事者の技術は関与する．設計品質を実現できない調理技術であると，適合品質は低下する）
2. (2)

第6章　給食の財務・会計管理

(1)×（福利厚生のためであっても最小の費用で最大の効果をあげるべく経営的活動は必要である）, (2)○, (3)×（給食での原価は，施設・設備費，水光熱費，販売費などの経費と食材料費および人件費から構成される）, (4)×（損益分岐点は，総費用を売上高が上回り，利益が出るポイントをさすことから損益分岐点は低いほうが少ない費用で利益を得ることができる）, (5)○, (6)×（売上高が経費を上回った分，収益は増加するが，売掛金の回収時期が遅くなれば，収益はプラスでもキャッシュフローではマイナスになる場合もある）

第7章　給食経営の組織と人事管理

(1)×（従業員の採用，退職，配置異動，昇進などは人事管理の本質業務である）, (2)○, (3)×（OJTは職場内での教育であるがために，視野が日常業務外に向けられない，指導レベルの統一が難しいなどのリスクが考えられる）, (4)×（ライン・アンド・スタッフ組織の場合が多い．スタッフの役割は専門知識による助言・補佐を目的とす）, (5)×（給食施設のトップは，総合管理者としてのマネジメント業務に対する能力と，栄養管理業務の専門管理能力を兼ね備えていることが必要である）, (6)×［人事考課は，従業員の能力（能力考課）や仕事の成果（業績考課）だけでなく，仕事への取り組み姿勢（情意考課）も評価する］, (7)×（人事考課は，従業員の労働意欲を向上させるためにも，客観性，公平性，納得性，透明性をもって行うことが重要であり，評価基準を公表するとともに，内容を周知することが大切である）

第8章　給食経営の危機管理

(1)×（事故に至らなかった事象はインシデントレポートとして報告する）, (2)×（報告された事故や事象の原因が個人によるものであっても，アクシデントレポートやインシデントレポートを責任追及の目的に使用しない．事故を未然に防止するとともに，従業員の意識の向上につなげることを目的に活用する）, (3)○, (4)×（災害時に活用できる備蓄食品には，常温で長期間保存が可能な缶詰やレトルト食品などが適しており，冷蔵や冷凍保存が必要な食品は，備蓄食品には適さない）, (5)○, (6)○（平常時から各施設の利用者に対応した災害時献立を3日間程度立案し，それを提供できるような備蓄食品を職員分も含めて備えるとともに，代替調理機器やその燃料，食器容器等についても備えておくことが必要である）, (7)×（ランニングストックとは日常的に使用している食品を多めに確保して，賞味期限が近いものから消費し，消費と同時に新しい食品を補充する方法である）, (8)×（ローリングストックは，日常的に備蓄食品を消費し，消費した分を補充して備蓄していく方法で，普段から食べ慣れることで，食べ方にとまどったり調理に必要なものがなかったりすることがないようにする．また，消費しながら蓄えるため賞味期限が短い食品も備蓄食品として扱うことができる）, (9)○

第9章　各種給食施設の特徴と経営の実際

(1)○［入院時食事療養（Ⅰ），（Ⅱ）で基準額は異なるが，標準負担額は同額である（460円/食）．このほか療養上支障のない範囲で特別メニューの食事を別途個人負担で利用することもできる］, (2)×（書類の作成は給食受託会社が行うことができるが，確認・提出・保管・管理は病院自らが実施しなければならない）, (3)×（栄養マネジメント加算は，常勤の管理栄養士が配置され，入所者の栄養状態を施設入所時に把握し，医師，管理栄養士，歯科医師，看護師，介護支援専門員その他の職種の者が共同して，入所者ごとの摂食・嚥下機能および食形態にも配慮した栄養ケア計画を作成する）, (4)×（療養食加算とは，医師が発行する食事せんに基づいて食事が提供された場合に算定することができる）, (5)○, (6)○, (7)×（保育所は栄養士必置が義務づけられていない．表9-10を参考に各児童福祉施設における栄養士の配置規定を整理しておくこと）, (8)×（経口移行加算または経口維持加算が算定されている場合には療養食加算は算定されないことになっている）, (9)○, (10)○, (11)×（社会性→食文化）, (12)×（事業所給食では食単価契約が多く，近年の経済状況では管理費の削減が進んでいる）, (13)○（特定給食施設の栄養管理として，カフェテリア給食等では好ましい料理の組み合わせを示すことが望ましいとされている）

索　引

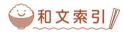 和文索引

 あ

相見積契約方式　155
アウトソーシング　117, 125
アクシデント　97
アクシデントレポート　97, 176
アセスメント　21
アッセンブリーサーブシステム　66, 67
アンケート　148

い

医学的管理　3
意思決定　123
委託　133, 137, 138, 212
委託契約書　136
一部委託　134
一般管理費　153
一般競争入札方式　155
一般（治療）食　192
一般的衛生管理　86
依頼者　133
医療法　5
医療法の一部を改正する法律の一部の施行について　137
院外給食施設　200
インシデント　97
インシデントレポート　97, 176

う

ウイルス性食中毒　83
ウォールマウント工法　64
ウォンツ　130
売上原価　160
売上総利益　159
売上高　160
運営管理（責任）者　97, 133
運営計画　44

え

営業外収益　160
営業外費用　160
営業利益　160
衛生管理　15, 80
　　──の実施項目　96
衛生管理責任者　97, 171
衛生管理点検表　97
衛生検査　99
衛生標準作業手順（SSOP）　86
栄養管理　5, 19
　　──の基準　2, 19

栄養管理計画　19
栄養管理責任者　171
栄養管理報告書　35
栄養教育　5, 15
栄養教育計画　26
栄養教諭　218
栄養ケア計画　204
栄養ケア・マネジメント　205, 210
栄養サポートチーム　191, 200
栄養士の配置　3
栄養・食事管理　14, 19, 142
栄養・食事計画　69
栄養食事指導（料）　195, 196
栄養成分表示　26
栄養成分別管理　192
栄養評価　19
栄養補給管理　5
エネルギー産生栄養素　25

 お

汚染作業区域　61, 90, 93
オーダリングシステム　193
卸売業者　53
温度降下　75, 76
温度上昇速度　72
温冷蔵配膳車　104

 か

会計　152
会計管理　13, 15, 151
介護医療院　202
介護保険施設　201, 202
介護保険法　5
介護老人福祉施設　202
介護老人保健施設　202
下位戦略　116
害虫　92
介入計画　19
外部委託　133, 212
価格　128
科学的管理法　114
火災発生時　180
荷重平均成分表　30
可食部率　54
加水　74
学校栄養職員　218
学校給食　138, 218
学校給食衛生管理基準　61, 92, 222
学校給食栄養管理者　218
学校給食業務の運営の合理化について　138
学校給食実施基準　220
学校給食実施基準の一部改正について　219

学校給食法　5, 218
カット野菜　51
合併・買収　118, 134
加熱調理　73
金のなる木　120
カフェテリア方式　12, 79, 225
カミサリーシステム　54, 66, 67
換気　90
乾式加熱　73
乾式フィルム培地法　99
間接費　152
完全給食　219
感染症　81
カンパニー制組織　167
カンピロバクター　83
管理栄養士　16, 126, 139, 169, 171
　　──の配置　3
管理範囲の原則　167
管理費契約　225

 き

危害要因分析　85, 87
危害要因分析重要管理点（HACCP）　9, 85, 194
期間支払い金額　57
危機管理体制　175
危機管理マニュアル　181, 183
企業戦略　116, 117
期首在庫金額　57
帰属意識　170
機能戦略　116
基本戦略　117
期末在庫金額　57
キャッシュフロー　152
キャッシュフロー計算書　158, 160
吸塩　75
給食運営　7, 8, 43
給食運営委員会　172
給食経営　151
給食経営管理　7, 10
給食経営計画　10
給食施設の種類　4
給食費　151
吸水　72, 75
給与栄養目標量　24, 38, 210
給与栄養量　33
給与エネルギー量　24
教育・訓練　170
供食サービス　100
業績考課　168
競争戦略　116, 118
競争要因　118
共同調理場方式　221

クックサーブシステム　45, 66, 67, 68, 194, 207, 226
クックチルシステム　45, 66, 67, 68, 194, 207, 226
クックフリーズシステム　45, 66, 67, 68, 194, 208
クライアント　133
クライシスマネジメント　175
倉出し係数　54
グリストラップ　63
クリニカルパス　193
訓練教育　170

経営管理　113
経営形態　133
経営資源　113
経営戦略　115, 116
経営目標　113
経口移行加算　203, 216
経口維持加算　203, 216
経常利益　160
経費　152, 153
契約　133, 134
契約社員　165
結果評価　9
原価　152
原価管理　13, 15, 125, 152, 154
原価計算　154
原価構成　152
減価償却(費)　153, 154
権限委譲の原則　122, 167
権限・責任一致の原則　122, 167
健康危機管理　183
健康経営銘柄　225
健康増進法　1
健康日本21(第二次)　2, 3
原材料　89
検収　8, 55, 85, 88
検食　93, 96, 193
検食簿　97
検便検査　92

こ

広域災害　180
広告　129
校正　96
厚生労働省令　1
構造改革特区　138
工程管理　13, 14
購入契約　155
合弁・提携　118
高齢者施設　201
顧客ニーズ　130
顧客満足度　19, 147

顧客満足度評価　148
個人情報保護　22
コスト・リーダーシップ戦略　119
固定管理費制契約　134
固定費　155
コーデックス委員会　85
コーポレートガバナンス　125
コミュニケーション　128
コールドチェーン　49
献立　8, 31, 93, 183
　──の展開　27
　──の評価　33
　──の標準化　143
献立管理　13, 14
献立研究　152
献立作成　31, 69
献立作成基準　27, 28, 39
コントラクト　133
コンプライアンス　125
コンベンショナルシステム　12, 45, 66, 67

災害時献立　183
災害時対応マニュアル　183
災害時対策　180
災害時備蓄食品　182
災害時備蓄品　183
災害時備蓄施設　183
再加熱カート　104
在庫下限値(量)　55
在庫管理　55
在庫上限値(量)　55
最盛期　52
最適ゆで時間　75
財務管理　151, 157
財務計画　158
財務三表　158
財務諸表　158
材料費　152
先入先出し　56
作業区域　59, 61, 90
作業工程　70, 143
　──の標準化　143
作業工程表　93, 145
作業指示書　8, 33, 70, 143, 144
作業動線　58, 71, 90, 93
作業の標準化　70, 176
殺菌　90, 91
サテライトキッチン　62, 67
サブシステム　13, 14
差別化戦略　119
残菜調査　148
残菜量　9, 23
酸性電解水　91
産地購入　53

次亜塩素酸水　91
次亜塩素酸ナトリウム溶液　89
時間-温度・許容限度(T-T・T)　49, 69, 78
指揮　121, 123
事業活動領域　117
事業所給食　138, 224
事業戦略　116, 117, 118
事業部制組織　167
事業附属寄宿舎規程　225
資源　11, 16
嗜好・満足度調査　23
自己啓発　171
事故対策　175, 176
市場開拓戦略　117
市場浸透戦略　117
市場評価　126
シーズ型　127
施設・設備管理　13, 15
施設・設備計画　62
自然災害　181
事前盛りつけ方式　100, 101
実給与栄養量　33
湿式加熱　73
質問紙　148
児童福祉施設　208
児童福祉施設最低基準等の一部を改正する省令　138
児童福祉法　5, 208
四半期　57
使命　10, 115, 116
指名競争入札方式　155
社会的責任(CSR)　124
集中戦略　119
重要管理点(CCP)　85, 94
受託　133
準清潔作業区域　61, 90
情意考課　168
障害者総合支援法　5, 214
障害者福祉施設　214
症候学的調査　84
使用水　91
照度基準　108
蒸発量　74
商標　127
商品開発　127
情報管理　109
情報処理管理　13, 16
将来像　10, 115, 116
少量調理　72
食育　210
食材料　8
　──の種類　50
食材料管理　13, 14, 47, 48, 53, 56
食材料購入　52

食材料費　57, 151, 152
食事計画　26, 210
食事摂取基準　210
食事摂取量　22
食事せん　193
食事提供体制加算　215
食事配分　25
嘱託社員　165
食単価　57
食単価契約　225
食中毒　81, 83
　　──発生時の対応　84
食堂加算　198
職能別組織　166
職場外教育(OFF-JT)　99, 171, 172
職場内教育(OJT)　99, 136, 171
食品受払簿　56
食品衛生監視員　97
食品衛生監視票　97
　　──の監視項目　98
食品衛生法　80
食品規格委員会　85
食品群　28
食品構成　28
食品の流通　49
食品別単価　57
食物アレルギー　210
食缶配膳方式　12, 79, 100
食器洗浄テスト　99
食器選択　102
真空調理システム　45, 66, 67, 69, 78, 194
人件費　151, 152, 157
人材育成　170
人材の配置　121, 123
人事管理　13, 15, 163, 165, 169
人事考課　168
浸水　74
診療報酬改定　191, 195

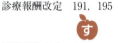

随意契約方式　155
推奨量　24
推定平均必要量　24
炊飯　73
スウォット分析　121, 126
スタッフ　166
スチームコンベクションオーブン　69
スービークッカー　69

清潔作業区域　61, 90
生産管理　13, 14, 43, 46, 66
生産要素　65
正社員　164
生鮮食品　50
製造原価　153
製造品質　142
成長戦略　117
製品　128
製品開発戦略　117
製品多角化戦略　117
責任と権限の原則　122, 167
セグメンテーション　128
設計品質　69, 79, 142, 143, 147
摂取量調査　148
摂食機能　22
設置者　3
セルフサービス　79, 100
洗浄　90
宣伝　129
セントラルキッチン　62, 67
全面委託　134
専門化の原則　122, 167

総原価　153
総合品質　142, 143
総合防災訓練　183, 185
即日調理　55
組織　113, 165
　　──の原則　167
　　──の再構築　122
　　──のスリム化　122
組織化　121, 122
ゾーニング　90
損益計算　154
損益計算書(P/L)　158, 159
損益分岐図　156
損益分岐点　155

体験教育　170
貸借対照表(B/S)　158
対面カウンター盛りつけ方式　100, 101
対面サービス　79
耐容上限量　24
対流伝熱　73
大量調理　71, 73
大量調理施設衛生管理マニュアル　81, 88, 94, 212
多角化戦略　117
炊き上がり倍率　73, 74
ターゲット(対象)　128
タスクフォース　167
棚卸し　56
食べ残し量　9, 23
単価契約方式　155
単価制契約　134
単独調理場方式　221

知識教育　170

中央配膳方式　79, 100, 101, 193, 207
中間管理者　171
中心温度計　89
厨芥　45
厨房　58, 65
腸管出血性大腸菌 O-157　92
帳票　109
調味時間　76
調味濃度　74
　　──の不均一　75
調理工程　70, 143
　　──の標準化　143
調理工程管理　66, 69, 70
調理工程表　145
調理作業計画　71
調理作業時間　71
調理従事者　92
調理操作　70, 71
調理・提供システム　26
調理の標準化　70, 72
直営　133
直接費　152
貯蔵食品　51
直系組織　165
治療食　199

低温流通システム　49
提供管理　15, 100
定性的評価　148
テイラーシステム　114
定量的評価　148
できあがり重量　74
適温管理　78
適合品質　142, 147
適材適所　169
テナント制契約　135
出回り期　52
伝導伝熱　73

動機づけ　123, 170
統制　121, 123
統制範囲の原則　122
動線　71
投入割合　76
トータルシステム　13
特定給食施設　1
特定健診・特定保健指導　226
特別食(特別治療食)　192
特別食加算　198
特別損失　160
特別メニュー　200
特別利益　160
ドメイン　117
ドライシステム　63

ドラッカー　124
トレーサビリティ　49, 50

仲卸業者　53

ニーズ　127, 130
二次汚染　90
日本食品標準成分表　33, 147
入院基本料等の施設基準　200
入院時食事療養　196
入院時食事療養制度　195
入院時食事療養費　195, 196
入院時生活療養費　195
人間関係管理　163
人間関係的管理法　114

ネズミの防除　92
熱可塑性樹脂　102
熱硬化性樹脂　102
熱伝達方法　73

能力開発　170
能力考課　168
ノロウイルス　83, 89, 90, 92

は

％エネルギー　25
バイオルミネッセンス法　99
廃棄率　55
バイキング方式　79
配食　9
配食管理　13
配食サービス　207
配食事業　207
配膳　9, 79, 100, 193
配膳管理　13
派遣社員　165
端境期　52
発注係数　54
発注量　54
パートタイマー　164
花形　120
バーナード革命　114
パントリー配膳方式　79, 100, 101, 193
販売管理　15
販売戦略　129
販売促進　128
販売費　153

非汚染作業区域　61, 90, 93
非正社員　164
微生物検査　99

病院給食　137, 191
費用対効果　46
病棟配膳方式　79, 100, 101, 193
表面付着菌検査法　99
秤量法　144
品質　8, 141
品質改善　146
品質管理　13, 14, 69, 125, 141, 206
品質基準　69, 70
品質計画　26
品質評価　143
品質保証　147

ファイブフォース分析　118
ファヨール　114
ファンクショナル組織　166
付加価値　130
付着水　72, 75
プッシュ戦略　129
部分委託　134
ブラストチラー　68
ブランド　127
フルサービス　79, 100
プル戦略　129
プロジェクト・チーム　167
プロダクト・ポートフォリオ・マネジメント（PPM）　119
プロモーション（戦略）　128, 129

変動費　155

保育所　213
保育所給食　138
防火管理者　180
放射温度計　55, 88
放射伝熱　73
保温食器　103
保管温度　55, 78, 103
ポジショニング　128
保守管理　65
補助金制契約　134
補食給食　219
保存食　85, 93
保冷・保温機器　78

負け犬　120
マーケティング　126
マーケティング・コミュニケーション　129
マーケティング戦略　127
マーケティング・ミックス　126
マーケティング・リサーチ　126
マズローの欲求5段階説　123

マトリックス組織　167
マネジメント　167

ミルク給食　219
命令一元化の原則　122, 167
メディカルリスクマネジメント（MRM）委員会　177
目安量　24

目測法　144
目標量　24
モジュール　106
モチベーション　170
モニタリング　34
盛りつけ　9, 100
盛りつけ能力調査　105
問題児　120

約束食事せん　192
誘電加熱　73
遊離残留塩素　92

予算管理　125, 152
予算計画　154
予定給与栄養量　33
余熱　75

ライフステージ　210
ライフライン　181
ライン・アンド・スタッフ組織　166
ライン組織　165
ランニングコスト　66
ランニングストック　184

リ・エンジニアリング　122
リスクマネジメント　175
リーダーシップ　123, 167
離乳食　211
利便性　128
流通　49, 128
流通チャネル　129
流動比率　159
利用者サービス　105
療養食加算　204

レイアウト　62
冷却　90
冷凍食品　51

レシピ 8, 14, 33, 70
レディフードシステム 12, 66, 67

老人福祉施設 202
老人福祉法 5, 201
労働安全衛生規則 225
労働安全衛生法 5, 81
労働生産性 80, 163, 170
労務管理 13, 15, 163
労務計画 47
労務費 151, 152, 157
ロット 88
ローリングストック 184

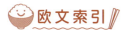

ABC 分析 131, 157
AIDMA の法則 128
AISAS の法則 128
ATP 法 99

B

balance sheet(B/S) 158
Business to Business(B to B) 115
Business to Consumer(B to C) 115

C

4C 128
communication 128
contract 133
control 121, 123
convenience 128

corporate social responsibility(CSR) 124
critical control point(CCP) 85, 94
customer cost 128
customer satisfaction(CS) 131, 132
customer value 128

direct 121, 123

hazard analysis(HA) 85
Hazard Analysis Critical Control Point(HACCP) 9, 85, 194

information technology(IT) 109, 115

management 113
marketing 126
mergers and acquisitions(M&A) 118, 125, 134
mission 10, 115, 116
morale 170
motivation 170

nutrition support team(NST) 191

O-157 92
off the job training(OFF-JT) 99, 171, 172
on the job training(OJT) 99, 136, 171
organization 121, 122
outsourcing 117

4P 128
PDCA サイクル 19, 121, 141, 146
place 128
planning 121
positioning 128
PR 129
price 128
product 128
product portfolio management(PPM) 119
profit and loss statement(P/L) 158, 159
promotion 128

quality assurance 147
quality control 141

research and development(R&D) 118
resource 113

Sanitation Standard Operating Procedure(SSOP) 86
segmentation 128
staffing 121, 123
SWOT 分析 121, 126

targeting 128
traceability 49
T-T・T 管理 49, 69, 78

vision 10, 115, 116

健康・栄養科学シリーズ
給食経営管理論（改訂第3版）

2007年5月10日	第1版第1刷発行	監修者	国立研究開発法人
2012年3月10日	第1版第5刷発行		医薬基盤・健康・栄養研究所
2012年9月25日	第2版第1刷発行	編集者	石田裕美，登坂三紀夫，髙橋孝子
2018年3月20日	第2版第5刷発行	発行者	小立健太
2019年3月5日	第3版第1刷発行	発行所	株式会社 南江堂
2022年10月1日	第3版第3刷発行		〒113-8410 東京都文京区本郷三丁目42番6号

☎（出版）03-3811-7236 （営業）03-3811-7239
ホームページ https://www.nankodo.co.jp/

印刷・製本　大日本印刷

Institutional Food Service Administrative Management and Operative Management
Ⓒ Nankodo Co., Ltd., 2019

定価は表紙に表示してあります．
落丁・乱丁の場合はお取り替えいたします．
ご意見・お問い合わせはホームページまでお寄せ下さい．

Printed and Bound in Japan
ISBN978-4-524-25289-3

本書の無断複製を禁じます．
JCOPY〈出版者著作権管理機構 委託出版物〉
本書の無断複製は，著作権法上での例外を除き禁じられています．複製される場合は，そのつど事前に，出版者著作権管理機構（TEL 03-5244-5088，FAX 03-5244-5089，e-mail: info@jcopy.or.jp）の許諾を得てください．

本書の複製（複写，スキャン，デジタルデータ化等）を無許諾で行う行為は，著作権法上での限られた例外（「私的使用のための複製」等）を除き禁じられています．大学，病院，企業等の内部において，業務上使用する目的で上記の行為を行うことは私的使用には該当せず違法です．また私的使用であっても，代行業者等の第三者に依頼して上記の行為を行うことは違法です．